U0330191

精诚大医

——中山大学孙逸仙纪念医院名医名师集（一）

古小红　宋尔卫　主编

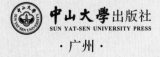

中山大学出版社
SUN YAT-SEN UNIVERSITY PRESS

·广州·

版权所有　翻印必究

图书在版编目（CIP）数据

精诚大医：中山大学孙逸仙纪念医院名医名师集. 一/古小红，宋尔卫主编. 一广州：中山大学出版社，2023.12
　　ISBN 978-7-306-08033-2

　　Ⅰ.①精…　Ⅱ.①古…　②宋…　Ⅲ.①医院—历史—广州
Ⅳ.①R199.2

中国国家版本馆CIP数据核字（2024）第017477号

JINGCHENG DAYI

出 版 人：王天琪
责任编辑：徐诗荣　高　洵
封面设计：曾　斌
责任校对：邱紫妍
责任技编：靳晓虹
出版发行：中山大学出版社
电　　话：编辑部 020-84110283，84113349，84111997，84110779
　　　　　发行部 020-84111998，84111981，84111160
地　　址：广州市新港西路135号
邮　　编：510275　　　　　传　真：020-84036565
网　　址：http://www.zsup.com.cn　　E-mail：zdcbs@mail.sysu.edu.cn
印 刷 者：佛山市浩文彩色印刷有限公司
规　　格：787mm×1092mm　1/16　24.5印张　455千字
版次印次：2023年12月第1版　　　2023年12月第1次印刷
定　　价：168.00元

如发现本书因印装质量影响阅读，请与出版社发行部联系调换

编委会

主　编　古小红　宋尔卫

副主编　欧阳霞　吴财聪　林伟吟

编　委　刘昕晨　刘文琴　叶彦良　杨宇平

　　　　黄　睿　黎智铟　张　阳

中山大学孙逸仙纪念医院历史沿革

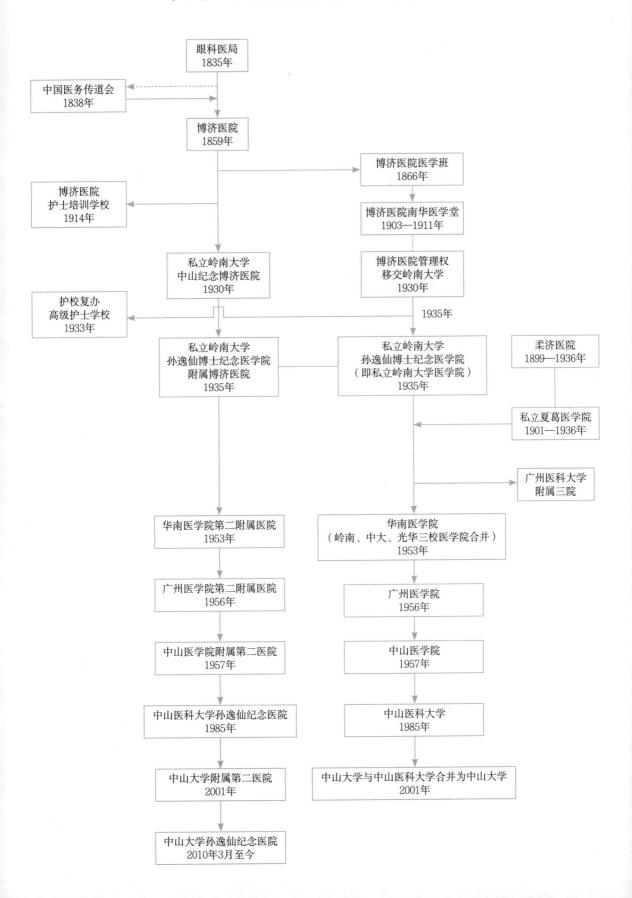

序言
PREFACE

中山大学孙逸仙纪念医院是国家卫生健康委属（管）的大型综合性三甲医院，始于1835年美国传教士伯驾创建的广州眼科医局，后为广州博济医院，是我国第一家西医医院，是中国西医学和西医教育的发源地，至今已有188年历史。孙逸仙纪念医院在中国近代医疗体系和医学知识体系转型中发挥了关键的作用，她传播了新的医学体系和范式，揭开了近代医疗体系新篇章。1886年秋天，中国民主革命的伟大先驱孙中山以"逸仙"之名，在这里开始学医及从事革命活动，为医院增添了"救人救国救世"的鲜亮底色。

188年来，从筚路蓝缕、艰苦创业到辉煌卓越，离不开为之奋斗的一代代前辈，尤其是云集医院的一代代名家泰斗。他们与医院同呼吸共命运，为医学事业做出了令人瞩目的成绩和贡献。188年来，时代风云变幻，一代代宗师的人生故事磅礴跌宕，他们治病救人、作育英才、著书立说，留下无数彪炳史册的事迹。在悠久的历史里传颂的动人故事、形成的优良传统和优秀的文化让百年老院生生不息，永葆生机。

迈进新时代，逸仙人发扬中山精神，坚持人民至上、生命至上的理念，不断发展和传承红色基因。年轻一代秉承博爱、崇德、求精、奋进的院训精神，弘扬救死扶伤、兼济天下、敢为人先、精益求精、团结奋进的逸仙情怀，把敬佑生命、救死扶伤、甘于奉献、大爱无疆作为矢志不移的追求。

本书的出版对年轻学子和工作人员也是一种教育与传承。老一辈学人胸怀国家和民族命运，热爱事业和生活，坦然看待个人得失的人生态度带给年青一代深深的感动和智慧的启示。

以梦为马，不负韶华，人生值得，未来可期。我们相信，逸仙人将再创新辉煌，宗师巨匠辈出，《精诚大医》会再续新篇章，终将汇编成系列丛书。

古小红　宋尔卫
2023年12月

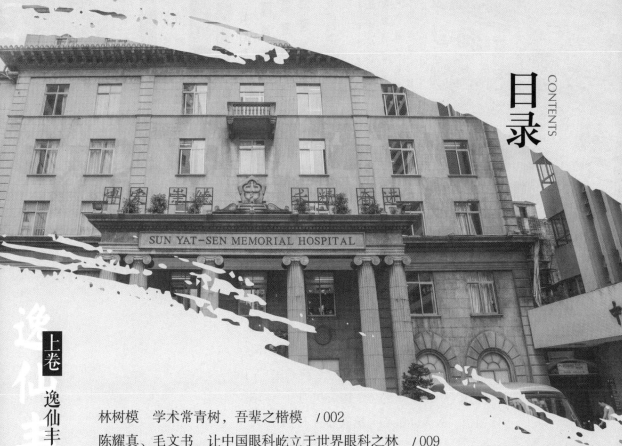

目录 CONTENTS

上卷 逸仙丰碑

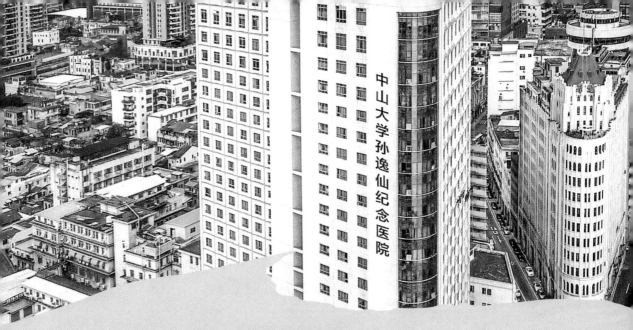

中山大学孙逸仙纪念医院

下卷　逸仙大医

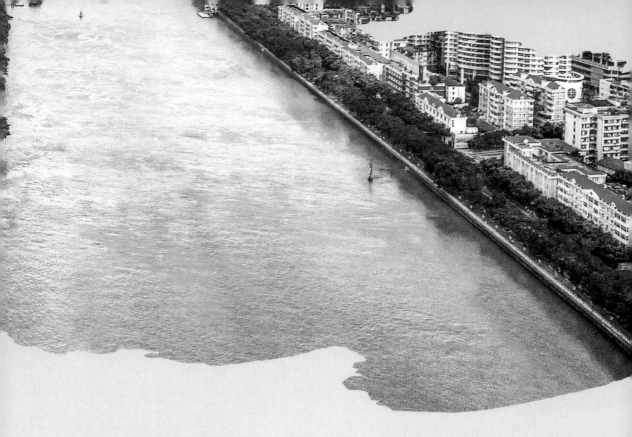

目
录

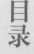

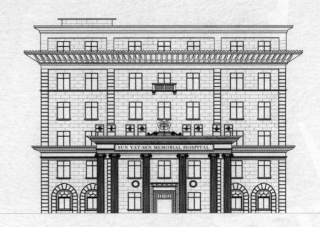

上卷

逸仙丰碑

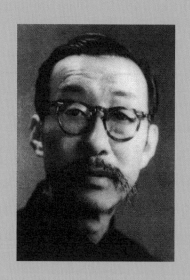

林树模

学术常青树，吾辈之楷模

林树模（1893—1982），男，号竹筠，中共党员，国家一级教授，湖北鄂城（今鄂州市）人。1931年，任英国爱丁堡大学生理学系研究员。1932年，在私立北平协和医学院（今北京协和医学院）生理科执教。1937年后，历任岭南大学孙逸仙博士医学院（今中山大学孙逸仙纪念医院）、华南医学院（后更名为中山医学院）和中山医学院（今中山大学中山医学院）教授。曾任生理教研室主任、基础部主任。广东省第四届政协委员。20世纪二三十年代，面对国内科研基础和仪器设备差、环境艰苦、众多领域研究均为空白的困难，他在血液、物质代谢、消化生理和内分泌生理方面开展了多方面的研究工作，并做出了卓越的贡献。

　　1937年7月7日晚，日军突袭卢沟桥。中国守军奋起自卫，拉开中华民族全面抗战的序幕。就在这一天早些时候，一位医学教授携家带口登上南下羊城的列车。若是再晚一天，他和一家老小可能就会被困在沦陷的北平城中。

　　这位"幸运儿"就是林树模。他带着北方医学研究与教育经验，踏上投身南方医学基础教育的新旅程，后来成为孙逸仙博士医学院生理学学科的领头人。

而在南下之前，林树模与医学在风雨飘摇的时代中早已结下了不解之缘。

一、学医救国，效力协和

林树模自小随父徙往河南，入私塾，习四书五经。1910年，林树模入读设有神、文、理、医等学院的武昌文华大学。临行前，林父嘱咐他要"立志读书"。林树模听从父训，于1917年以优异成绩毕业，考入湘雅医学院。3年后他转入上海圣约翰大学医学院就读，1922年毕业获得医学博士学位。

风雨飘摇的年代里，"医国"与"医人"成为中华民族寻求复兴的两条实践路径。有人弃医从政、从文，以"医国"为己任，勤耕不辍；也有人坚行医路，为"医人"的理想踔厉前行。林树模便是后者。

为了"向西方取经"，林树模在妻子毛玉棠家的资助下，于1922年赴美国宾夕法尼亚大学研究院留学，其间曾在康奈尔大学和梅奥医学中心（Mayo Clinic）从事研究。"愿得此身长报国"，林树模留美期间丝毫不曾懈怠，历时3年获得理学博士学位。学成归来的林树模入职于当时中国北方的医学中心——位于东长安街与王府井交界处的协和医学院。

起初，林树模在协和医学院内科从事血液化学研究。当时国内科研基础比较薄弱，许多研究领域都处于空白状态，他很快就在工作过程中发现一个问题：西医院多由传教士创办，血液化验的数据直接套用欧美的标准，但中国人的血液常数与外国人并不完全相同，这必然影响医生诊断的准确性。然而，建立中国人的血液化验正常值不是一件容易的事情。林树模综合考虑技术和设备基础，认为条件已经成熟，他迎难而上，投入健康中国人血液正常值的测定工作中。

血液研究工作开展后，他很快就遇到第一只拦路虎：当时血液化验使用大针管，每次采集50 mL血液却只能检查一个小项，而建立血液正常值标准需要以大量血液样本的采集、研究作为支撑。多测一个项目就需要多采血一次，采血过多常引起供血者的恐慌。为此，林树模和同事们不舍昼夜，终于建立起用小样本测定胆固醇的方法，改进了血液、脑脊液和尿中蛋白质的测定方法。经过5年的不懈研究，他们先后测定了中国人的血液成分正常值和多种疾病患者血液成分的变化，于1930年建立起第一套中国人自己的血液生化检查正常值，改变了过去沿用外国人血液化学数值的情况，大大地提高了临床诊治的准确性。这项研究中的小血量样本测定方法被编成《临床血液生化检验法》，出版后被全国各个医院的化验科室采用，直到中华人民共和国成立。

在血液化验问题上，林树模"不一定是第一个发现悖反的人，却是第一个改变悖反的勇者"。这项研究的成功，让林树模在医学界崭露头角，引起协和医学院首位华人系主任林可胜的注意。因此，林可胜邀请他到生理科担任讲师，从事消化生理方面的研究。1931年，经林可胜推荐，林树模前往英国爱丁堡大学生理学系Sharpey-Schafer实验室进修，任生理研究员，这开阔了他的学术视野。1932年9月，他回到协和医学院继续担任生理科讲师，与林可胜一同从事胃液分泌的调节研究。

林树模选择消化生理作为研究领域，不只是恰逢其会，更是他一贯为国为民谋福祉的初心使然。消化系统是人体正常生命活动的能量来源。在林树模看来，"饮食虽为日常琐事，然而关系个人健康、社会经济、国家盛衰者，至大且要"。消化生理不仅关系国民的体魄是否健康强健，更关系民族国家的兴衰治乱，是生理学研究绕不开的领域。

转投消化生理方面的研究后，林树模并没有全然抛弃前一阶段血液化学研究的经验工作。他试图通过血液成分的数值变化观察消化系统、内分泌系统的代谢原理，追寻消化疾病的发病机制。在代谢方面，林树模研究身体脂肪的来源、食物脂质对血脂分布的影响、糖尿病人及肾病病人血浆脂肪酸饱和度的变化等，为脂肪代谢研究积累了宝贵的资料；还研究过营养性水肿与血清蛋白质的关系、几种无机盐对水肿的影响等。他与中国代谢和呼吸生理学研究的先驱沈隽淇共同开展北京鸭的气体代谢和糖代谢研究。在内分泌方面，林树模在脑垂体与尿中无机磷、硫及氯化物排出的关系，甲状腺与血清蛋白的关系等方面皆有涉猎。1935年，林树模在美国《生物化学杂志》上发表了《身体脂肪之来源》《脑脊液蛋白质之测定》等文章，为学术界做出卓著的贡献。

后期，林树模在消化生理学方面也进行了诸多有益的研究尝试。林树模提出，胰腺细胞分泌碳酸氢钠与氯化钠的浓度有一定比例，与胰腺分泌量及阳离子总量有一定联系。他怀着对真理的忠诚，敢于打破权威论断，使中国研究在国际舞台上大放异彩。"多少年来，欧洲的生理学权威都断言胃液中含磷的脂类与线粒体相关，而不含磷的脂类与高尔基氏器不相关，这两项论断被视为不可怀疑的定论。"林树模在掌握大量第一手实验材料和数以万计的临床实例的基础上，指出胃液中含磷的脂类由泌酶细胞排出，与线粒体相关；而不含磷的脂类由泌酸细胞排出，与高尔基氏器有关。

林树模和林可胜在进行胃分泌动物实验时发现一个有趣的现象：当狗吃下含有脂肪的食物时，胃液分泌明显减少。因此，林树模提出一种假想的激素——肠抑胃素。

1932年，林树模的研究团队成功获得了具有抑制胃分泌活性的小肠黏膜提取物，并对肠抑胃素的生理机制进行了深入的研究，相关成果发表在《中国生理学杂志》（《生理学报》前身）上。这是世界医学史上第一种由中国人发现的人体激素，这一发现在世界范围内被认为是一项经典成果。直到现在，"肠抑胃素"仍是国内外教材还在使用的生理学重点词汇。

血液化学与内分泌研究方面的成果让林树模声名鹊起。1935年7月，他升任私立北平协和医学院生理学科副教授。这位青年学者在协和的事业前景一片明朗。

二、执教岭大，流离办学

彼时，岭南大学医学院（今中山大学中山医学院）院长黄雯北上协和招聘生理学和生物化学教授，以期创建岭大自己的生理学科。林可胜向他推荐林树模，认为林树模"一人可肩挑这两门学科"。

林树模在协和正处于事业成长期，未来可期。面对岭大医学院院长黄雯的邀请，他有些犹豫。但黄雯求贤若渴，再三邀请，而恩师兼好友林可胜也建议林树模南下发展。凭着一往无前的学术勇气，他决定应黄雯之邀南下执教。

初到岭南的林树模被聘为岭大医学院生理学和生物化学主任教授，在康乐村开始全新的生活，全心投入医学院生理学科的创建工作中。当时，岭南大学生理学科从零开始，从实验室的设计和建造到器材的采购、课程的设置皆是如此。林树模利用在协和的经验和积累，帮助岭大生理学科度过从无到有的过程，创建了当时国内一流的生理学和生物医学实验室，并朝着接近乃至达到"协和水平"的目标继续前进，与诸多生理学人一同撑起南方生理学研究。

与此同时，林树模还重启肠抑胃素的研究，尝试验证自己的假设：是否能通过注射"肠抑胃素"来抑制胃酸分泌，从而治疗胃病。然而，继北平之后，广州也旋即沦陷，他的研究工作被迫中止。1938年10月，炮火在广州城内弥漫，但病人和学生还没有全部撤离，因此，林树模仍然留守在医学院。等到林树模等撤离广州时，轮船已经没有了，只有一只单薄的小木船载着师生们漂向香港。至10月底，岭南大学师生基本迁至香港，借用香港大学校舍继续上课。林树模临危受命，担任医学院院长。他每天夙兴夜寐，一心想着尽快恢复教学秩序。可就在教学工作刚刚步入正轨时，香港也沦陷了，岭南大学被迫再次迁移。

1942年4月，林树模随岭南大学克服重重阻难内迁粤北韶关。每次辗转迁移，他都要在路上奔波数十天。往往林树模刚根据环境殚精竭虑地设计好课程设备与方法，就要再次撤离，迁往新环境。长期的流亡给医学院的教学和科研工作带来极大的困难。

为什么林树模在这么艰苦的条件下还要坚持实验教学？关于这个问题，林树模给出了掷地有声的回答："我这一辈子，就是要发展医学科学，培养医学人才，这是我的职责。"林树模对这些变故处之泰然，只要有学生在，他便不停止教学、不停止实验、不停止研究。每到一地，他总是想方设法就地取材，除努力讲好理论课外，还尽可能完善教学实验课。粤北山峦绵延，物资供应有限，实验材料更是捉襟见肘。他便带着学生到野外捕兔子，到草丛抓青蛙，去农户家买狗。即便条件如此艰苦，他还是坚持进行实验教学。"研究应实事求是，贵实验而不贵空谈"，这是林树模自始至终所秉持的科学精神。

1944年韶关沦陷后，林树模辗转贵阳，在林可胜主持的卫生人员训练所任教半年。1945年2月，金宝善介绍林树模到重庆中央医院生化检验室担任主任兼湘雅医学院教授。抗战结束后，林树模又回到广州岭南大学医学院担任教授，继续教授生理学和生物化学。

三、留在祖国，服务人民

解放前夕广州居民人心惶惶。当时友人们劝林树模离开广州，但他却选择留下来，坚定地相信中国共产党，继续服务人民群众。20世纪50年代初，中山大学医学院、岭南大学医学院和光华医学院合并为华南医学院，后改名为中山医学院，林树模时任医学院生理学教研组主任、基础部主任。

后来，林树模逐渐将工作重点转移到教学上来。他带领生理学教研组的教师，编写了独具特色的两种教材——《生理学实验》《生物化学实验》，嘉惠后学。私立北平协和医学院的实验教学模式——大班上课、小班实习，经林树模提倡，也在中山医学院的课堂流行起来。林树模的讲授深入浅出，内容纵横联系，深得学生喜欢。在课堂之外，他鼓励学生积极动手做实验，勤思考，反复同学生们强调从选题、制订科研方案，到准备实验、整理实验结果、撰写论文各环节都要亲自动手。林树模常对学生说："凡涉科学，则无小节。"因此，他要求学生用论文的标准完成实验报告，养成科学的思维和严谨的精神。经林树模培训过的生理学进修学员、培养过的生理学研究生，许多后来成长为各地单位的技术骨干，运用精湛的医术造福人民。

新中国成立后，林树模再次重启肠抑胃素的研究，积极组织团队开展胃生理学、内分泌学等研究工作。1964年中山医学院的科学讨论会上，前3篇新论文都来自林树模团队对胃液分泌机制的研究成果。自1930年从事消化生理研究以来，林树模3次投身于肠抑胃素的研究与提取工作，他对该研究念念不忘，百折不挠。虽然肠抑胃素直到今天也未

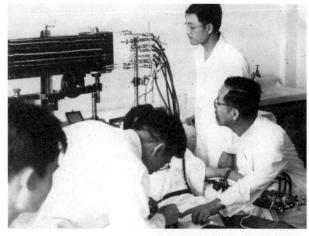

▲ 林树模指导学生进行针刺实验

被成功制备，是林树模的一大遗憾，但是这一生理学重点词汇却永远留在教科书上。

时任岭大校长的陈序经这样形容他的同事林树模："他在他的业务工作上表现很好。他除了埋头工作，很少与人来往，我在公共场所很少与他见面。以往我觉得他很孤僻，可是性情又有些急。他看事情觉得不对的，则直爽地说出来。"在陈序经的笔下，一个工作认真、为人正直、胸怀坦白、勇于追求真理的学者形象跃然纸上。

林树模始终全心全意地推动着生理学的学术交流，为这一学科贡献出他全部的力量。林树模是中国生理学会最早期的会员，大力支持会刊《中国生理学杂志》的工作，在上面发表《康健之中国人血中化学成分之研究》等多篇极具分量的学术论文。1935年，作为中国生理学代表团成员，他曾赴列宁格勒（今圣彼得堡）参加第15届国际生理学大会。1950年中国生理学会恢复工作，

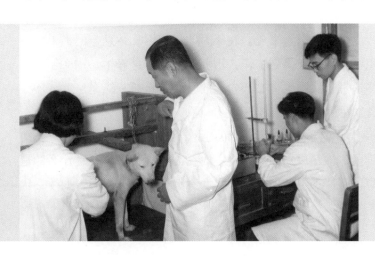

◄ 林树模指导研究生做实验（1964年10月）

林树模担任新理事会的理事。1952年以后，他曾先后出席中南区高等医学教育会议，参观河南医学院的教学改革工作，到北京参加中央卫生部举办的巴甫洛夫学说学习会。1955年，林树模组织广东省生理科学工作者成立中国生理科学会广东省分会，推动广东省生理科学的发展，他担任分会的理事长。1980年，他成立广东省生理学会，因德高望重，被选为会长，继续积极关注学会的各项活动。

林树模从中华人民共和国成立后的学术交流中体会到党对知识分子的关怀，也深知肩上责任重大。怀着对党的感激与向往，林树模于1956年3月，在他63岁高龄时由柯麟（时任中山医学院院长）和龙世雄（时任中共中山医学院党委书记）介绍加入中国共产党，后来他还当选为中共中山医学院第三、第四届委员会委员，广东省第四届政协委员。

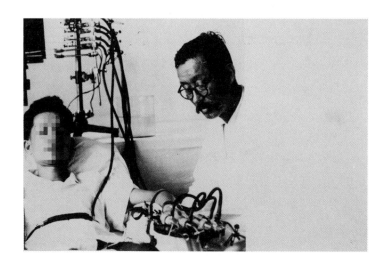

◂ 林树模在开展教学和科研工作

林树模将他的一生都献给医学事业。晚年时他虽然因病休息，但仍十分关心教研组的工作，积极指导科学研究工作，培养研究生、进修生。1980年复职后，他更是迫不及待地想再次回到他心心念念的教学、科研一线岗位上。1982年3月1日，林树模因急性胰腺炎在广州逝世。

纵观林树模的一生，他学贯中西，执教南北，历经晚清、中华民国、中华人民共和国三个阶段，饱经风霜，却始终不改初心。"生理学家是什么？是人类健康的良知，应该坚持不懈地向前探求。"林树模的谆谆教诲，如今言犹在耳。

陈耀真、毛文书

让中国眼科屹立于世界眼科之林

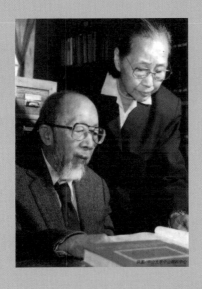

　　陈耀真（1899—1986），男，广东台山人。国家一级教授，博士研究生导师。我国现代眼科学奠基人之一，著名医学教育家。曾任教于济南齐鲁大学医学院（今山东大学齐鲁医学院）、成都华西协合大学存仁医院、广州岭南大学医学院、华南医学院及中山医科大学（后三者为今中山大学中山医学院）。曾任医院眼科主任、眼科教研组主任，卫生部医学科学委员会委员。毕生致力于发展我国现代眼科学，弘扬祖国眼科学史，繁荣国内外学术交流。著书立说，编著我国第一部高等医学院校眼科学教材《眼科学》。曾任中华医学会眼科学分会名誉主任委员，获亚洲太平洋眼科学会（APAO）"贡献奖"（1981）及视觉和眼科学研究会（国际）（ARVO）"功勋奖"（1986）等。

　　毛文书（1910—1988），女，四川乐山人。国家一级教授，博士研究生导师。我国现代眼科学界享有盛誉的先驱，国际著名眼科专家。历任广州岭南大学医学院、华南医学院及中山医学院教授。曾任眼科教研组副主任、主任。中华眼科学会副主任委员，是国际防盲协会候补委员、亚洲及太平洋地区人工晶体植入协会创办人之一。第三至第七届全国人大代表，第四至第七届全国人大主席团成员。

"希望中国眼科与世界最先进的眼科接轨，让中国眼科屹立于世界眼科之林。"陈耀真、毛文书夫妇一生中大多数的时间都沉浸于对眼科事业的追求中。他是她的老师，她是他的妻子，风雨相伴46年。平淡、质朴，潜心学问，将家庭聚会开成眼科学术报告会。外人眼中枯燥乏味的生活，他们却常常乐在其中。二人携手，用一生的时间点亮中国眼科学界中一盏璀璨的学术明灯。耀眼星眸，让中国眼科学之光照亮世界。

一、异国求学，步入眼科研究的殿堂

位于美国巴尔的摩市（Baltimore）约翰斯·霍普金斯大学（Johns Hopkins University）的威尔玛眼科研究所（Wilmer Ophthalmological Institute）是美国历史最为悠久的眼科研究中心，也是世界最著名的眼科中心之一。在它的走廊上，有着这样一张照片——第一代威尔玛人的合影，其中多有眼科研究的名医大家，而合影中唯一的华人面孔便是陈耀真。

陈耀真17岁时父亲病逝，为扶养母亲及弟妹，他中途辍学，到其父早年在香港开的一间眼镜店工作。1921年，时年22岁的陈耀真考入美国波士顿大学，在这里度过了6年系统学习医学的生活，并先后获得理学学士、医学博士学位。

1927年，年仅28岁的陈耀真从波士顿大学毕业，在底特律福特医院实习。1929年，美国甚负盛名的眼科学家威尔玛慧眼识珠，陈耀真成为他的第一个博士后、学习研究员（fellow），到威尔玛眼科研究所工作。继之，陈耀真被聘为助教，并从事眼的生物化学结构、视网膜色素变性病理等研究。在此期间，陈耀真先后在《美国眼科杂志》《美国生理学报》及德国、古巴、菲律宾等国刊

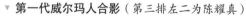
▼ 第一代威尔玛人合影（第三排左二为陈耀真）

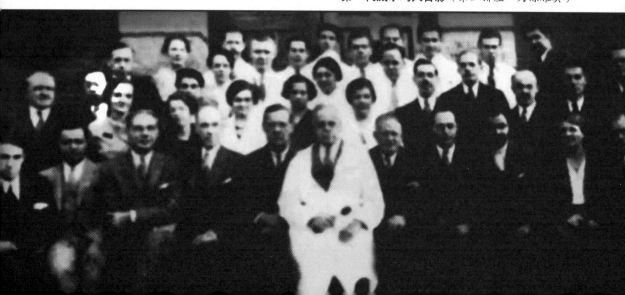

物上用英语、德语、法语、西班牙语等文字发表了《结膜、脉络膜和虹膜的化学结构》《角膜钙化并发结膜改变》等9篇论文。

于陈耀真而言，在威尔玛眼科研究所从事眼科研究工作，拓宽了他的学科视野。经过在威尔玛的多年工作锤炼，陈耀真认识到必须开启眼科学的应用基础研究，走创新的路；中国也要像威尔玛眼科研究所那样，建立起多元化的眼科学应用基础研究。这段宝贵的研究经历，为陈耀真归国后确立中国眼科学界人才培养与学科建制埋下伏笔。

二、迎着战火归国，开启人生新篇章

1934年，陈耀真放弃美国优越的工作和优渥的生活条件，回到苦难深重的祖国。他首先到山东济南市齐鲁大学医学院任教，建立济南眼科学会，开展学术活动；还深入济南孤儿院，为患童查治眼病。1936年，陈耀真被选为全国眼科学会副会长。次年，抗日战争全面爆发，陈耀真坚守在医学教育科研的第一线，毅然决然携带两大铁皮箱的眼科书籍与科研

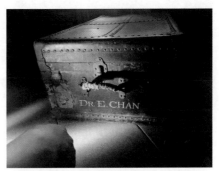

▲ 西迁时期陈耀真携带的两只大铁箱

资料，随校西迁成都，任华西协合大学（今四川大学华西医学中心）、中央大学、齐鲁大学等校联合组建的"三大学联合医院"眼科主任，并任华西协合大学医学院眼科教授。1941年12月29日，陈耀真倡议和成立了成都眼耳鼻喉科学会，并当选为第一任会长。

归国、西迁，两次抉择都显示出陈耀真高尚的爱国主义情怀与坚定的爱国主义信念。年少求学美国，有幸进入威尔玛眼科研究所，在外游学期间的所见所闻让陈耀真大受震撼。"让中国眼科屹立于世界眼科之林"的想法，宛若一颗小小的种子在他心中静待萌发。正因如此，即使身陷战火硝烟中，陈耀真也坚定不移地选择投向祖国的怀抱。他深知，虽然在如此动荡的年代，中国可能并不具备孕育出先进眼科的条件，但只有回到祖国，心中那颗名叫"中国眼科学未来"的种子才有萌发的可能。

教学之余，陈耀真身兼多个眼科相关协会的重要职务。西迁成都期间，他积极组织开展眼科学会活动，每月举行一次学术报告会。在陈耀真的努力下，已停刊的《中华医学杂志》（英文版）在成都重新复刊。陈耀真还在《华西通

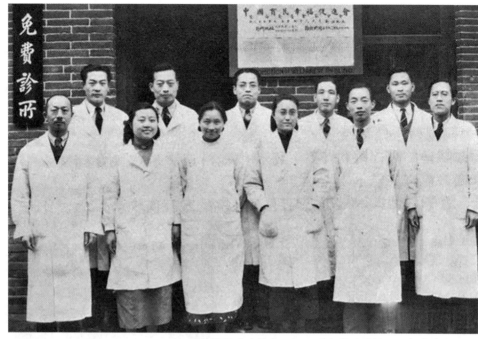

▲ 陈耀真（前排左一）、毛文书（前排左三）在存仁医院
开设免费门诊时的合影

讯》出版了两期眼科专辑。

除了在学术上逐步推动中国眼科与世界眼科接轨，陈耀真也着手将自身所学运用到实际的医疗活动中。抗日战争初期，陈耀真任教的华西协合大学下设存仁医院的眼耳鼻喉科条件较差，他便想方设法增添设备，并建立各项规章制度，培训医务人员，整顿医疗秩序，大大提升了存仁医院的医疗水平，使之成为西南地区最早的眼耳鼻喉专科医院。1942年，陈耀真还在医院门诊开设为体力劳动者免费医治的诊室，为百姓造福。

在存仁医院，陈耀真结识了他一生中最重要的人，也是他眼科事业道路上最得力的战友——毛文书。当时，陈耀真是幽默风趣、留美归来的眼科教授，毛文书是聪慧灵巧的"华西校花"，二人相识、相知、相恋。1940年，二人步入婚姻殿堂，并在婚后诞下4个女儿。从此，在推动中国眼科事业发展的道路上，陈耀真不再是孤单一人，他与毛文书携手向前，一步步实现"让中国眼科屹立于世界眼科之林"的愿望。

三、邂逅岭南之春，更上一层楼

1950年，陈耀真与毛文书携家带口来到广州。初到岭南大学医学院附属博济医院（今中山大学孙逸仙纪念医院），陈耀真望着眼前仅有两名医生和两张病床的眼科病室，心中"让中国眼科屹立于世界眼科之林"的愿望更加坚定。在接下来的日子里，陈耀真"眼科教学"与"眼科建设"两手抓，下定决心推动中国现代眼科事业更上一层楼。

陈耀真非常重视对眼科学人才的培养。1954—1955年，在华南医学院"废科建组"的背景下，陈耀真开始担任华南医学院眼科教研组主任，负责眼科教学研究工作。1955年，年过半百的陈耀真开始招收培养我国第一批眼科学研究生。毛文书也从1956年开始培养眼科学研究生。她与陈耀真一起，逐步有规划地培养眼科的各种专业骨干，分别建立防盲、眼病理、视觉生理、眼生物化学等专业实验室。

针对教材问题，陈耀真于20世纪50年代初着手翻译了美国著名的眼科学教科书——《梅氏眼科学》。在译本中，陈耀真根据1940年眼科学会名词整理委员会编纂的眼科名词汇等相关专业词汇表，对书中的眼科相关名词进行了统一翻译与整理，并由毛文书进行增删补译。1956年该译著问世，在一定程度上解决了中国眼科教材的问题。1962年，陈耀真再次执笔，主编了中国第一部高等医学院校的眼科学教材——《眼科学》，并结合中国眼科史研究，编入了自己所写的《中国眼科史概况》。1982年及1988年，毛文书被聘为这部《眼科学》

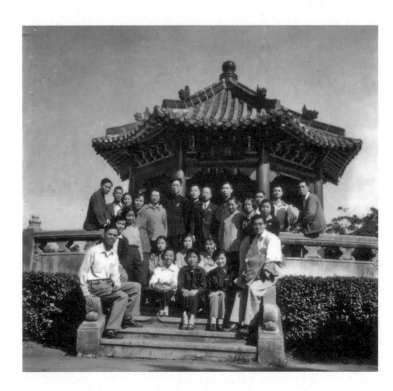

◂ 1959年，陈耀真带领教研组同事在中山大学康乐园惺亭前合影

第二版、第三版的主编，对教材内容做了进一步的修订及更新。虽然《眼科学》教材几经迭代，但陈耀真、毛文书等几位最初编者建构的中国眼科史框架仍影响深远。

陈耀真踌躇满志，要为中国眼科学事业的规划与发展做系统化的建设。1963年，陈耀真开始筹建眼科医院。1965年，由他主持建立的全国高等医学院校的第一间眼科专科医院建成，为中国眼科教学、医疗、科研更好发展创造了有利的条件。陈耀真与毛文书携手在广州主持创办了中国第一个眼科综合机构，为眼科人才的培育与发展提供了系统化、科学化的实践基地，也为中国现代眼科与世界眼科接轨搭建了桥梁。

四、传递眼科薪火，接续防盲事业

陈耀真与毛文书一直心系人民百姓的生命健康。在20世纪30年代回国后，陈耀真就关注到广大人民备受眼病折磨的痛苦，决心走出医院大门，送医到苦难的群众中去。

西迁成都时期，陈耀真与毛文书深入四川西北阿坝藏族地区，帮助羌族、藏族同胞防治眼病；同时，积极组织防盲协会，亲自编写各种常见致盲眼病的资料，向群众宣传防治眼病的基本知识，免费为群众诊治眼病。

抗日战争结束后，陈耀真与毛文书继续深入开展防盲、治盲工作，包括带领眼科医生到盲童学校、盲人工厂及麻风病院，进行防治眼病的宣传与诊疗工作等。

1960年，受卫生部委托，毛文书组织开展了常见于广东渔民的"翼状胬肉"眼病的防治研究。她率领医疗队到海边渔场开展调查和防治工作，又带领团队进行艰苦的实验室研究，取得了可贵的成果，并在第二届亚非眼科大会上报告交流。

20世纪80年代，陈耀真与毛文书已是七八十岁高龄，他们仍亲自带领指挥医疗队到粤北山区、珠江三角洲、海南岛、西藏、新疆等地进行大规模的查治眼病工作，为汉族、回族、藏族、黎族、壮族等各民族同胞防盲治盲。

1982年9月，"奥比斯"（ORBIS）眼科飞机医院应陈耀真、毛文书邀请，首次访问中国。飞机在广州停留18天，做手术示范教学、专题学术报告及会诊。全国各地120多位眼科医生前来听课和观摩学习，这打开了中国眼科学事业与国际接轨的大门。"奥比斯"是美国眼科教授大卫·派顿在20世纪80年代发起创立的眼科飞机医院。1982年，派顿教授写信联系陈耀真和毛文书，希望促

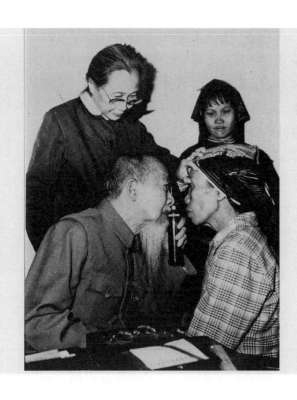

▲ 陈耀真、毛文书
到海南岛为少数民
族患者诊病

成"奥比斯"眼科飞机医院首航中国。彼时中国国门初开，此前并无外国飞机来华的先例。陈耀真、毛文书二人深知学习先进技术的重要性，力排众议，突破重重阻碍，促成"奥比斯"眼科飞机医院顺利降落到广州白云机场。在"奥比斯"眼科飞机医院的机舱内，专家们向中国眼科医务人员展示了先进的设备和技术，如白内障人工晶体、三联手术等。这些先进的设备和技术让国内医生大开眼界，受益匪浅。从此以后，"奥比斯"眼科飞机医院频频来到中国，并在中国设立了"奥比斯"眼科飞机医院项目中国部。

1986年5月4日，陈耀真于广州病逝，毛文书接过了防盲事业的接力棒。

1987年，77岁高龄的毛文书与美国海伦·凯勒国际基金会合作，率队在广东新会开展防盲治盲大普查，实现了全县83万人一个不漏的地毯式筛查。毛文书白天带队下乡检查，晚上回到宿舍还要逐张翻看检查登记卡，对地址、病患症状登记不清的部分，第二日又重筛重填。那次普查筛查出盲人1954名，其中白内障患者占48.88%，他们中的大部分都得到了手术治疗。

1988年，毛文书带着广东新会的普查成果与中国的防盲经验，受邀前往美国参加学术交流会。她在途中突发便血，经诊断为肿瘤，须立即手术，但她仍坚持先参加学术会议，尽快将中国的防盲治盲成果与经验分享给世界。那次会议上，中国的防盲治盲工作受到国际卫生组织的赞扬。会议结束后，毛文书立

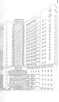

即接受了手术，但不幸的是肿瘤已到晚期。毛文书并没有因此而气馁，她要带着丈夫陈耀真的"让中国眼科屹立于世界眼科之林"的宏大愿景，释放最后一分光与热。回国时，毛文书在身体并未完全康复的情况下，仍带回了三大包人工晶状体，而这三大包人工晶状体，是给国内白内障患者免费治疗使用的。

1988年9月1日，毛文书安详离世，享年78岁。

陈耀真、毛文书伉俪携手，以实际行动为中国现代眼科的发展书写了浓墨重彩的一笔。虽已逝世30余载，但他们的奋斗精神及光辉业绩宛若一幅壮丽的画卷，长留人间！

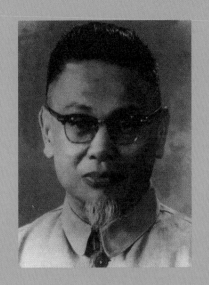

谢志光

仁医岁寒心

谢志光（1899—1967），男，广东东莞人，中国临床放射学奠基人之一，国家一级教授。

最先提出中国人肠结核、长骨结核X线表现的系统全面报告，并首先报告髋关节的特殊投照位置（该位置被称为"谢氏位"）。1948年，在岭南大学医学院附属博济医院（今中山大学孙逸仙纪念医院）创立肿瘤专科，引领广东放射医学的发展。1964年，创建华南肿瘤医院（今中山大学肿瘤防治中心），任首任院长。

1899年春，谢志光出生于广东东莞的东坑镇新门楼村。襁褓中的他尚不知自己所在的这方华夏土地在刚结束甲午海战后，又即将迎来八国列强的炮火攻击。而这似乎也预示着他一生"救人救国救世"的理想与抱负注定要在硝烟不断的动荡年代展开。

1917年，18岁的谢志光由于成绩优异，顺利考入长沙湘雅医学院，成为班上年龄最小且成绩最好的学生，为其今后从医奠定了坚实的基础。

一、艰苦创业于北京：二十五年北都风华

1923年，刚毕业的谢志光从广东来到北京的协和医学院放射科，跟随著名放射学家保罗·霍奇斯工作。

与其用"师徒"来形容保罗·霍奇斯和谢志光的关系，仅相差6岁的他们似乎更像是志同道合的"伙伴"。两人的医学研究目光都紧紧地锁定治疗环境和治疗对象本身，强调因地制宜、因人定式。霍奇斯注重对中国各地放射学工作的考察，建议设计适合中国国情的X线机，并于1922年成功设计了一套适用于中国国内供电状况的X线机系统。而谢志光则是第一个对中国人肠结核、长骨结核的X线征象做出全面系统描述的专家。他以国人为本位的从医思想，既体现了其作为中国人本身的爱国风骨，也展现了他对祖国同胞的深切关怀。

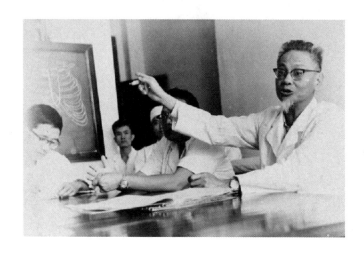

◀ 谢志光在病例讨论会上

1925年，为进一步学习先进的放射学知识，谢志光前往美国密歇根大学医学院继续进修。他深刻地意识到，国家积弱，实为故步自封所累，为求进步，必先谦逊取学于先者。他将放射学这一门新学科引入国内，改变了中国在这一领域内的空白状态。一年后，谢志光不仅获得了硕士学位，同时也成为第一个获得美国放射学学会会员资格的中国人，在国际放射学界崭露头角。

1928年，归国后的谢志光接棒霍奇斯，出任北京协和医院（1929年改名为北平协和医学院）放射科主任一职，成为第一位任该院放射科主任的中国学者。以往髋关节X光片拍摄的都是正位，为了更好地了解患者的髋关节结构及痛点，提高对髋关节病变诊断的准确率，谢志光首先提出一种特殊的投照位置，即采用蛙式体位的方法，同时拍摄两边的髋关节。这样既能得到两侧的对比结果，也能减少X射线的投射，在更大程度上降低X射线对患者身体的不良影

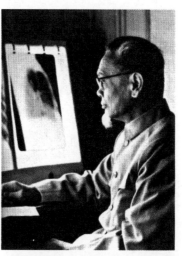

响。后来，国际放射学界将这一诊断治疗方法命名为"谢氏位"，足见其研究成果的独创性和影响力。

除此之外，谢志光还提出人体心脏面积测量方法、中国人心脏面积正常值标准的计算方法和X光征象的六项基本原则。在当时中国还没有使用抗生素的情况下，谢志光就成功地应用X射线治疗疖和痈。不仅如此，他还首创了把X射线用于测定视网膜有无萎缩的检查及对中心盲点进行检查的先进技术。

谢志光非常重视放射学研究开展的硬件基础和工作环境的专业程度，也关注放射学科人才的培养。他在北京协和医院建成全国第一个放射治疗室、氡治疗室及放射生物和放射物理实验室，并特意从各所名校招收理工科毕业生前来进修。

无论是医学研究还是临床实践，谢志光都坚持以本国人的体质标准为出发点。1937年，日本发动全面侵华战争。5年后，太平洋战争爆发，北平协和医院被日军占领，改用为日本军医医院。当时，谢志光已经43岁，长年高强度的医疗工作使他积劳成疾，而他即便冒着失业的风险也不愿为日本人工作。在北平协和医院停办的6年间，谢志光同林巧稚、钟惠澜等教授带领一部分中青年医师和护士前往北京中和医院（今北京大学人民医院），继续坚持医疗工作。留学海外之时，谢志光情系祖国大地，从未忘本。在日寇践踏华夏大地的危难时刻，谢志光甘赴困苦，尽显中国医者的风骨。

二、白手兴业于广州：岭南临床放射学与肿瘤学的斩棘之路

20世纪40年代，步入中年的谢志光虽历经战火硝烟，却不改医者仁心，也迎来一场需要迎难而上，以弱胜强的"战役"。

受广州岭南大学校长陈序经和博济医院院长李廷安的邀请，谢志光于1948年出任博济医院放射科主任及岭南大学放射学教授。当时，岭南地区百废待兴，放射学事业在人力、设施方面几乎都处于空白状态。谢志光的归来，无疑为岭南临床放射学的发展打了一剂强心针。不久，谢志光出任岭南大学医学院、博济医院院长，同时兼任广州市第一人民医院放射科主任。身兼数职，谢志光愈加兢兢业业。他常常

▲ 1964年，谢志光在研究肿瘤X射线诊断问题

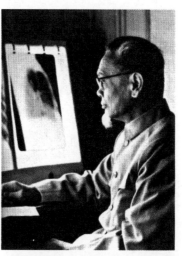

精诚 大医
JINGCHENG DAYI

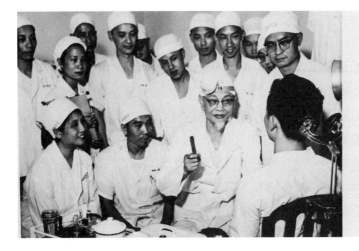

◀ 国际知名放射学专家、华南肿瘤医院院长谢志光（前排左三）为患者做检查

告诫学生："我们的工作不能有半点疏忽，因为任何一张不合要求的X光片、任何一个错误的诊断，都会给病人带来无法估量的损失。" 除了根据病情，谢志光同时也会根据患者的生活需求及手术对患者的影响来制订最适合患者的诊疗方案。有一次，一名患者乳腺癌术后患侧腋窝淋巴结复发，情况危急。谢志光结合患者的实际情况，提出"患者靠双手劳动，要尽力保住她的手，争取不截肢"。最终他成功保住患者的手，使其恢复正常的生活。

1953年，谢志光出任中山医学院放射学教研室主任及附属第一、第二医院（今中山大学孙逸仙纪念医院）放射科主任。他坚持科研、医疗一体，将X线诊断、放射治疗同基础医学紧密联系，还为岭南地区培养了一大批放射学人才。谢志光的教学方式是严格而细致的。他的一名学生潘国英曾被安排在放射科接诊登记处学习，以便了解各项检查的详细数据情况。每3周，谢志光都要向潘国英抽问一次患者人数、检查项目种类及相关数据。不仅如此，他还让潘国英注意各月患者人数和诊疗次数的变化，从中发现并尽早解决问题。潘国英也因此学习到高热、肺炎的病人要卧位透视或照片的原因是站位容易休克。在日常教学中，谢志光专心致志、精益求精、谦虚务实的工作作风潜移默化地影响了他的学生们。

在临床放射学建设已具有一定基础后，谢志光便将目光聚焦在肿瘤防治方面的工作上。他是我国最早关注恶性肿瘤防治和诊断的专家之一。他认为，早期治疗是恶性肿瘤患者得以恢复健康的唯一希望，于是提出开展癌瘤的统计和普查工作，建立癌瘤防治机构网。与此同时，他还向全国呼吁："当前对恶性肿瘤的早期诊断和早期治疗，应属于我国卫生方针的四大原则之一，即预防为主原则的一部分。"他先是出任了中山医学院第一、第二附属医院肿瘤科主任。1964年，他倡议成立了中国南方第一间医治和研究肿瘤的科学基地——华南肿瘤医院，并出任院长。在谢志光的努力和影响下，华南肿瘤医院的化学药物治疗成为国内同行前列，并在2001年被国家科技部确认为首家国家级抗肿瘤药物临床研究中心。无论在放射学还是肿瘤学领域，谢志光都像一个先锋斗士，披荆斩棘、不辞辛劳地为国家医疗事业建设添砖加瓦。

1967年，68岁的谢志光逝世。临终前，他将毕生所藏书刊尽数捐赠给中山医学院。

"江南有丹橘，经冬犹绿林。岂伊地气暖，自有岁寒心。"谢志光的一生中，有两次"返乡"，一次是闯荡北都后回到其地域性、血缘性所出的广东，另一次是游学国外后回到其政治性、民族性根源所归的中国。勾连起谢志光整个医学生涯的，就是他为这两个"故乡"筑建医学城垒的执念，是他经历战乱波折也从未动摇过的对人生理想的坚守，也是他一生炽热浓烈的家国情怀。

钟世藩 毕生献于医学梦

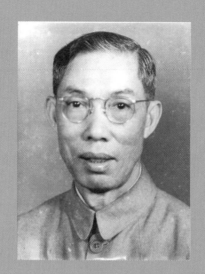

钟世藩（1901—1987），福建厦门人，中共党员。国家一级教授，著名儿科学专家，在病原微生物研究方面做出重要贡献。

1930年，毕业于北平协和医学院（今北京协和医学院），之后取得美国纽约州立大学医学博士学位。1944—1945年，获洛克菲勒基金会资助，在美国辛辛那提大学医学院进修病毒学。回国后曾任南京和贵阳中央医院儿科主任、湘雅医学院儿科教授。1946年，到广州任广州中央医院院长兼儿科主任、岭南大学医学院（今中山大学中山医学院）儿科教授。1949年，被世界卫生组织聘为医学顾问。1953年院系调整后，历任华南医学院、中山医学院、孙逸仙纪念医院儿科主任。曾任中华医学会儿科学会委员、《中华儿科杂志》编委、中华医学会广东分会儿科学会主任委员、广东省政协第四届委员。

在中山大学孙逸仙纪念医院门诊大厅的一面醒目的墙壁上，悬挂着几位功勋卓越的医学大家的照片。钟世藩正是中华人民共和国成立之初在孙逸仙纪念医院工作的7名国家一级教授之一。为纪念钟世藩为祖国医学事业所做的突出贡献，我院将他的照片和生平事迹介绍悬挂在他奋斗过的医院的门诊大厅墙上，供后人缅怀和瞻仰。钟世藩的精神激励着一代又一代逸仙人。钟世藩的儿子钟南山院士谈起父亲时曾说："父亲对我的影响非常大。"父亲的言传身教，陪伴了他一生。

一、命途多舛，执着为医

钟世藩祖籍为福建厦门。其父母早逝，幸好还有位从事中药买卖的叔父钟广文一直接济他，并资助他读书。"穷人的孩子早当家。"钟世藩从小勤奋好学，在当时厦门最著名的同文学院接受中西结合的前沿教育，这成为他进入现代知识殿堂的敲门砖。也许是受叔父的影响，钟世藩在21岁那年，便以优异的成绩考取北京协和医学院（1929年更名为北平协和医学院）。该校为近代中国四大医学院之一，是孕育医学家的摇篮。然而，攀缘科学高峰的过程是艰辛而寂寞的。当时现代医学在中国刚刚起步，北京协和医学院却有着漫长的8年学制和严格的淘汰制度。而且当时政局不稳、国家积弱，钟世藩的许多同路人都半途而废了——钟世藩入学时全班共有40名学生，但能坚持学习并最终毕业的，包括钟世藩在内，只有寥寥8人。

钟世藩全身心地投入医学事业，并且用此后一生的时光来燃烧自己、照亮他人。他不仅成为一位业务过硬的优秀医生，更成为许多后来者的科研领路人。钟世藩从协和医学院顺利毕业后，作为国内屈指可数的医学高才生，又获得美国纽约州立大学医学博士学位，拥有国际认可的行医资格。这在当时国内可谓凤毛麟角。1930年毕业后，钟世藩留在北平协和医学院任儿科住院医师，将所学付诸实践。

在大学校园中，钟世藩结识了自己未来的夫人——祖籍同为厦门的廖月琴女士。廖月琴出身名门，其父经营药材生意，在厦门颇有名望。在父亲的熏陶下，她对医学也产生了浓厚的兴趣，最终以优秀的成绩考取协和医学院的护理专业，并在大学校园里与钟世藩相识、相知、相爱，最终迈进婚姻的殿堂。

这样一对有着共同志趣的爱侣，在新婚燕尔之时，想必度过了一段非常甜蜜的热恋时光。终于拥有一个完整家庭的钟世藩全身心地投入工作中，在本职工作上严于律己、兢兢业业，还继续从事自己从学生时代就开始的研究——病原微生物学。

二、拳拳爱国心，殷殷报国志

在当时，医疗条件落后，儿童感染呼吸道传染病的死亡率很高。这促使钟世藩一边接诊，一边开展相关领域的研究。他于1931年和1932年先后在国外知名医学期刊上发表了两篇肺炎球菌的相关英文论文，提出一种能提高鉴定特异性肺炎球菌效率的方法。

科研的结果离不开大量的实验。在工作的头几年，他一边在国际期刊上发表高质量的学术论文，一边兢兢业业地工作，对自己儿科医生的本职工作尽心尽力。虽然其相关传记资料甚少，但这从他后来所编著的《儿科疾病鉴别诊断》一书中可窥见一斑，一位极富人文关怀、态度严谨的儿科医生形象跃然纸上：

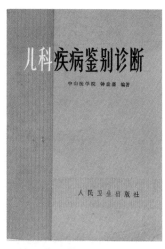

▲ 钟世藩编著的《儿科疾病鉴别诊断》封面（人民卫生出版社出版）

当天气寒冷时，医生的手和听筒头都应该先温暖后再检查，以免刺激小儿，抗拒检查。

如天气太冷或小儿不愿意一下脱下衣服，可以随检查部位逐步解开。较大女孩有害羞心理，要得到尊重，不要粗暴和有所责备。

极高的业务素质、温和低调的性格和对科研的不断探索，让他很快成为一位颇有名望的青年医生骨干。1935年，他被调至南京，任国民政府南京中央医院儿科主任。第二年，他的爱人诞下他们爱情的结晶——钟南山。

此时中日全面战争已经一触即发，国内局势十分紧张，中央医院一再迁址。颠沛流离中，钟世藩始终坚持从事科研和医疗工作。1937年8月，淞沪会战爆发。在一次日军对南京的轰炸中，钟家被炸成废墟。还不满一岁的儿子钟南山被埋在瓦砾之下，幸好外婆把他从床下"挖"了出来。随着国民党政府向西部大后方撤离，钟世藩一家先是随着西撤的医院转移到长沙，后又随医院辗转迁到贵州，在陌生的西南一待就是6年。钟世藩为在这期间降生的女儿起名为"黔君"，正是为了纪念这一段艰苦的岁月。

在这样动荡的岁月中，钟世藩没有放弃对医学研究的追求，正如钟南山后来在一次采访中所说的，"他一生所求，就是能够有些发现，有些创造"。担任中央医院贵阳分院院长、内科副主任时，钟世藩于1944年9月申请到美国著名的洛克菲勒基金会的奖学金，赴美国学习一年。这让他得以延续自己对病原微生物研究的兴趣。

钟世藩在美国的辛辛那提医学院儿科研究所进修期间，参加了当时在国际医学界刚起步的病毒学研究。这在当时的美国是非常前沿的新兴学科。当时，人们对病毒的生物学特性所知甚少。而钟世藩长年研究细菌，这启发了他对病毒和细菌之间的关系进行探索，并首次观察到细菌与病毒混合培养时，因细菌繁殖消耗了氧气，病毒活力反而得到保护这一现象。有关该研究的论文后来在美国《传染病》杂志上发表，引起科学界的广泛重视。美国著名病毒学家萨宾和约翰斯·霍普金斯大学的病毒学家豪威都对这项成果表示高度赞赏。其后，萨宾更是在其启发下，发明脊髓灰质炎病毒减毒活疫苗（即后来俗称的"糖丸"）并获得诺贝尔生理学或医学奖。

抗战胜利的好消息传到美国时，钟世藩正好结束一年的学习。他没有犹豫，怀着喜悦的心情匆匆回国。1946年，钟世藩一家来到广州。他任刚成立的广州中央医院副院长，同年受聘为岭南医学院博济医院儿科教授并在校任教。他担任院长不过两年，很快又面临人生中另一个重大的抉择。

中华人民共和国成立前夕，国民党卫生署专员前往广州，命令时任中央医院院长的钟世藩连夜携带全家及医院资产13万美金撤往台湾地区。然而，早已对国民党的腐败无能深恶痛绝的钟世藩拒绝了国民党卫生署的命令，决定举家留在广州。

广州解放后，钟世藩把医院的资产悉数移交给军管会。《1950年中央医院财产移交清册》长达410页，记载了移交的全部内容，包括房屋、药品、医疗器材、文书、信件、图书等，体现了钟世藩的拳拳爱国心。而他自己则如释重负，回归到儿科主任的身份。钟南山后来回忆父亲这个举动，说道："行政的工作，实在不是他想搞的……有一天晚上回来，他理了个发，挺高兴，吃饭也说点家常话——他平常吃饭时很少和我们说话的。后来妈妈跟我说，爸爸已经辞去院长职位了。"

三、医路风雨兼程，坚守初心不悔

20世纪三四十年代，病毒感染性疾病的研究尚处于起步阶段，最大的阻碍是缺乏分离出病原体的有效手段，而动物实验就是解决这个问题的方法之一。受日本流行性乙型脑炎（简称"乙脑"）病毒在小白鼠脑内接种分离成功例子的启发，钟世藩开始探索将病毒直接接种到胎鼠上使其繁殖的可能性。钟世藩认为，胎鼠内接种或许可以成为一种新的分离手段。他将病毒研究继续向前推进。

可那时广州还没有符合实验条件的病毒实验室。钟世藩别无他法，只能在岭南大学康乐园自己家中饲养小白鼠，将自己的书房改造成实验室。这是耗财耗力、困难重重的工作——饲养有难度，实验成本大，还要经历无数次失败的实验。钟南山后来回忆，当时父亲养了几十笼的小白鼠，每天亲自照料，喂谷喂水。而10多岁的自己每天放学回家，总爱到父亲的书房里逗弄小白鼠玩，最后还担任"小白鼠饲养员"一职——这或许就是他踏上医学路的第一个契机。由于小白鼠太多，味道太大，以至于有这样的逸闻，据说曾有人问路："钟世藩家在哪？"别人便回答："你闻到什么地方老鼠味大，那就是他家！"能够突破时代的局限，倾尽所有创造条件探索未知，对科研的热爱可见一斑。

两年后，孙逸仙纪念医院院长、广州中央医院院长李廷安因病去世。广州中央医院院长的重担便落到德才兼备的钟世藩身上。这时，他已经成为蜚声海内外的儿科专家、学科带头人。虽不喜行政工作，但钟世藩还是全力以赴、认真负责。他组织全国儿科医生的研讨会，尽自己所能推动国内儿科医学的发展。1949年，他被世界卫生组织聘为医学顾问。

光环之下，钟世藩初心不改，他仍是那个一心为患者、众口称赞的好医生。他身边的人都知道他有个习惯：他随身携带一个记满疑难病例的小本子，用英文工整地记录下病人的各种情况，一直追踪到患者出院为止；如果病人身亡，他甚至会跟踪记录病例解剖详情。他治学严谨，又体恤患者，能开一分钱的药物，就绝对不开两分钱的药物。由于美名远扬，很多人甚至会跑到钟世藩的家中求医，而他也总是来者不拒，平等、温和地对待每一位患者。

四、毕生献于医学，楷模激励后人

时局稳定后，中山大学医学院、岭南大学医学院和光华医学院三校合并为华南医学院（中山医学院前身）。在岭南医学院至中山医学院期间，钟世藩一直担任孙逸仙纪念医院儿科主任及该医学院的儿科教授，并在党和国家的支持下，建立了当时国内少有的儿科病毒实验室。他的病毒研究终于能够全面展开。

在那个时期，钟世藩可以一边进行科学研究，一边悬壶济世，为建设欣欣向荣的中华人民共和国而奋斗。1956年，他被评为国家一级教授，成为国内最早招收研究生的导师之一。

对待学生，他倾囊相授，严格要求，为新中国的儿科事业培养了一大批骨干人才。根据学生的回忆，他对研究生的要求非常高。他教导他们做研究要先练好基本功，包括自己饲养实验动物、清洗试管仪器等。他说科研工作必须自

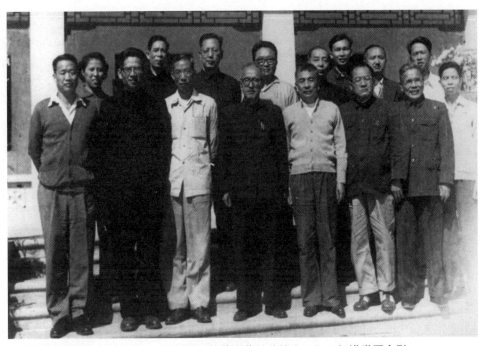

▲ 1961年，陶铸（前排右三）与到湛江的钟世藩（前排左三）一行讲学团合影

己动手，关键的东西必须自己看到、做到。他对学生也十分爱护。在"文化大革命"中，他的研究生沈皆平被下放到海南岛的边远卫生院。钟世藩不顾当时自己被审查的处境，订了一份英文的北美儿科临床杂志送给他，并鼓励他好好学习及工作。

科学要讲证据，他曾对自己的学生反复强调，"不准确的原始材料即使采用了统计学分析，也是不准确的"。这也反映在他对工作的要求中。钟世藩对病历的要求出了名的高，从青年时期至退休，他所留存的病历无一不是字迹清晰、条理分明、重点突出的。这无疑是他一生严谨治学、实事求是性格的缩影。

"功夫不负有心人。"钟世藩的病毒学研究终于取得阶段性的成果，证明了用小白鼠的胎鼠来分离病毒的办法是可行的。这无疑是一项激动人心的研究成果，因为对于病毒研究而言，分离病毒是研制对抗它的武器的最重要一步。1958年，钟世藩将实验结果写成论文《试探用胎鼠作为分离病毒的动物》，并在《中山医学院年报》上发表，后又在中华医学会儿科分会第六届年会上做报告。然而，不久后"文化大革命"爆发，停产停课，实验室被查封，他的研究也被迫中止。

1966年7月，与他相濡以沫30年、时任华南肿瘤医院副院长的廖月琴女士永

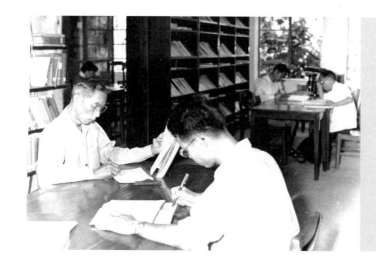

◀ 钟世藩（左一）
在图书馆教师阅览
室工作

远离开了他。这无疑是痛入骨髓的沉重打击。一向沉默寡言的他将妻子的骨灰带回自己的房间，一陪就是20多年。去世前，他交代儿女，不要办追悼会，不要惊动他人，只将自己的骨灰和妻子的混在一起，一同撒在故乡厦门的海中。

而此时的他也被扣上"反动学术权威"的帽子，被发配到儿科洗奶瓶。在那些黑暗的日子中，他不能出诊，不能搞研究。已到古稀之年的老人所能想到做的最后一件事，就是一定要把自己多年的儿科临床经验写下来，尽自己最后的努力，做一盏灯，照亮年轻医生前行的方向。

钟世藩撰写《儿科疾病鉴别诊断》时，极其严谨认真。他设身处地地思考基层医生的困境，为患者和医生的各种情境设想了细致的解决方案，将自己毕

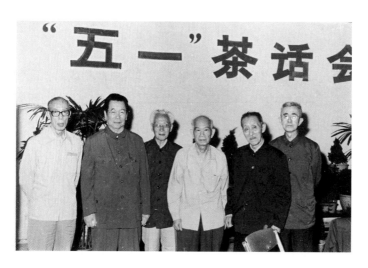

◀ 钟世藩（左一）
参加中山医学院
"五一"茶话会
（左二为柯麟）

生所学和对疾病的思考汇聚成这本中华人民共和国第一部儿科疾病鉴别著作，使其有别于一般的医学著作。在编写的后期，他的视功能损伤严重，几不能视物，心肺功能不佳，身体也非常虚弱。但他仍然坚持写作，还经常带着放大镜去图书馆查阅文献。实在无法看清外文字母时，他只能请馆内的年轻人帮助辨认。1979年，这本40余万字的著作终于出版，一经面世，很快售罄，极受基层和年轻医生的欢迎，一再重版印刷。

1987年6月，钟世藩一生的故事被无情的时间画上句号，但他对科学孜孜不倦的追求及对医学的心无旁骛，却在如钟南山一样的后人身上传承下来。在每个需要对抗病魔的时刻、在每个需要用科学打败无知的战场上，这种精神凝聚成一股无比强大的力量，指导这些后来人去对抗那些曾经不能对抗的敌人。

钟世藩以自己坚韧不拔的精神实现了对祖国医学事业的承诺，燃烧自己，传薪火于后人。

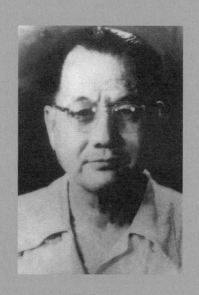

秦光煜

胸怀家国，志存救济

秦光煜（1902—1969），男，江苏无锡人，我国著名的病理学家，国家一级教授。1930年，毕业于北平协和医学院（今北京协和医学院），获医学博士学位。中国民主同盟盟员，第三届全国人大代表。1948年起，在岭南大学医学院暨孙逸仙博士纪念医学院（先后更名为华南医学院、中山医学院）任病理科教授，担任病理科主任、病理教研室主任、病理形态研究室主任兼法医学教研室主任。从事病理学教学和研究工作，在血液病、脑瘤和麻风病理等领域有深入研究，在病例形态学方面造诣很深。被称为"中山医八大宗师"之一。

人的一生会面临多少两难的抉择？

选择职业道路之时，在顺应个人兴趣与促进国家医学事业发展之间，秦光煜选择了后者，带着发展基础医学的初心投入病理学研究。在职业发展的黄金时期，是要在自己擅长的肿瘤研究中深入探索，还是接受组织任务深耕全新的领域？他选择了到国家更需要的地方去，投身到麻风病的研究和防治工作中。

秦光煜用自己的一生诠释了何为医者的大爱与无私，也向后学展示了"中山医八大宗师"的格局与情怀。

一、胸怀家国：投身病理学研究

1902年，秦光煜出生于江苏省无锡市的一个医药世家，自幼就与医学结下不解之缘。

秉持悬壶济世的理想，1920年在复旦大学附属中学毕业后，秦光煜考入北平协和医学院医疗本科学习。10年后，他以优异的表现获得医学博士学位。

1930年毕业后，秦光煜留校工作。他对临床内科有浓厚兴趣，师朋亲友也因为临床的优厚待遇劝他从事临床工作。然而秦光煜考虑到，如果从事临床工作，有限的一生只能为有限的患者祛除病痛。他在求学之时就对中国基础医学的落后深有感触，认为落后的基础医学制约了临床医学的发展。要促进临床医学的发展，让医生更有效率地治病救人，中国必须发展基础医学。

个人兴趣与国家医学事业的发展孰轻孰重？秦光煜毫不犹豫地选择后者，踏踏实实地投身于病理学研究和教学工作中，并为之奋斗终生。

留校后，秦光煜在协和医学院病理科历任助教、讲师、副教授。在秦光煜和其他老教授的共同努力下，该院病理科成为当时中国学术水平最高、资料最丰富的病理学中心。在此期间，秦光煜还争取到赴美国研修一年的机会，研修脑病和脑肿瘤病理。他扎实的专业基础和渊博的学识让国外同行赞叹不已。

秦光煜的社会活动众多，但他从不脱离病理学的主业。在广泛参与社会事务的同时，他着力在病理学领域深耕，成果甚丰。他曾被选为第三届全国人大代表、广东省政协委员、民盟广东省常务委员、全国病理学会理事，并任《中华医学杂志》（外文版）和《中华病理学杂志》编辑等。

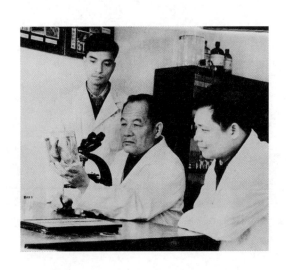

◀ 秦光煜（中）带领青年教师开展病理教学与科研工作

1953年8月起，中山大学医学院、岭南大学医学院和光华医学院合并为华南医学院（今中山大学中山医学院）。秦光煜继续留任病理学教授，先后担任教研室副主任、主任，病理形态研究室主任和法医学教研室主任，以及中山医学院院务委员。其间，他先后发表论文40多篇，对内分泌腺、血液瘤、脑瘤和麻风病等进行了颇有成效的病理研究。

秦光煜对麻风病的病理诊断、分类、组织发生等进行深入研究。在细致分析实地收集的大量资料后，秦光煜在病变发生、发展和临床表现对照等诸多方面提出不少创造性意见，为广东省及全国麻风病的防治做出了重要的贡献。

二、严谨治学：身教、言教和笔传

秦光煜以治学严谨著称，不仅重视科研工作，对教学工作也非常重视。他不仅编写了很多对中国病理学发展影响至深的病理学教材，还在病理教学方面言传身教、一丝不苟，为中山医学院，乃至中国培养了一批病理学后起之秀。

1951年，秦光煜与胡正祥、刘永编写并出版了我国第一部以国内资料为主体的巨著——《病理学》。该书图文并茂，资料翔实，既是教材，又是病理工作者的参考书。其中，秦光煜撰写的《网织细胞增生症病理研究》一文在医

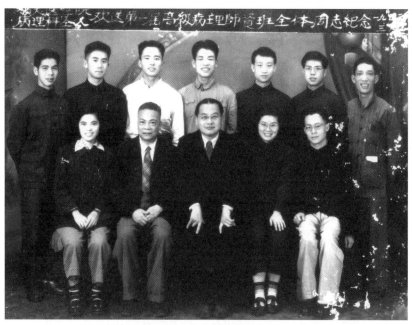

▲ 1953年3月，岭南大学医学院病理科欢送第一届高级病理师资班全体同志合影
（前排左三为秦光煜）

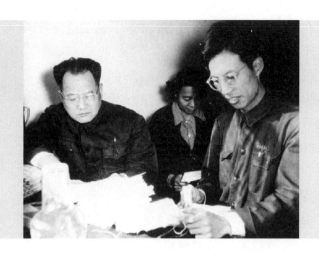

病理解剖教研组主任秦光煜（左）和青年教师一起在深夜核对科研资料

学界影响深远。1954—1955年，中央卫生部热带病研究所在当时疟疾流行区海南岛举办"高级疟疾防治学习班"。秦光煜应邀授课，编写《疟疾病理学》讲义，以翔实的资料描述疟疾所引起的全身器官的病变，特别对脑型疟疾病变的观察有独到之处。此外，他还编写了《脑肿瘤病理学》《血液病病理学》和《麻风病理学》等教材。1964年，他参与梁伯强主编的《病理解剖学》教科书的编写工作。

秦光煜治学严谨，从教数十年从不马虎。他上课前认真备课，讲课时旁征博引，论证精辟，深入浅出，逻辑性强，重点突出，语言幽默，因此，他的课深受学生欢迎。

秦光煜在指导青年教师时，非常严格和细致。他认为，为青年教师复查病历这样的事可大可小。他始终坚持一种态度——绝不姑息。他给青年教师复查病历时，一般情况下会要求青年教师事先做好充分准备，包括仔细观察标本，查阅相关文献，并在此基础上提出初步诊断意见。复查时，秦光煜一边看标本，一边仔细询问，一笔一画地做好笔记。与此同时，他还会联系临床实际，结合实践经验提出诊断根据，最后才字斟句酌地写出诊断和总结。于秦光煜而言，这个过程中的每个环节都必不可少，少了一步，便是对科学的亵渎和对青年教师的不负责任。

一位青年教师请秦光煜复查病历时，因其在尸解时没有取骨髓，便遭到秦光煜毫不留情的批评："血液病不取骨髓，缺乏科学根据，会影响诊断的准确性。以后不得再出现这类情况。"这位青年教师后来回忆说："当时秦教授声色俱厉。这事虽然已过去了几十年，但仍记忆犹新。"这位教师的经历并不是个例。另一位青年教师上课时在黑板上写了错别字，把"蜡样变性"，写成

"腊样变性"。课后，秦光煜在教师会上严肃地批评了该教师，认为这是备课不充分导致的，作为教师，绝对不容许出现这样的错误。

秦光煜指导研究生和青年教师写作论文时，也以耐心细致闻名。对初次写论文的青年教师，他亲自复查标本，指导文献检索，确定论文重点。初稿完成后，他逐字逐句，包括标点符号，反复修改多次，才最后定稿。秦光煜就是这样"身教、言教和笔传"，为中国培养了一大批优秀的病理师资和研究生。

三、攻坚克难：与麻风病"正面交锋"

麻风是人类最古老的疾病之一，对人的身心健康构成严重的威胁。中国一度也是麻风流行较严重的地区。20世纪50年代前后，麻风肆虐广东、福建等沿海地区。1955年，为了尽早消灭麻风病，广东省成立麻风病防治领导小组，组织一批专家开展麻风病研究，随即开始培训专业人员，建立防治机构，开展疫情调查，进行临床诊疗等工作，为后来的大规模麻风防治创造条件。

面对麻风病肆虐的现实状况，开展麻风病的防治工作无疑是利国利民的必需之举。彼时秦光煜的科研兴趣为肿瘤研究，他在肿瘤研究方面正处在如鱼得水的阶段。但是院领导出于对秦光煜工作能力的肯定，请他进行麻风病的基础研究，他再次面临人生的重大抉择。

为了多数人的安危，秦光煜毅然牺牲个人的学术兴趣，接受院领导交付的麻风病基础研究任务。他坦诚地向学院领导表示："虽然我个人的兴趣是研究肿瘤，但政府要消灭麻风病，我义无反顾地接受此任务，为尽早消灭麻风病做出微薄的贡献。"

秦光煜积极参与制定麻风病防治规划与组建麻风病理科研小组等工作。当时中国的麻风病基础研究工作并没有得到广泛开展，学者对麻风病的病理诊断标准、分类、临床与病理关系、患者出入院标准、病变组织发生等方面的认识尚未统一。

为了取得第一手材料，广泛收集麻风患者的皮肤病变组织，全面观察麻风患者全身各器官的病理变化，秦光煜首先提出开展麻风病人的尸体解剖。麻风病院设在人迹罕至的荒郊野岭，交通不便且设施缺乏，工作环境极为艰苦。尸体解剖是辛苦的工作，解剖麻风病人的尸体更是需要克服极大的心理压力。但这样艰辛且寂寞的工作，秦光煜和他的助手们一做就是好几年。无论是酷暑还是严冬，秦光煜都克服艰苦的条件，在荒郊茅屋中一丝不苟地进行尸体解剖，不辞劳苦地收集病理材料。

经过多年努力，秦光煜终于收集到100例麻风患者的尸解材料。他对大量的活检和尸解材料进行研究，结合临床资料，针对麻风病的病变发生、发展、各类型及其亚型的病理组织学改变，提出科学见解。在界线类麻风患者尸解材料中，先在心肌、肝、脾、骨髓、神经、睾丸及内脏淋巴结等器官中发现麻风病变。这丰富了人们对麻风病本质的认识，被国际麻风学界誉为"创造性工作"，为我国消灭麻风病的事业做出了重大贡献。

临床研究者曾经发现，部分经临床治愈的麻风患者出院后很快复发麻风。秦光煜也通过大量病理资料研究证明，麻风患者皮肤受损的临床消退早于病理学上的消退。如果过早停药，病灶可逐渐再发展而导致复发。因此，他的科研小组与临床大夫共同制定麻风患者治愈出院的临床病理学指标。几十年的实践证明，他们所定指标是正确且切实可行的。

在麻风病的病理研究工作中，秦光煜先后发表了5篇具有广泛影响的麻风病理研究论著，其中，《界线类麻风和瘤型麻风反应在内脏器官的麻风病变》《结核样型麻风进展期和消退期组织改变和它的临床意义》和《瘤型及结核样型皮肤麻风各临床肉眼亚型与显微镜组织改变的对照研究》这3篇文章是麻风病理学研究的经典性文献。

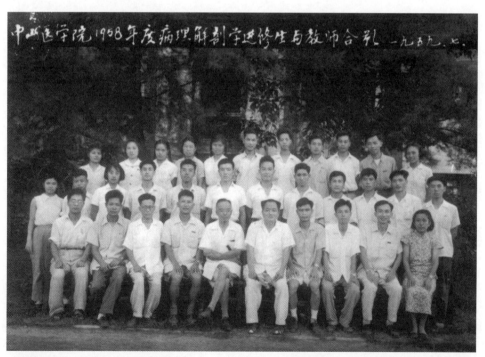

▲ 梁伯强（前排左五）、秦光煜（前排右五）及教研室其他教师与1958年度病理解剖学进修生合影

在推进麻风病病理研究的同时，秦光煜也为华南地区培养了大批麻风病理专门人才。

1958年1月，为了帮助全国麻风病防治机构培养新的麻风病防治医师，提高原有麻风病专业医师在麻风病学方面的相关理论和技术水平，卫生部委托中山医学院举办全国首个麻风医师进修班。其中，麻风病理学课程由秦光煜及其助手刘子君主讲。除讲解各型麻风的基本病理变化外，秦光煜还带领学员在实验室学习切片、染色、制片、读片等实际操作。

1969年，秦光煜去世后，他的学生刘子君、丘钜世、钟之英等通过研究大量的患者标本，结合治疗对照，完成"麻风病各种病变的发生及发展的研究"。此项研究填补了过往的空白，对临床治疗有重要的指导意义，于1978年获得全国医药卫生科学大会奖。获奖后，刘子君在采访中表示，研究方案的制订执行了老师秦光煜的既定思路，因此，该研究的最大贡献者应为秦光煜。

陈心陶

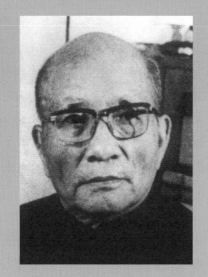

席地破屋鼠为伴，呕心沥血驱『瘟神』

　　陈心陶（1904—1977），男，福建省古田县人，中共党员，国家一级教授。1925年毕业于福建协和大学生物系。1925年起，任广州岭南大学助教、讲师。1929年，在美国明尼苏达大学攻读寄生虫学，获硕士学位。1931年，在美国哈佛大学医学院进修比较病理学，获哲学博士学位。1931年起，在岭南大学工作，先后任生物系系主任、理科研究所所长，医学院寄生虫学和细菌学教授。抗日战争期间，先后在香港大学病理系、江西省中医学院、江西省卫生实验所、福建大学任教授等职务。抗战胜利后，1946—1977年，在广州岭南大学医学院（1953年院系调整，合并为华南医学院，今中山大学中山医学院）任寄生虫学及细菌学教授，先后担任代院长、校本部理科研究所主任、寄生虫学教研室主任，兼任广东省血吸虫病研究所所长，广东省热带病研究所所长，广东省生物学会、寄生虫学会理事长，《中国动物志》编辑委员会副主任，《中国吸虫志》主编。1930年始，陈心陶从事华南地区的蠕虫区系调查和并殖吸虫、异形吸虫实验生态学研究，发现广州管圆线虫等新种，首次证实广东为日本血吸虫病流行疫区。新中国成立后，陈心陶勇担重任，指导广东乃至全国各地采用改造生态环境方式消灭血吸虫，为全国消灭血吸虫病做出重要贡献。1949年至20世纪70年代初期，曾当选为中共广东省委第三届委员，第三、第四届全国人大代表，出席最高国务会议。

精诚大医
JINGCHENG DAYI

20世纪60年代，有一位学者到北京参加第三届全国人民代表大会第一次会议。几年不见的周恩来总理远远叫住他，他快步上前："总理，没想到你还能认出我来！"周总理紧紧握着他的手，爽朗笑道："中国有几个寄生虫学家啊？"

这位受到如此礼遇和赞誉的学者就是陈心陶。1925年，陈心陶毕业于福建协和大学生物系。1931年，他获得美国哈佛大学比较病理学博士学位。回国后任教于岭南大学。

1950年始，他接受调查与防治广东"大肚病"（血吸虫病）的任务，深入三水（今属佛山市）重点疫区，提出了结合我国农村实际，兴修水利，围垦开荒，从根本上改变钉螺滋生环境，从而控制流行和消灭血吸虫病的对策。广东省由于采用上述综合治理措施，成为我国第一批消灭血吸虫病并能巩固成果的省份之一。毛泽东主席曾三次接见陈心陶，亲切地勉励他为人民做出更大贡献。

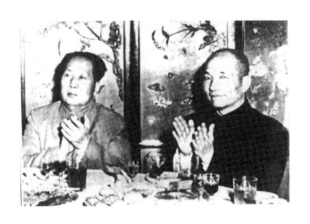

◀ 1956年，毛泽东主席接见陈心陶

也许这是一段正慢慢被淡忘的历史，但20世纪50年代的中国若没有他，那会平添多少饱受血吸虫病侵害的"无人村"。正是陈心陶挽袖赤足，日深入"毒河"，夜与鼠为伴，才得以力破"大肚病"之谜。

两度留洋的陈心陶义无反顾地放弃令人艳羡的优厚条件，登上归国海轮。他一生与虫斗，一张血吸疫区拼接照在书桌玻璃板下一压就是20年，工作一干就是一辈子。每回他都匆匆归家，又匆匆离去。妻子惦念他，却等回一个被血吸虫病夺去健康的丈夫；儿女守望他，却发现父亲归来时脸庞已尽刻沧桑。

一、铁心归国，视金钱如浮云

1931年，27岁的陈心陶在哈佛大学完成博士学业，专业为比较病理学。他旋即回岭南大学任教，担任生物系主任、理科研究所所长，成为彼时中国最年轻的科学家之一。

"我学这个寄生虫学，就是为了祖国，学成后就得回国服务。"美国学校以优越条件挽留，他说了"不"。

1938年广州沦陷，伪广东大学看重陈心陶的才学，派人前往劝说他留下，薪水从优，住房、搬家费全包，却遭陈心陶严词拒绝："就是杀头，我也不去！"

后来，陈心陶一家随岭南大学迁往香港，他本人也在香港大学兼职。1941年香港沦陷后，薪水发不出，陈心陶的妻子郑慧贞曾撰文回忆那些日子："全家靠变卖贵重物品，换取大米、蔬菜度日，这样挨了大约一个星期。"

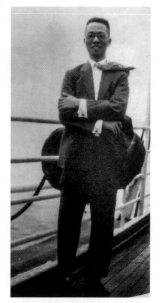

▲ 陈心陶留学归国

由香港返回内地时，陈心陶先乔装成难民，只身北上曲江。临行时他嘱咐怀有身孕的妻子，伺机返回广州生产，还说："绝不能当汉奸，当民族罪人！"

2004年，在丈夫与世长辞27年后，96岁的郑慧贞写下这段故事："一路艰辛，但丈夫不甘当汉奸，就凭这一点，什么困难我都甘于承受。"

1946年，战乱消弭，岭南大学在广州复办。陈心陶回校担任岭南大学医学院寄生虫学科主任、教授、医学院代院长。因研究需要，两年后他重返美国，先后到华盛顿柏罗维罗蠕虫研究室、哈佛大学和芝加哥大学考察和工作一年余，完成了蠕虫免疫方面有关绦虫囊尾蚴的免疫反应实验等重要研究。

1949年秋，新中国成立。在爱国情怀激荡的时代，报效祖国的决心让海外许多有识之士放弃优厚的生活条件回到祖国的怀抱，陈心陶就是其中一员。他又和18年前一样，谢绝亲友的挽留和美国大学的高薪聘请，毅然回国。

大弟子徐秉锟曾撰文回忆：途经香港时，香港政府某研究机关高薪聘请陈心陶在当地进行蠕虫病研究。有人劝说："开荒牛不好当，你何苦去呢？"陈心陶坚定地表示，"金钱于我如浮云"，"娘不嫌儿丑，儿不嫌娘穷，我回国工作谁也动摇不了。我愿做一头开荒牛，与祖国人民一起开垦祖国这片荒芜的科学园地"。

于是，在新中国成立的第三天，学生们就在广州岭南大学医学院看到他忙碌的身影。

二、深入疫区灭虫，因感染血吸虫病而切脾

1956年1月19日，在中南海怀仁堂，招待最高国务会议代表的宴会正在举行。第一席，坐在毛泽东身边的中年学者便是陈心陶，他与毛主席谈论着血吸虫病防治的进展。

新中国成立后不久，日本血吸虫疾病肆虐长江及长江以南12个省市，逾1000万人染"大肚病"，身体极为虚弱。"爹死无人抬，儿死无人埋。狐兔满村走，遍地长蒿莱"是当时疫区的真实写照。

时任中山医学院寄生虫学教研室主任的陈心陶临危受命，去解"大肚病"之谜。此后，研究寄生虫学也成了他毕生的坚持。

陈心陶常深入疫区，每次回家都匆匆忙忙。他总是嘱咐妻子准备好两个行李袋，装着被铺蚊帐、换洗衣服和洗漱用具，"一旦接到通知，拿起袋子就能出发"。而每次从疫区回家，陈心陶的腿都肿得非常厉害。陈心陶儿女描述："妈妈用大拇指按下去，凹印总是久久起不来。"

在疫区三水、四会交界的六泊草塘，陈心陶席地破屋鼠为伴，白天划小艇深入沼泽中的"毒河"寻病因，终于在漫水河岸芦苇秆上寻得日本血吸虫的中间宿主钉螺。破碎钉螺后，果然查出日本血吸虫尾蚴，又在病人粪便中找到血吸虫卵，"大肚病"谜团由此解开。

陈心陶等进行了普查，结果让人惊心：广东全省11个疫区，有螺面积将近20万亩，病人6万余人，疫区感染区达31.1%，波及人口566.9万人，200多个村庄甚至因血吸虫病成了"千村薜荔人遗矢，万户萧疏鬼唱歌"的"无人村"。

经现场调查，陈心陶认为消灭血吸虫病的关键在于消灭中间宿主钉螺。但

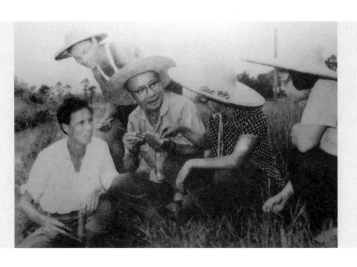

◀陈心陶（前排左二）深入"血防"第一线

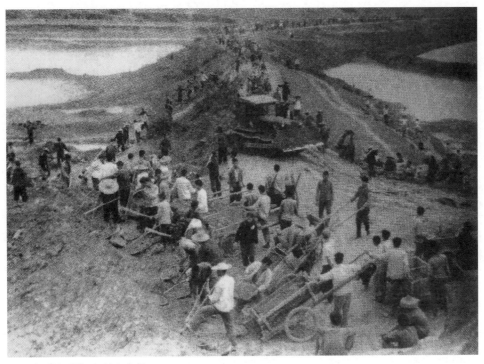

▲ 万人"血防"水利大会战

当时不少人坚持采用国外惯例，以药物灭螺为主，采用高效农药喷洒。陈心陶认为这种方法耗资大，污染严重。

他用了3年时间做关于钉螺生态学的基础研究，终于开创出"水、垦、种、灭、治、管"六字方针。陈心陶首批研究生之一李桂云回忆，陈心陶用这种方法，在水网地区结合农田基本建设，改造钉螺滋生环境；在丘陵地区则兴修水利，填旧沟埋螺，开新沟灌溉，用草烧螺，用水淹螺。这些办法成了广东省消灭血吸虫的科学"利器"。

1985年12月9日，广东省在全国率先宣布全省范围内消灭血吸虫病。在广东省人民政府礼堂举行的庆功会上，独独少了被宣布立下头功的陈心陶——他已于8年前病逝。

揭开层层保护膜，陈静芝掏出一张珍贵的照片——改造前的三水、四会交界的六泊草塘黑白拼接照。她说："这是爸爸用他从美国带回来的旧相机拍的，他把这张照片压在书桌玻璃板下20年。"

"送瘟神，思故人"，1990年年底，三水人民为纪念陈心陶，在重点疫区的旧址（即今天的南山镇九龙山）建造了"陈心陶纪念碑"。

从建碑至今，陈静芝每年都到此，登上99级石级，到纪念碑前缅怀父亲。

三、严父慈心，女儿来信看两三遍才收起来

在中山大学东南区241号，一幢两层楼房尽显岁月沧桑。陈心陶与家人在此生活了10余年。当年这里是中山大学东南区11号。

2014年，陈心陶故居完成修缮对外开放。成荫绿树为烈日下的故居撑起一抹阴凉。

故居前，陈心陶儿女激动地还原当年图景。孩子做错事，陈心陶鲜少发怒，而是用行动表示威严，好似"无声手枪"。一次，姐妹趁父母不在，邀请朋友过来打扑克。不料陈心陶提前回家，看到后虽心中不悦，却只字未言。次日清晨他便离家，留下了买菜钱。深夜父亲归来，陈静芝怯怯地问父亲去哪了，陈心陶说去从化和朋友下跳棋，还赢了跳棋大师一回。就这样，姐妹们不敢再犯了。

当然，严父也有幽默的一面。陈心陶对儿女讲过一个亲身经历的笑话。当年岭南大学校园内有家"泰山饭店"，一天，老板心血来潮，在店门口挂了个"免费送饭"的牌子招揽顾客。陈心陶和同事进去点菜后举筷就吃，每人一口气吃了7碗饭。翌日，他们再登门，又是每人吃了7碗。第三天，门口那块牌子就没了踪影。

有时，他也会来点惊喜。爱好体育运动的女儿陈静芝曾代表广东省赴京参加全国自行车比赛。"我住在前门饭店。一天，服务生突然通知我有一名老先生来访。"原来，作为中国医学代表团代表的陈心陶在出访朝鲜前也下榻前门饭店，他便顺道来看望女儿。"我怎么都没想到是爸爸，兴奋地冲过去抱着他！他还问我训练是不是很辛苦，让我注意身体。"

偶尔，他还会有可爱的创意。陈家姐妹收到过父亲从千里之外的美国捎回的礼物——3条围裙。"他说希望我们多帮妈妈做家务。我们高兴地穿着又蹦又跳，毕竟，爸爸很少给我们带礼物。"

学术上无比坚持的陈心陶对子女的教育倒很开明。陈思轩称，父亲尊重子女的天性。三姐陈静莘和妹妹陈静薇虽读书成绩不算出类拔萃，但艺术天分极佳，长大后都成了钢琴家；大姐陈静萍、二姐陈静芝均是医生；而他本人学的是理工科。

晚年，陈心陶对孩子表现出极致的体贴和慈爱。1970年，陈思轩接受贫下中农再教育时被狗咬伤。陈心陶得知后，去信嘱咐儿子打疫苗，详述剂量，关切备至。

1971年，他给在农场劳动的陈静薇写了一封信："身体好，劳动也会更

好……你谈的劳动情况，都是我们爱听的，我们都是从头到尾看了两三遍才把信收起来……"

1977年10月29日下午3时整，陈心陶因病去世。陈静芝说，父亲去世后第二天，母亲就从床上摔了下来，"妈妈说看到爸爸在天上拉她，可没拉住"。

四、奋战到生命终点，填补了中国寄生虫学研究的空白

在学生李桂云眼里，陈心陶"不活泼，却没有一句多余的话"。听者战战兢兢，必全神贯注。

做研究，陈心陶毫不含糊，"唯学之道，精益求精"是他对研究生的勉励，也是其自身写照。著名的"陈钟吸虫命名之争"便是明证，在这起掀起20世纪60年代寄生虫界大讨论的学术纷争中，陈心陶据理力争，又不失翩翩风度。

不过，严肃的陈心陶也有和学生午间畅谈之时，笑声响彻实验室；他还曾慷慨"借出"住所，让爱徒举办婚礼。

李桂云介绍，陈心陶对并殖吸虫和恙虫都进行了深入研究。早在20世纪30年代，陈心陶就开始做华南地区蠕虫区系调查以及并殖吸虫、异形吸虫的实验生态研究。这填补了我国寄生虫学研究上的空白，为华南地区的寄生虫和人畜共患疾病研究打下了基础。

20世纪40年代，陈心陶发表了有关并殖吸虫的我国最早的权威性专著《怡乐村并殖吸虫》。他用极其丰富的数据有力地证明了一个新发现的虫种的可靠性，从那以后，单一种的观点在科学界逐步被摒弃，也促使许多新种陆续被发现。

1965年，陈心陶编写的寄生虫学教材《医学寄生虫学》再版，成为寄生虫学经典教科书之一，一直沿用至今。李桂云回忆道："那次他拿了4000元稿费，全部交作党费了。"

陈心陶在寄生虫领域的研究生涯中，最后一个任务是编写《中国动物志》中的《吸虫志》。

这是周恩来总理亲自指示的任务，由中国科学院牵头，组织学者致力于研究、编辑、出版中国的《动物志》《植物志》和《孢子植物志》。陈心陶众望所归，成为《中国动物志》编委会副主任和《中国动物志》中《吸虫志》的主编，遗憾的是，这却成了他未竟的事业。

粉碎"四人帮"后，陈心陶本想全情投入研究和工作，却被缠绕多年的恶

精诚大医
JINGCHENG DAYI

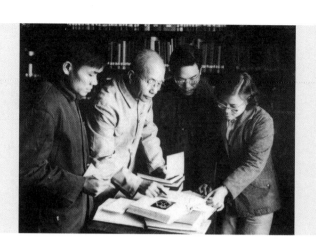

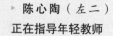
陈心陶（左二）
正在指导年轻教师

性淋巴瘤"撂倒"。1977年5月，他住进医院。医生善意地对他隐瞒病情，但是陈心陶通过观察治疗方法和用药，自知时日无多，多次独自恳请经治医生庞国元："无论如何再给我5年时间，我要做完我的工作。"在首次病危得救后，陈心陶又含泪请求医生再给他两年时间，进行最后拼搏。同时，他又请求教研室同事每天偷偷捎上几页《吸虫志》的书稿让他审定。有段时间他可以离院，就以周日回家洗澡为借口，早早换上便服，艰难地登上在四楼的教研组办公室，将自己反锁在里面奋力工作。

李桂云回忆，陈心陶临终前几天，口腔及舌部溃疡，无法言语，握笔又颤抖，他只好艰难地嘱咐前来看望他的学生，称短时间内不能恢复工作了，请学生帮忙完成。儿女回忆，在父亲陈心陶生命的最后一夜，他全身高烧，渐不清醒，又突然微张嘴巴说："拿笔来……我……要……写……"对后事，他却没有交代一句。

可偏偏当时印刷条件非常有限，虽然学生拼命赶工，但1977年10月29日下午3点，当他们带着刚刚印好，还散发着油墨香气的部分文稿印本从外地赶回广州时，陈心陶已经永远闭上了双眼，留下150多篇科学论文和《医学寄生虫学》《中国动物图说（扁形动物）》《中国动物志扁形动物吸虫纲复殖目（一）》等专著。其中，《中国动物志扁形动物吸虫纲复殖目（一）》一书在他逝世10年后获得了1987年国家自然科学奖三等奖。

关于陈心陶和血吸虫的往事可能逐渐会被淡忘，但陈心陶留下的学术成果却对寄生虫学界产生了深远的影响。

陈心陶去世后，国内外不少人都到中山大学找他的实验卡片和材料，国内外研究机构还专程派专员或来函寻找广州管圆线虫论文复印件。

在陈心陶逝世10周年时，夫人郑慧贞把他生前的藏书4699册、卡片实验照片20315多张送给了中山医科大学。这些藏书和照片后来成为中山大学生物系研究生培养的重要材料。

"这些都是科学遗产，都是宝贝。"李桂云说。

［本文根据曹斯《席地破屋鼠为伴　呕心沥血驱"瘟神"》（载2010年8月18日《南方日报》）整理］

周寿恺

抉择无悔

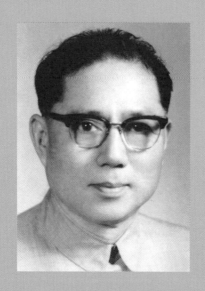

　　周寿恺（1906—1970），男，福建厦门人，国家一级教授，著名的内科学家和医学教育家。1906年，周寿恺生于福建厦门的一个教育世家，1933年毕业于北平协和医学院，获博士学位，随后留协和医学院内科工作，历任住院医生、助教、主治医生。1937年抗日战争爆发后，他满怀热情地投身于抗日救亡运动，先后担任中国红十字会救护总队内科指导员、战时卫生人员训练所内科主任、美国医药援华会财务委员会主席。抗战胜利后，他在上海国防医学院任内科主任、教授兼教育长。上海解放前夕，他受命随国防医学院迁至台湾，不久便借口处理搬迁的善后事宜返回大陆，与家乡人民一起迎来了新中国的诞生。1950年，周寿恺受聘于岭南大学医学院，任内科一级教授，先后担任岭南医学院院长、中山医学院副院长兼附属第二医院（今中山大学孙逸仙纪念医院）院长。他还是第三届全国人大代表，广东省第一、第二届人大代表，广东省第二届政协常委。

一、遥知十载寒窗下

厦门有条周宝巷，据说因周姓兄弟同榜中举而得名。1906年11月10日，周宝巷前清举人周殿薰家中添了一个男孩，家人为他取名寿恺。在他出生5年后，辛亥革命推翻了清政府，紧接着各系军阀连年混战。在动荡年代中，周寿恺开始了他的人生。

1925年，周寿恺从厦门同文书院毕业。经过深思熟虑，19岁的周寿恺决定从医。他只身前往福州协和大学，后又转入北平燕京大学的医学预科。1929年，他考入北平协和医学院，并于1933年毕业获博士学位。当时，协和医学院有着严格的淘汰制度，与他同期入学的24名学生中仅有17人顺利毕业，而他毕业成绩优异，排名全班第二。

毕业后，周寿恺在协和医学院任住院医师、主治医师，专攻内分泌学，旁及代谢和消化道疾病。1937年7月1日，年仅31岁的他就被协和医学院聘为内科助教。周寿恺幼时咏灯花，曾有"遥知十载寒窗下，待到开花是几时"二句，周父见了直呼好诗，后来才知是他所作。走到现在，他的前路已十分光明，寒窗十载，即将迎来花季。

然而，在周寿恺成为内科助教仅仅6天后，卢沟桥一声枪响，抗日战争全面爆发。神州大地风雨飘摇，每个中国人的人生轨迹，都在这一刻被改变了。

二、责岂匹夫轻

抗战全面爆发后，时任北平协和医学院生理学系系主任林可胜率先奔赴武汉、上海等地组织战后救护工作。同时，周寿恺参加淞沪会战的战地救护后致信协和请辞，前往武汉参加林可胜组建的中国红十字会救护总队，共赴抗战救亡大业。哪里有人遭受疾病创伤之苦，哪里就是他的战场。

协和医学院对这些年轻的优秀教员百般不舍，在给周寿恺的信中写道："亲爱的周，院方认为你们都是人才，允许你们在离职前改变主意。假如日后局势稳定，您想回来工作，医学院会衷心欢迎您的回归。"

没有什么能阻挡周寿恺坚定的脚步。1937年11月，周寿恺做出了人生第一个重要抉择，放弃了协和的高薪厚禄，走上了抗战前线。

随着抗日主要战场不断西移，救护总队移至长沙，后又暂驻祁阳，最后在贵阳图云关安营扎寨。当时500万抗日大军中，只有不到1000名合格的军医，后方大多数卫生员的医学知识仅限于几个星期的换药培训，军队医疗服务完全跟不上。林可胜为此成立军政部战时卫生人员训练所培训军医，任命周寿恺为内科主任。

上任之初，周寿恺前往军营考察，军中传染病肆虐的情况让他痛心不已：士兵的身上长了臭垢，臭垢后面又长了虱子和跳蚤，他们就这样得了斑疹伤寒、回归热或疟疾。战地条件有限，人员庞杂，军营住宿拥挤，难以做到隔离传染，如何切断传染渠道成为摆在周寿恺面前一道棘手的难题。

在观察周围环境时，周寿恺看到当地有一种用来蒸馏酒的大铁锅，底下生火，上面支起蒸酒的木桶。高温蒸汽可以有效消毒，周寿恺当即号召生病的士兵把衣服放到木桶里高温消毒。

衣服消了毒，共用木桶洗澡的问题依然存在。战时水资源奇缺，一人用一桶水洗澡几乎不可能。周寿恺当机立断，利用现有的木桶，用竹子钻孔引水，让士兵们能够淋浴。就这样，传染病的传播途径被切断了。周寿恺又与其他营养学专家一起参与前线士兵的营养调查和改良工作，使士兵们的健康状况明显好转。

周寿恺也在卫训所顺利开始了培训工作。他编著了"内科学"教材，还编著了防疫计划系列丛书"斑疹伤寒回归热及疥疮之防治"。这不仅是卫训所的教材，还是军民共用的公共卫生手册。依据他的教材，在战场后方打响了灭虱治疥的战斗，军民的生命健康得到了有效保护。

周寿恺的学生杨锡寿回忆，在实习医院内科病房，周寿恺编制了严格的规章制度，并带头认真执行。日常不定期查房和每周一次教学查房，开展学员的临床教学工作并实现住院医生的继续教育和提高。每月开展一次病历讨论会，学习特殊病案的经验，总结该月的成绩和缺点，开展业务工作上面对面的批评和讨论。临床病理讨论会也是每月一次，内科主办，通知全院各科参加。每周还有一次读书报告会，带领内科医生不断学习新的医学知识，交流学习心得。读书报告会就在周寿恺家中举行，周夫人还亲自做新鲜蛋糕招待大家。

图云关的物质条件很不好，大家住的都是茅草房。1939年，周寿恺的夫人就带着襁褓中的儿女来到图云关，追随和陪伴周寿恺，在自建的茅草屋里生活了6年。

1945年，鉴于周寿恺在抗战救护和培训工作中的功绩，他被授予少将军医衔。

2015年，中共中央、国务院、中央军委为在世的抗战将士及已经去世的抗战有功人员授"中国人民抗日战争胜利70周年纪念章"。周寿恺和林可胜都获得了此项殊荣。经中共中央批准，林可胜带领的中国红十字会救护总队纪念园在图云关落成，成为爱国主义教育基地。

三、办中国人自己的协和

1949年10月，中华人民共和国成立，周寿恺已经在鼓浪屿的老宅闲居一年有余。此前国防医学院曾派员带着周寿恺全家赴台的机票前来劝离，但周寿恺决心已定，不为所动。

这是周寿恺又一次重大的人生抉择。当时，北方已经有协和医学院了，但是南方还没有一所集教学、医疗和研究于一体的高水平的医学院。广州岭南大学的校长陈序经教授为提高整体教学水平，向名教授们发出了邀请，周寿恺的面前出现了一个建设医学院的绝好机会。他收下了岭南大学的聘书，举家赴穗。1950年3月，周寿恺任岭南大学医学院内科教授。1951年8月，出任岭南大学医学院院长兼附属博济医院院长。

当时，广州有三所较大的医学院——岭南大学医学院、中山大学医学院和光华医学院。不久，政府开始对大学进行院系调整，周寿恺积极与当时的中山大学医学院院长柯麟商讨学院合并事宜。1953年，岭南大学医学院、中山大学医学院合并成立华南医学院。一年后，光华医学院也合并进来。1956年，华南医学院更名为中山医学院。在此期间，周寿恺先后任华南医学院副院长、中山医学院副院长兼附属第二医院院长。

抗日战争爆发前，毕业留校工作的周寿恺就与我国内分泌学先驱刘士豪、朱宪彝一起，从事开拓钙磷代谢及其他内分泌临床实验的研究工作。其成果对当时的华北地区极具针对性。20世纪50年代中期，内分泌学还是我国的一门新兴学科。周寿恺和同事们在物质条件困难、设备简陋的情况下，一起创建了内分泌实验室，并迅速开展糖尿病糖代谢、植物神经功能状态对糖代谢的影响等研究，以及开展席汉氏病动物模型的制备研究等。60年代初，中山医学院的内分泌学实验室从无到有，逐步完善，开始进行胰岛素放射免疫分析等更深层次课题的研究，这与周寿恺的努力是分不开的。

在人生的分岔路口，周寿恺再次做出了抉择。他又放弃了对内分泌学的专业研究工作，在柯麟院长的领导和支持下，全力投身医学院的行政工作，同时兼顾临床和教学工作。周寿恺是一名临床经验丰富的专家，在长期从事医学事业的生涯中，他十分重视临床实践，以厚实的理论知识指导临床工作，解决临床实践中发现的具体问题，又通过临床病例去教育学生，不断提高医生实践工作的能力。他全力支持教授们的工作，充分发挥他们的作用。他亲自为学生授课，他的教学方式受到学生和同行的推崇。他几乎听过每个教师的课，时常征求学生的意见，和他们共同讨论教学上的问题。

在教学方面，周寿恺决心改革医学教育。作为中山医学院主管教学的副院长，他学习协和医学院的做法，在附属医院推行了住院医生24小时负责制。此外，周寿恺认为争取疑难病例死亡后

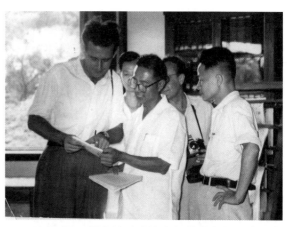

▲ 1959年9月，周寿恺（前排中）接待匈牙利内科专家、放射学专家

尸检和组织病例讨论是促进临床诊疗水平提高的关键，因此他在院内推行临床病理讨论会制度，这也成为广东卫生医疗系统的标志性活动。后来担任中山大学附属第一医院院长的肖官惠回忆，临床病理讨论会每月召开一次，在星期六下午举行。在讨论会上，医生们会详细讨论病例的发病情况和临床上可能出现的特征，这对所有临床医生来说都是一个很好的学习机会。广州市的其他医院在当时还没有这样的活动，因此许多医生（包括佛山、中山、江门等地）都会特地赶来参加讨论。

周寿恺曾说，庸医是可恶的，教出庸医的老师误人子弟，更是罪加一等，他绝不允许自己的医学院培养出庸医。故而，周寿恺对医学院的教师要求十分严格。课程试讲时，周寿恺及其他教授会按教案的设计严格核对。正式上课时，他还会"突然袭击"，临时到课堂和实验室听课。

周寿恺的课堂教学与众不同，他的教具就是他的一双手。在周寿恺手绘的一大卷挂图里，有人体内分泌腺分布图，有的画着脑下垂体、甲状腺、胰腺……周寿恺认为，"图形在教学过程中是十分直观有效的，我们要给学生一种'有形的思维'"。

周寿恺带学生们查房，经常一查就是一个上午。后来任中山大学孙逸仙纪念医院副院长的邝健全是周寿恺的学生，他还记得自己曾收治一名60岁左右的女性患者，症状是右上腹包块疼，他初步诊断是肝癌。周寿恺就围绕这个包块问了很多问题，首先询问了诊断依据，又问了还有可能是什么诊断，是如何排除的，一连问了两个小时的"还有什么"，几乎把那个区域在各医学学科中所有可能发生的情况及鉴别诊断，甚至连畜牧地区的包囊虫病特征都问到了。

从此，邝健全明白，不要过早下诊断，要考虑到所有学科的知识和所有可能的情况，这种全面的逻辑思维能力是医生最宝贵的财富。在周寿恺的启发式提问下，学生们通常要到图书馆花几个小时复习总结，耗时虽长，但终身受益。

周寿恺说，要讲山里的植物，就要先讲这座山所处的地理位置，包括经纬度、海拔高度等；然后才"钻"到山里，去研究山里的各种植物。进山，不是教师替学生进去，而是教师陪着学生一起进去，一起去发现。

周寿恺家的大门不到晚上不上闩，岭南大学医学院和中山医学院高年级的学生常到他家中谈医学问题，谈人生理想，师生亲如一家。钟南山少年时期曾得到周寿恺的教诲，在一次纪念周寿恺先生的座谈会上，他这样说道："他给我讲故事，教我医学知识。我最难忘他的博学、宽容和爱国情怀。他是一个好朋友般可亲可敬的长者，一个为人处世的榜样和老师。"

周寿恺以严谨的治学态度推动中山医学院形成了"三基三严"的严谨学风，为国家培养出一大批优秀的医学专业人才。20世纪60年代中期，国家卫生部要求各主要医学院向北京协和医学院派遣实习生，中山医学院推荐的实习生获得了极高的评价，中山医学院也发展为学界认可的全国重点医学院校。当时，中山医学院毕业的学生到香港就职可以不用考执照，直接挂牌行医，这是内地的特例。

"我想在中国的土地上办另一个协和，中国人自己的协和。"周寿恺在广州中山医学院20多年工作中的每一天，无不在为了这一理想而奋斗。

四、要做医生，不要做医匠

1958年秋，时任中山医学院副院长的周寿恺对入学不久的同学们说："学医、做医生，是很辛苦的。但是，医学的功用是治病救人，是一项极其有意义的事业，是值得我们贡献毕生的精力去从事的。学成了出来工作，要全心全意为伤病人服务。"

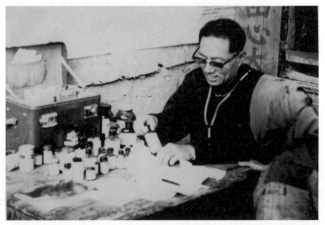

▲ 1960年周寿恺率医疗队下乡到花县（今广州市花都区）农村为农民治病

周寿恺始终履行这一宗旨。听到"主任""院长"的称呼，他都笑着说："最好还是称我为大夫。主任或院长只是我在一段时间里的工作岗位上的职务，伴我终身的是大夫这个称谓。"他一生身兼数职，但最看重的还是医生这个身份。在他这里，看病要穿白大衣、戴口罩，以示职业性接触；医生对病人要讲究职业责任心和职业道德，诊断治疗不容许有半点差错或拖延；病人按门诊挂号，提前诊断，没有更多"特殊照顾"。

在入学讲话中，周寿恺还说，"要做医生，不要做医匠"。他解释道，对于患者所患的疾病，医生要知道病因、发展经过、治疗后的预期效果以及最后的转归如何，即医生要掌握病情的来龙去脉，要做到心中有数，不能茫无头绪。而医匠则如工匠，只按着师父的要求和吩咐去做，至于这样做的原因、目的、效果，师父不讲的东西他都不清楚。严格地说，这样的人不能算作医生，充其量也不过是一个"头痛医头，脚痛医脚"的医匠而已。

周寿恺的侄女周秀鸾回忆，叔叔不怎么给人开药，在她小时候，周寿恺给她做过一个简单的比喻：如果世界上有100种病，那么其中有80种是不需要用药，靠人体自身的免疫力就会痊愈的。在余下的20种病中，其中10种病，用药会好得快一些，不用药好得慢一些；另外五六种病，吃了医生开的药也许能治好，也许治不好；最后那三四种病，目前的医学水平是治不好的。所以医生开药方要十分慎重，要让病人锻炼自身的免疫力。随便服药会使病人对药物的依赖性越来越强，而身体越来越弱。

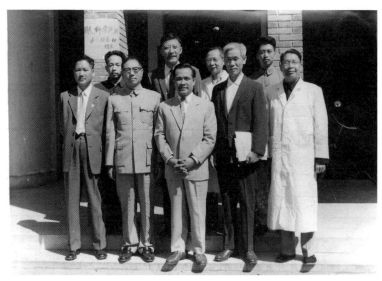

▲ 1963年10月21日周寿恺（前排左二）、许天禄（前排右二）等教授与越南医学代表团团员合影

五、永远年轻

周寿恺一生以医生自视，但脱下白大褂，周寿恺也保持着对世界的好奇和热爱。一次，他发现人们在阅读汉字的时候，不是看完了一笔一画后再辨认，而是看大致的轮廓。他在《轮廓字》自序中写道："中国字的构造，原始是象形的。后来的造字，也是依照美术方法，画出几万个不同样而可辨别出来的形象，这些字的特形是在它的轮廓，而不是在笔画的多少。我们可以照美术中漫画方法，把一个字的轮廓写出来，而仍旧可以代表每一个字的形状，那么中国字就简单化了。用这种方法写出来的字，暂名为轮廓字。"他进而提出部首简化的减笔法、抽笔法、中空法、代笔法和删段法，一字一字地列出了近6000个轮廓字，这项工作在新中国成立后受到了文字改革委员会的称赞。据说现代电脑汉字输入编码也是应用了这种轮廓字的思想。

周寿恺曾和女婿吴葆刚设想过研究稳定的磁场漂浮，用磁场力来平衡物体的重力。吴葆刚认为，若能使仪表指针在磁场中漂浮起来，静摩擦力降为零，仪表的灵敏度可大大提高。周寿恺很支持这一想法，几次在周末和女婿一起逛旧货市场买破烂，买到几块高音喇叭音圈中的铁淦氧永磁石，想用它们来做稳定漂浮实验。他也曾和女婿讨论立体视觉的原理，并提出立体电视的实施方案，在1946年赴美进修期间提出专利申请。他还有过无梭织布的设想，那时，梭子带着纬线穿插两边要走很长的距离，噪音大、能耗高、效率低。在无梭织布还未广泛应用的时代，他曾有过很好的创意。可以说，在研究的道路上，他的步履从未停歇。

六、玉壶冰心

周寿恺的岳父是闽籍华侨富商黄奕住，他早年闯荡南洋，是印尼四大糖王之一。周寿恺和夫人黄萱谈恋爱时，黄奕住爱女心切，希望小两口常伴左右。他曾对周寿恺说："鼓浪屿缺少一所设备先进的现代化医院，不如我投资建立一所这样的医院，你来当院长。"这无疑是一个安家立业的好机会，不想周寿恺却婉言谢绝了。他更愿意在大的公立医院，用最少的费用治愈病人，同时也可以在公立医院里搞科学研究。他一直紧跟着医学研究的前沿，直到生命的最后。

白大褂在身，医者仁心；脱下白大褂，慧眼童心；为人在世间，玉壶冰心。从少年求学，到青年有成，再到中年不惑，周寿恺始终坚守一片玉壶冰心。政治名利从来非他所愿，他牵挂的始终是病人，惦记的是还未攻破的疑难杂症，心系的是满目疮痍亟待重整的祖国。"欧风美雨莫侵凌，多士即干城。天下之乱，责岂匹夫轻？""好把读书来救国，当勿忘民族民权民生。"周寿恺的父亲——厦门百年同文书院老校长周殿薰在所作校歌歌词中鼓励学生们为救国而读书，周寿恺谨遵父训，一生践行医者之心。无论战乱还是和平、漂泊还是安定，周寿恺始终选择站在大时代的第一线，博施济众，为国为民。

周寿恺的一生是爱国的一生。在每一个历史关头，他都根据祖国的需要做出忘我无私的重大抉择，他也始终无悔自己的抉择。

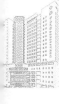

白施恩

白氏培养基的发明者

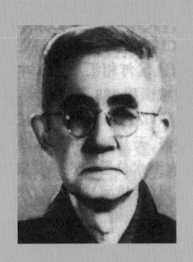

　　白施恩（1903—1983），男，我国著名微生物学家，中山医学院（今中山大学中山医学院）教授、博士研究生导师，曾任中山医学院微生物学教研室主任、广东省微生物学会理事长。1929年毕业于北京协和医学院，获博士学位。曾赴美国进修。历任湘雅医学院副教授、教授，中央大学医学院教授，武汉大学医学院教授兼附属医院院长。1948年到广东。1956年加入九三学社。历任岭南医学院、中山医科大学微生物教研室主任、教授，广州市流行性乙型脑炎恙虫病研究组组长，中国微生物学会第一、第二届理事，中华医学会广东分会微生物免疫学会主任委员，广东微生物学会理事长。毕生致力于医学微生物的教学与研究。1932年首先应用简易的鸡蛋斜管培养基成功地分离培养白喉杆菌，被国内外专家称誉为"白氏培养基"。20世纪50—60年代任广州市脑炎恙虫病研究组组长期间，领导教研室对广东地区流行性乙型脑炎的病毒病原学和血清流行病学、广州地区各年龄组人群流行性感冒病毒抗体进行调查，并开展脊髓灰质炎病毒分离鉴定等研究，取得优异的成果。

1903年4月，白施恩出生于福建省厦门市鼓浪屿一个两代经营印刷业的基督教家庭。鼓浪屿这个美丽的小岛早在100多年前就受到帝国主义列强的侵扰。鸦片战争之后，厦门于1843年被作为通商口岸对外开放，鼓浪屿逐渐成为西方人的居留地。1902年，由于《厦门鼓浪屿公共地界章程》，厦门成为列强可以随意进出的地方。但是，在西方传教士的影响下，鼓浪屿成了我国近现代教育的重要发源地之一。在那里诞生了我国第一所幼儿园。而白施恩就读的寻源中学，当年除按中国的传统教授汉语外，其他课程都采用美国教材。学生们在对外开放的环境中得风气之先，更多地接受现代知识，并较早地掌握了英语。因此，他们在20世纪早期我国的现代化高等学校中占有相当的优势。1923—1949年，在协和医学院毕业的180余位医学博士中，厦门籍占了十余人，他们大多数都是在鼓浪屿度过青少年时代。他们中，在微生物学界颇有建树的学者，除白施恩外，还有黄祯祥院士等。

一、青年白施恩发明"白氏培养基"

1916年，厦门白喉病猖獗，少年白施恩亲见3名感染了白喉棒杆菌的小朋友的不同命运。两名邻居小朋友丧生，白施恩8岁的妹妹因为及时注射了白喉抗毒素而被治愈。这使少年白施恩很早就知道传染病的可怕，也体会到现代医学的

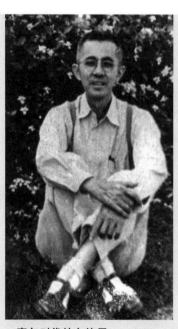

▲ 青年时代的白施恩

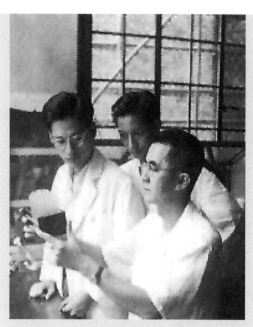

▲ 白施恩（右）在实验室给学生讲课

重要性，因此立志学医。

1920年，白施恩在厦门的鼓浪屿寻源中学（原为1881年英、美教会创办的寻源书院）毕业，同年留校担任数理教师。1921年，他考入北京协和医学院。1929年，白施恩毕业，同时获得该院和美国纽约大学授予的医学博士学位。毕业后，他留校任细菌及免疫学系助教。留校期间，白施恩正好有机会从事白喉的诊断、治疗和预防工作。当时，培养白喉棒杆菌都采用吕氏（Loeffler）血清培养基。在制备过程中需要到屠宰场无菌采集血液以分离血清，并将其置于冰盒中令其凝固，再通过离心分离，加入试剂后，用细菌过滤器过滤并分装，再经过蒸汽灭菌和两次间歇灭菌，血清培养基才得以制成。这一过程相当麻烦。白施恩想到，如果离开协和医学院到外地工作，既没有这么完备的设备，又没有屠宰场，将很难制备这种培养基。他决定尝试用培养结核菌的鸡蛋培养基来培养白喉杆菌，因为材料易得，制法简便。他用上述两种培养基进行了多次对比试验，证明在鸡蛋培养基上生长的白喉棒杆菌与在吕氏培养基上生长的完全相同。1930年秋，白施恩任上海海港检疫处检疫医师。1932年春，他回厦门私人开业行医，并在厦门鼓浪屿博爱医院兼职。同年，他以"A Simple Egg Medium for the Cultivation of Bacillus Diphtheriae"（《简易鸡蛋培养基培养白喉杆菌》）为题，在英文版《中华医学杂志》上发表了这项研究结果。这篇报告很快引起美国当时研究白喉杆菌的权威细菌学家、约翰霍布金斯大学教授Frobisher的注意。1936年，Frobisher在《传染病》（*Infectious Disease*）杂志上推荐这种鸡蛋培养基，并将其称为"白氏培养基"（Pai's Media），在美国医学院校和传染病院的细菌实验室推广使用。1945年，驻德美军中暴发白喉，防疫人员在战后废墟中，面临的是饥饿与物资匮乏，很难找到牛血清，无法制备吕氏培养基。正在束手无策时，作为美国政府代表的Frobisher被派往欧洲，他想到可以用白氏培养基解决细菌的培养问题，从而正确诊断病菌。也许由于在紧要关头这种简单的培养基解决了大问题，因此在数十年后，白氏培养基仍被收进美国微生物学会出版的《临床微生物学手册》（1970年版、1974年版、1980年版等）、美国公共卫生学会出版的《细菌、真菌与寄生虫病诊断手册》，以及多种医学大辞典中。

二、战乱时代谱"菌"章

1934年，白施恩到湖南长沙湘雅医学院任细菌学副教授、教授，并曾任教务长。抗日战争全面爆发后，湖南湘雅医学院迁到后方的贵阳市郊。那里虽然暂时听不到枪炮声，但到处是饱受贫困、饥饿和疾病折磨的人。可怕的白喉病也在贵阳市附近流行肆虐。白施恩目睹在战乱和饥饿中挣扎的儿童惨遭白喉病魔的吞噬，便将一股忧患之感化作加倍的工作热情，在正常的教学以外，还抽出大量时间去制备"鸡蛋斜管"培养基，分离培养白喉杆菌，用于早期诊断和防治白喉病，抢救疫区的儿童。用简单的方法解决复杂的难题，尤其是在条件艰苦时创造条件开展科学研究工作，体现了白施恩作为优秀科学家的智慧。

1938年，野鼠猖獗，经常咬死实验动物。在缺少铁丝铁皮的乡间，白施恩从湘西吊脚楼得到启发，他用木材建成了防鼠的悬空笼，有效地解决了学校实验动物供应困难的问题，成功地繁殖了一批又一批家兔、豚鼠和小白鼠。除保证教学需要外，学校的实验动物还支援给其他院校和防疫部门使用。为此，美国罗氏基金会曾于1941年拨款5000美元，在该校建立一个大型的防鼠动物饲养室，为大后方提供制备疫苗和教学科研所需的实验动物。

1942年，白施恩到成都中央大学医学院任细菌科教授。

20世纪30年代和40年代，白施恩在中外期刊上发表《回归热病者血清的华氏及坎氏反应分析》《大蒜汁气杀菌试验》《简单真空干燥保菌法》等研究报告。这些成果体现了白施恩一贯不为旧规所限，勇于创新的精神。

三、治学严谨授业精

1945年9月，抗战胜利后，白施恩被派赴美国深造，在约翰霍布金斯大学微生物学系以研究员的名义进修一年。1947年春，白施恩随中央大学医学院回迁南京。1947年秋，白施恩在新组建的武汉大学医学院任细菌学教授兼附属医院院长。

1948年，白施恩偕夫人及一对子女从武汉迁至广州。新中国成立后，他便将满腔热情投入所热爱的微生物学研究中。最初，他任职于岭南大学医学院细菌科；1952年全国高等院校调整后，又担任华南医学院的二级教授兼微生物教研室主任长达31年之久，直至1983年逝世。

新中国成立之初，白施恩扛起了研究广州地区流行性乙型脑炎和恙虫病立克次体的大旗，积极指导当地的疾病防治研究工作，并多次发表相关论文，为脑炎和恙虫病的防治提供了丰富的理论支持。

1976年，白施恩在担任中山医学院肿瘤研究所顾问教授时，对鼻咽癌的病因提出了许多宝贵的意见，并撰写了《广东茶楼与鼻咽癌发病因素的联系》等论文。1978年，高校恢复招收研究生后，白施恩成为中国首批医学微生物学和

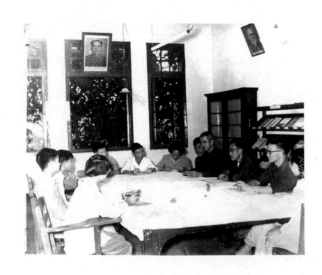

◂ 1964年10月，白施恩
（右四）主持微生物教
研组教学活动

免疫学硕士和博士研究生指导教授之一。于学生而言，白施恩向来是一位受人爱戴的良师益友。他从不要求学生死记硬背，而是灵活教学，循循善诱，使学生如沐春风。

白施恩生活简朴，删华就素，对需要帮助的却始终慷慨，常常施以援手，对医界后辈亦关怀备至，甚而资助他们完成学业。在近古稀之年时，白施恩一只眼睛因患青光眼而失明。即便在此境况下，他依旧没有放弃教学与研究，而是尽自己所能帮助患者与病魔对抗，并将毕生所学尽数传授给学生，希望他们能够继续扛起中国医学界的大旗。白施恩不仅以其仁心仁术救死扶伤，还以其春风化雨之教学方法栽培桃李，为中国乃至世界的医学做出卓越的贡献。

2003年12月20日，中山大学基础医学院与广东省微生物学会隆重举行白施恩百年诞辰纪念活动。中山大学和广州各医学院校、医院、研究所和防疫站的微生物学工作者近百人参加了纪念活动。

2012年，在白施恩的学生和同事发起、推动和支持下，中山大学中山医学院成立"白施恩教授奖教奖学金"，以纪念这位毕生为我国医学微生物学的教学、科研及人才培养做出卓越贡献的爱国者，以此鼓励和奖励认真从事医学微生物学教学和科研的教师，以及学习努力、成绩优异的医学微生物学专业的学生。

许天禄

医学界的艺术家

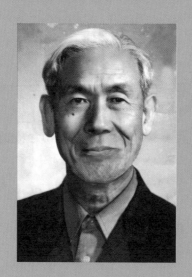

许天禄（1906—1990），男，福建闽侯人，我国神经解剖学奠基人之一，国内著名的医学教育家、神经解剖学家和神经组织学家。1936年毕业于北平协和医学院（今北京协和医学院）获博士学位，曾任岭南大学医学院（今中山大学孙逸仙纪念医院）院长，中山医学院组织胚胎学教研室主任、教授，中国解剖学会理事，《解剖学报》编委、《广东解剖学通报》名誉主编，广东解剖学会理事长，全国侨联第三届委员会委员，第三至第五届广东省政协委员。编写《组织胚胎学》《神经解剖学》《组织学》，主审《人体胚胎学》，发表《血-脑屏障概念的发展》《脊髓损伤后神经再生的问题》《松果体与视网膜的关系》等多篇前沿科学论文。

　　讲台上，许天禄的头发梳得一丝不苟，英俊的面孔略带微笑。他身着一套笔挺的西装，打着板正的领结，说着流利的英语，一手画图，一手写字，两手同时板书出来的图和字，比书上印刷的还要精美和端正。

　　"这门绝活把我们都惊呆了！顿时，我们都觉得自己身处知识的殿堂，享受着一场艺术的盛宴，同时也觉得自己领略了这门高雅的学问，成为高雅的人，一定要认真对待学习，不能马虎……"这段话出自中山大学孙逸仙纪念医院原副院长邝健全之口，这也是所有岭南大学医学院学生对许天禄的共同印象。

一、白手起家，开拓创新

许天禄，出生于1906年，在福建省闽侯县一个普通的牧师家庭里长大。他从小性格温顺，与人为善。

1924年，18岁的许天禄从福州英华书院中学毕业，随后考入福州协和大学化学系，同时涉猎生物、物理等学科。毕业后，他又到北京协和医学院深造，继而留校任解剖系助教。

许天禄与解剖学的缘分，始于在北京协和医学院任教期间。那时，他任教于神经解剖学系，勤奋刻苦，孜孜不倦，积累了丰富的学科知识。

抗日战争爆发后，协和医学院停办。许天禄随学院先后迁往江西赣州、福建长汀，受聘于江西南昌中正医学院（简称"中正医学院"）。那时的中正医学院没有解剖科，专攻解剖学的许天禄自然挑起大梁。

此前积累的知识让许天禄在这里大显身手。在极其恶劣的环境下，他潜心制作标本、组织切片和其他各种教具，为解剖科留下大量的学习材料和模型，从无到有地创立解剖科，任主任、教授，并兼任教务长。

许天禄进入岭南大学医学院的过程则有些波折。1947年，岭南大学医学院时任院长李廷安听闻许天禄的学术建树，向他抛出橄榄枝。许天禄与李廷安本是北京协和医学院的师兄弟，而岭南大学医学院待遇优厚，学术氛围浓厚，亦是许天禄所熟悉的英美教会大学，于是他爽快地答应了。

没想到，过了几天，许天禄曾就职的协和医学院也向他发了邀请信。医学院胡教务长几次写信给他，请他回协和医学院共谋大事。

一边是已经许诺的岭南大学，一边是昔日栽培自己的母校，许天禄一时陷入两难境地。

他与一位福建老乡陈心陶通信时，道出这一艰难的选择："当然为信用及人情起见，弟绝不能更改赴粤之决定。胡大夫云渠将与李廷安院长商洽让聘，弟认为此系协和院长与岭南医学院院长间之事，弟丝毫不能作主。若李院长愿意帮助协和复校，同意让聘，弟则可北上（盖母校之召亦不能不帮忙）。若李院长不能接受协和之请求，弟当然仍须践约赴粤一时。"

爱惜人才的李廷安自然不愿意许天禄回协和医学院，他给协和医学院的胡教务长写信，说："敝学院须请许天禄医师，按照预约，本学期必须来粤授

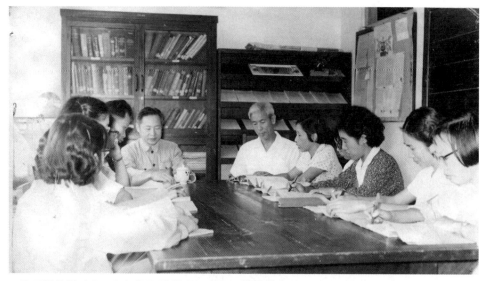

▲ 许天禄教授（右五）组织胚胎教研组主任、教师学习

课，以免困难，尚希谅解为荷。"

最终，许天禄入职岭南大学医学院。

入职后，许天禄基于此前在中正医学院的一套教学经验，两年之间，他白手起家，在岭南大学医学院建立了解剖系。他还同时承担人体学、组织学、神经学、胚胎学这4门课的教学，而这通常应该是4名专家的工作。他先后任中山医学院解剖科、组织胚胎学教研室主任、教授，中山医学院校务委员会委员等职位。

已经成为资深教师的许天禄始终没有停下学习的步伐。他曾两次到美国访学，试图打破国内研究的壁垒与局限。

第一次是在1949—1950年。许天禄到美国华盛顿大学，向世界著名细胞学家E. V. Cowdry学习生物细胞学，随后访问多家高校，考察美国的医学教育方法与理念。第二次是在1979年，他陪妻子赴美研学，顺便到得克萨斯州游学，整日泡在贝勒医学院和得克萨斯医学中心的图书馆里。

思想的交流与碰撞带来新的思考。20世纪50年代，国内大行李森科学说。许天禄力排众议，认为染色体突变完全可以解释米丘林学说。DNA双螺旋结构被发现后，许天禄立即对细胞的超微结构、淋巴细胞克隆学说与免疫学等进行综述，以证明米丘林学说的适用性。这篇综述得到学术界的广泛认同，至今仍很有借鉴意义。

20世纪80年代，许天禄进一步聚焦研究视野，主持"血-脑屏障""脊髓损伤后神经再生的问题"和"松果体与视网膜的关系"等前沿神经科学课题，撰写严谨的综述报告。这些论文拓宽了国人的研究视野，成为该领域许多研究生必读的文献。

许天禄还参与组织学、胚胎学等全国教材的编写工作。编撰工作很枯燥，但许天禄毫无怨言，以极大的热情投入其中，将自己的毕生研究与体悟毫无保留地载入教材。

直到今天，许天禄参与编撰的教材还在发挥余热，被数以万计的学生阅读。每年，新入学的学生学习院史，了解到解剖系时，都绕不开许天禄这位大家。

二、教学之美，恩泽百家

解剖学是一门难度极高且极其枯燥的学科，学生们普遍觉得这是一块难啃的硬骨头。但上许天禄的解剖课，却是艺术的享受。

听过许天禄讲课的学生，都无法忘却其独创的"动态层次绘图教学法"。

黑板前，他一手写字一手绘图，将细胞组织的演变娓娓道来。随着组织细胞的发育，许天禄不断变换粉笔颜色，绘出颜色、层次、形状各不相同的线条和形象。许天禄讲完时，黑板上便出现了一幅有层次感、立体感、动态感的完整的教学示意图。

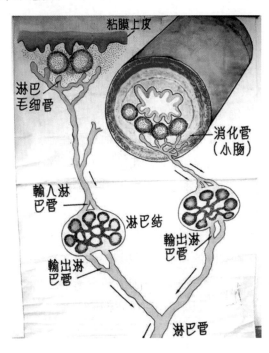

◀ 许天禄的教学图，
文字与图画皆为许
天禄亲笔所作

这就是许天禄独创的"动态层次绘图教学法"。在多媒体教学还未出现的年代，这项教学法堪称绝技。

邝健全、林仲秋等教授追忆前辈时，无一不提到许天禄的课堂。邝健全说："许天禄教授画图可谓是挥洒自如。我们看他画，就像看现在的动画效果一样。他讲课堪称艺术。他上课讲的知识，我们入脑入心。听他讲课真是艺术与学术的享受！"

许天禄讲课如此生动形象，离不开他对解剖学深刻的理解与洞察。他涉猎群书、博闻强识，不仅专攻神经解剖与神经组织学、组织胚胎学等学科，而且广泛涉猎生物科学领域。

当国际上发表了有关生物科学突破性进展的论文时，许天禄会马上将其整理成综述形式，及时将那些艰深晦涩的研究用通俗易懂的语言和图解介绍给同行与学生。他还独立改进神经组织解剖技术，设计了各种神经通路的图解。许多难以掌握的神经解剖技巧，经过他的图解和讲述，显得清晰明了。

"循序渐进、深入浅出、风趣幽默"是众人对许天禄课堂的共同回忆。原中山医科大学党委书记卓大宏认为许天禄的语言表达艺术极为高超，将其形容为"雅致的、清晰的、从容不迫而又有感染力的语言之美"。

教学研究之余，许天禄爱好广泛，无论是绘画、音乐还是建筑设计，都颇有造诣，以至于经常有人打趣说，许天禄是被医学耽误的艺术家。

他的水彩画工笔清艳细腻、灵气十足；他的钢琴曲高逸明亮、动人心弦。其关门弟子李雯还见识过许天禄拉锯琴。李雯回忆道："那低沉、嘶哑的声音如同叙述着一段不同寻常的故事。随着他娓娓动听的描述，我们仿佛进入雪一般纯洁的世界。"

许天禄还设计了原人体解剖教研楼。1953年该大楼建成后，他时常利用课余时间修剪草坪，美化庭院，仿佛要把生活的每个角落都装点得完美。

"人的爱好对精神的影响很大。"许天禄的这句话正好在他身上演绎得淋漓尽致，对艺术的爱潜移默化地影响了他的教学理念。

许天禄注意培养学生自学的能力和举一反三的能力，强调深入浅出、突出重点的启发性教育。他以严谨的治学态度、一丝不苟的工作作风、善于启发诱导和严格的基本训练，培养了一批又一批青年教师。

中山大学原副校长兼中山医学院原院长黎孟枫教授说："我们学习许天禄教授的人格魅力和敬业态度，不但要把知识和能力传授给学生，更要像许教授那样，把治学精神、教学态度、做人原则，通过我们的每一句话、每一个举动、每一个微笑传递给我们的学生。"

三、赤子之心，家国情怀

许天禄也曾遭到别人的质疑。1948年9月19日，他鼓励妻子许汉光赴美留学，两人前后分居了近30年。其间，许天禄两次赴美访学、探亲，每一次都有传言说"许天禄不会回国了"。但每一次，许天禄都突破重围，返回祖国母亲的怀抱。

于国人而言，这样的想法很正常，因为当时美国的研究更前进、更前沿，工作和生活条件也更优越。许天禄的妻子又长期在美国研学，美国也有许天禄的许多学生。令人印象深刻的是，还有美国艺术家专门为许天禄定制铜手，歌颂他为科学事业辛勤耕耘的巧手。

然而，许天禄的心一直与祖国紧紧相连。他看到美国的科学愈发先进，便愈发心痛中国的落后面貌，报国之心也就更坚定。

一方面，许天禄与中山医学院组织胚胎学教研组的同事保持书信联系，了解国内学院各项工作的新发展，报告科研工作的新成果；另一方面，他花大量的时间泡在图书馆里，查阅文献，前瞻技术，不顾年迈体弱，四处登门拜访美国著名的医学专家、教授。

许天禄翻阅、复印各种最新的教材、资料，又一批批地寄回祖国。国内的来信总勾起他的思乡之情，也让他回国的心愈加坚定。

但不巧的是，许天禄在美国深造时，正是中美关系紧张之际。3个月过去了，他回国的船票却一点影子也没有。美国当局总推说不通航，好心的华侨告诉他：这是当局的诡计。许天禄立即改变计划，以去加拿大考察为名，再从加拿大中转回国。

历经小半年的辗转，许天禄告别妻子，毅然回到祖国，积极参加社会主义建设。

回国后，许天禄全身心投入祖国的医学教育事业，以其严谨的态度、渊博的知识、一丝不苟的作风、艰苦创业的精神，培养了大批青年教师，形成了优良的教学传统，也为国内医学界开拓了国际视野。如今，他的学生遍布海内外，许多已是医疗、教学和科研领域的带头人。

退休后，许天禄仍持续关注我国神经解剖学、组织胚胎学的发展，不时亲临教学第一线，以身作则地指导青年教师教学和治学。对于登门拜访和求教的人，不管认识还是不认识，他总会热情接待、诲人不倦，尽力为院内外乃至省内外的来访者解决问题。

即便身患重病，许天禄仍坚持看书学习，念念不忘教研室各项工作的进展，不想错过医学界的任何消息。他还经常劝学生、朋友不要到医院探望自己，以免耽误大家工作。

1990年4月8日上午10时50分，许天禄在广州病故，享年84岁。消息传来，全校师生无不悲痛异常。有同事称："我们为失去了一位终生难忘的良师，失去了一个为解剖学奋斗终生的科学家而感到极大的悲痛！"

斯人已逝，精神长存。许天禄去世后，他的妻子许汉光回国，在中山医科大学成立"许天禄夫妇奖学金"。1997年，该基金会开始资助中山大学学生，目前已有百余位中山大学学子获奖。

今天，我们依然能在中山大学许天禄教授纪念图书室里翻阅许天禄生前的照片和藏书。置身其间，我们仿佛还能听到许天禄的遗音："人活着不是为了索取什么，而应给人类、给社会以爱心。"

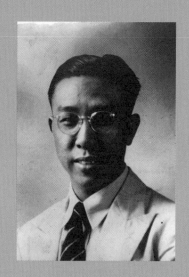

陈国桢

我国消化内科的主要奠基人

陈国桢（1908—1998），男，广东顺德人，中共党员，国家一级教授，1933年毕业于北平协和医学院（今北京协和医学院），获医学博士学位。1948年秋，任岭南大学医学院（今中山大学孙逸仙纪念医院）内科学主任。

陈国桢对消化系统疾病和代谢疾病进行深入研究，是我国较早开展消化疾病研究的学者。1939年，他远赴美国，先后在斯坦福大学医学院、芝加哥大学医学院进修消化病学和进行科学研究。1940年归国，首次将硬式胃镜技术引入国内。

陈国桢历任中山医科大学顾问，中山医学院副院长、学术委员会主任委员、学位委员会委员，广东省科学技术协会副主席，国务院学位委员会医学科学评议组成员，卫生部高等医药院校医学专业编审委员会委员，第五、第六届广东省人大代表、常委。1990年起享受国务院政府特殊津贴。1998年在广州病逝。曾获全国五一劳动奖章。

一、陈国桢的人生故事

来到古朴的中山大学孙逸仙纪念医院，笔者见到了陈国桢的次子陈伟达。在笔者表明来意后，陈伟达戴上眼镜，一边

精诚大医
JINGCHENG DAYI

翻看父亲的照片，一边为我们讲述陈国桢跌宕起伏的一生。南粤长风轻抚着悠悠珠江水，历史的卷轴缓缓展开，在陈先生的讲述中，我们走进国内消化内科奠基人——陈国桢的人生故事。

1908年6月20日，陈国桢于香港出生，早年随父亲侨居越南，1919年回国，就读于广州岭南小学。少年时期的陈国桢天资过人、聪颖好学，受家国时势影响，他从小就立志投身祖国医学事业，挽救同胞生命。坚定理想之后，陈国桢便朝着目标进发。经过几番努力之后，1925年，陈国桢顺利进入岭南大学医学预科学习。1928年，他又以优异的成绩考上全国著名的学府——北京协和医学院。1933年，陈国桢获得协和医学院、美国纽约州立大学医学院医学博士学位，并留在协和医院内科工作，成为中国较早开展消化疾病研究的学者。而后在1939—1940年，陈国桢先后到美国斯坦福大学医学院、芝加哥大学医学院等著名医学院校研修，后回到协和医院继续从事消化内科工作，并首次将硬式胃镜技术引入我国，为消化道内镜术在中国的推广应用奠定了基础。

1948年秋，陈国桢接受广州岭南大学校长陈序经和岭南医学院院长李廷安的邀请，来到广州岭南大学医学院任内科学系系主任，继任博济医院副院长和副教务长。1949年广州解放，陈国桢放弃友人向他伸出的橄榄枝，毅然放弃待遇优厚的出国工作邀请，决心留在国内为新中国的医学教育、医疗卫生和科学事业贡献自己的力量。从此，陈国桢便开启了在博济医院为医学、为患者奉献终生的漫漫长路。

博济医院是中山大学孙逸仙纪念医院的前身，也是孙中山先生曾经学医的地方，其创办历史悠久，在医学界享有盛名。陈国桢当时也为能在博济医院行医而倍感自豪。

▶ 20世纪80年代，陈国桢（中）陪同外宾参观孙逸仙纪念医院消化内科实验室

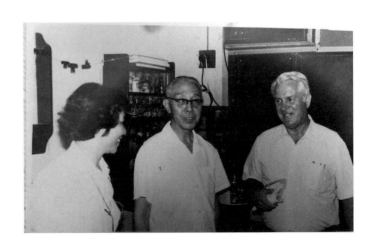

走到博济楼前座正门厅上方的二楼，陈伟达说："这就是父亲当时的办公室。在这里，父亲认真处理日常工作、潜心钻研医学难题，救治病患不计其数。"

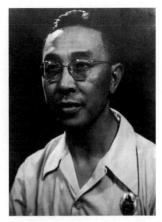
▲ 陈国桢获得全国五一劳动奖章

1953年，中山大学医学院、岭南大学医学院和光华医学院在院系调整中合并为华南医学院，后于1957年更名为"中山医学院"，陈国桢也积极投身于这一所社会主义性质的高等医学学府的建设。在著名的革命家、医学教育家柯麟的领导下，陈国桢和全体师生共同努力，使学院迅速成长壮大，短短几年内就达到国内先进水平，被卫生部认可为全国四所重点医学院校之一。陈国桢也被评为1956年全国先进生产者，被邀请出席全国先进生产者会议并获得全国五一劳动奖章。

此外，陈国桢还参加了历次全国教育改革会议，参与和领导了中山医学院教学计划以及内科学的教学大纲的修订和统一工作。

1956年，作为中国医学代表团成员，陈国桢参加了在莫斯科召开的第十四届世界内科学学术会议，并在会议上做了论文宣读，引起了强烈的国际反响。在主持医学院的工作中，陈国桢不遗余力地大力倡议并促进了广州市内医院间的技术合作，团结广大医务工作者，提高业务水平。这丰富了广州的医学学术活动，同时为医学生提供了更多实践基地，保证了教学质量的稳步提升。

中年时的成就源于青年时的勤奋。在北平协和医学院学习期间，陈国桢发奋苦读，很快就在内科消化学科取得不错的成绩，成为当时北平非常有名的内科医生。陈伟达说，父亲的笔记本上记录着这样一句话："在医院里，很多病人都说'如果有陈大夫在就好了'。"在陈国桢看来，一名医生被患者需要和认可是一件无限光荣的事。

医生不仅要有高超的医术，还要有对患者的慈悲之心、同理之心。被日本侵略时的北平，烽火狼烟四起，每天街上都会有人因疾病和饥饿失去生命。陈国桢清早推开门时，常会看到有人倒在胡同口。陈国桢看到卧倒在地的患者，总是请人帮忙将患者抬到诊所里并亲自给患者注射葡萄糖，喂食热粥，细心地诊治和照料，等患者恢复过来，可以行走了再送他们离去。

陈国桢一生诊治过无数患者，他从来一视同仁，不分贵贱。在他眼中，他们都有着同样的身份——患者。他曾对长子陈伟光说："治好患者是医生的天职，我们不能着眼于患者的身份。"

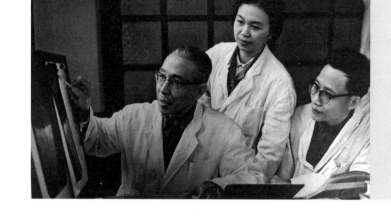

◀ 陈国桢（左）与科室同事讨论患者病情

在为患者看病时，陈国桢一定要亲自问诊、查阅各种检查报告后才给出结论，并且不辞烦劳，每次都详细地记下病症，方便对症下药，追踪患者病情。

陈国桢曾帮助一名辗转求医的患者发现问题症结。陈国桢在看病时发现患者的脚底有一个几乎已经愈合的针孔样小伤口。陈国桢经过仔细询问后发现，患者几天前在工作时被钉子扎过，而在后面其他医生的诊治过程中，这个不起眼的小伤口从未被发现。陈国桢根据从医经验和认真斟酌后，认定患者感染了破伤风厌氧菌。对症治疗后，患者很快痊愈。

"文化大革命"后期，陈国桢在内科门诊当住院医师，一心扑在治病救人的医学事业上。当时，陈国桢每天要看90多位患者，相比以往每位医生每天只看十多位患者，陈国桢的工作量增加了好几倍，但他依旧坚守医生的职业道德和使命，兢兢业业，详细问诊，耐心和患者交流，待充分了解患者的病况后再对症下药。

当时，门诊病历被错误地取消，陈国桢仍坚持每天用自己的小本子为患者记录病症。这极大地增加了他的工作量，但是陈国桢不辞劳苦，只要对患者好的，他都愿意去做。陈国桢的这个做法帮助患者解决了很多疑难杂症，他对患者认真负责的态度也得到如潮的好评和赞赏，这也使他成为当时患者心目中的好医生。

二、陈国桢与学生及家人

加拿大皇家内科学会院士尹浩镠回忆起与恩师陈国桢的交往。1957年，当时在孙逸仙纪念医院工作的尹浩镠因为某些原因被定为右派。接到消息后，这个年仅19岁的年轻人非常苦闷与彷徨，他来到陈国桢的办公室报告，陈国桢交给他的查找外文资料的任务还没有完成。陈国桢追问原因。尹浩镠终于忍不住泪盈于睫，支支吾吾地道出实情。陈国桢又生气又无奈，把尹浩镠送至门口，紧紧握住他的手说："好孩子，不要难过，要珍惜自己。记住，你今天从这里倒下去，明天你要从这里站起来。"在那段特殊的历史年代，陈国桢并没有选择独善其身。相反地，他给了这位年轻人弥足珍贵的支持和鼓励。他的这句话如漫天黑暗中的一束亮光，指引着尹浩镠在风雨飘摇的日子里咬紧牙关继续前行。

陈国桢的学生朱兆华也曾回忆求学路上老师陈国桢给予自己的指导和鼓励："恩师亲自给我安排各种学位课程，亲自带我参加临床查房和病例讨论，安排消化科的老师教我消化内镜操作。"在毕业之际，陈国桢亲手赠给朱兆华一支钢笔，笔杆上刻字："朱兆华研究生毕业留念，中山二院消化组。"1993年，朱兆华从美国回到祖国，还专程去看望陈国桢，与他在寓所促膝谈心。

陈国桢育有两子——长子陈伟光，次子陈伟达。如今，大儿子已去世，小儿子也已年逾七十。陈国桢的两个儿子在父亲的良好教育和熏陶下，在各自的工作岗位上都取得了卓越成就。谈及父亲对自己的教育，陈伟达总是感触颇深，认为父亲树立了很好的榜样，给幼时的自己很多启蒙。在采访的时候，陈伟达特意带了父亲的相册，戴上眼镜，在黄昏时柔和的阳光下细细翻看每本相册，分享父亲求学、从医的经历。

在外人看来，陈国桢是一位卓越的医学大家，而在儿子陈伟达心目中，父亲"言语不多，但是很慈祥，对我们的教育十分关切"。陈国桢时常为孩子创

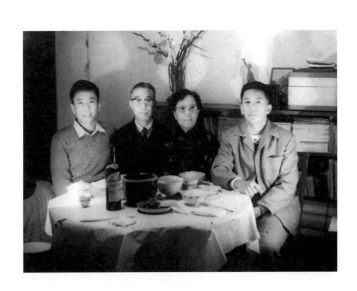

◀ 陈国桢（左二）
与家人

造机会，让孩子多接触新事物，开拓视野，请人给还在读小学的长子陈伟光讲最新的科技成就和见闻，带他去看私人收藏以增长见识。在闲暇之余，陈国桢还会带两个孩子听音乐会、看话剧和粤剧，还曾带孩子观看苏联功勋演员乌兰诺娃主演的芭蕾舞剧《天鹅湖》等，以培养孩子的艺术兴趣，增长见闻，提升艺术鉴赏能力，使孩子得到全面发展。

陈国桢支持孩子亲近大自然，带孩子增长科学见闻和接受艺术熏陶，这样的家庭氛围和教育方式，给两个孩子留下美好的童年回忆。在采访陈伟达的时候，年逾七十的老人对几十年前的趣事依然铭记于心，津津乐道。回顾往事，陈伟达依然很感激父亲给予自己的良好教育，是父亲的包容和支持让自己拥有人生中最幸福而宝贵的童年生活。而在父亲的潜移默化下形成的好的学习习惯、生活习惯以及待人接物的准则也一直伴随着陈伟达。

三、陈国桢与他手创的消化内科

从任职于中山医学院，陈国桢便倾尽一生热血在他挚爱的消化科学和筹建消化内科的工作中。直到今天，陈国桢带头创办的消化内科已在消化科学领域取得了累累硕果。

陈国桢担任中山医学院副院长这一职务后，除处理学院的各项繁忙业务，更是积极参与了中华医学会消化病学分会及广东分会的筹建工作，并于1954年重建了中山医学院消化疾病研究室。当时，陈国桢认识到消化性溃疡是常见病、多发病，对人民健康和社会经济影响重大，便立刻决定将该病定为消化研究室的科研主攻方向。围绕该病，他夜以继日地钻研学习，进行了一系列临床和实验研究，终于获得可喜的成果，处于国内先进水平。他在国内外刊物上发表《实验性贫血的代谢研究》《中国坏血症病人的维生素C需量的研究》《阿米巴肠炎的诊断研究》《基础胃液分泌的研究》和《胃癌的研究》等十多篇较有影响的论文，对中国消化和代谢疾病的研究起了积极的推动作用。

在中山大学孙逸仙纪念医院工作期间，陈国桢还毅然承担了培养全国首批消化内科硕士、博士的重任。他培养了新中国第一位本土消化内科博士生，一共担任过12名硕士研究生的导师和多名博士研究生的导师。陈国桢在学生培养上，坚持高标准、严要求的原则，从招生考试、制定研究课题，到论文写作等方面，他都亲自把关，一丝不苟。这使其培养的研究生的毕业论文水平达到了国内领先水平，有的还达到国际先进水平。

为了培养更多国内的消化疾病专业人才，自1975年起，陈国桢在国内率先主办了十多届卫生部指定的全国性消化病高级研修班，培养了数十位全国各地消化内科技术骨干，有的后来成为国内外的知名学者和学术带头人。1978年3月，陈国桢参加被誉为"科学的春天"的全国科学大会，聆听了关于"科学技术是第一生产力"的论述，这使他受到了极大的鼓舞。党的十一届三中全会后，陈国桢虽已满头银发、体力下降，但他却更珍惜时光，仍决心在晚年加倍努力工作，力求实现学科领域的突破。"活到老，学到老"，陈国桢将自己的毕生精力和所学都用到祖国的医学发展当中去，这就是他始终坚持的理念。

那时的陈国桢虽年逾古稀，但仍坚持不懈地学习。即使在髋关节做手术后行动不便，他仍要拄杖回院参加活动，不管风吹雨打，从不间断，用自己的实际行动继续为中国的卫生教育事业发光发热。在医学专业领域，陈国桢著作等身。陈国桢曾多次编写高质量的内科学教材与专著，担任了第一、第二版全国高等医药院校大学本科教材《内科学》的主编，还主编了《中国医学百科全书·消化病学》和《内科理论与实践（症状学）》。其中，《中国医学百科全书·消化病学》获国家教委科学技术进步奖二等奖，为推动中国医学教育事业的发展起到了非常积极的作用。

这些繁重而复杂的研究和调查离不开陈国桢对消化科学的热爱，也体现了他的拳拳报国之心。救死扶伤，缓解病患痛苦是每个医生的夙愿。医者仁心，医学的每一次进步和发现都能给相关疾病的治疗带来新的契机和希望，让一个个鲜活的生命于黑暗中获得重生。

尽管斯人已逝，但功勋不朽。陈国桢将其一生热血倾洒在他挚爱的孙逸仙纪念医院，用一颗悬壶济世的医者仁心、一颗胸怀家国天下的赤子之心、一颗勤于治学的师者之心筑起一座不朽的丰碑。

刘世强

一袭医袍，一世仁心

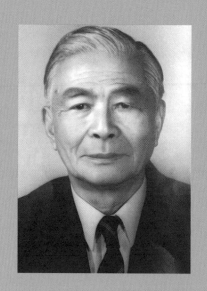

刘世强（1911—1990），男，著名消化病学专家，中华消化病学会广东分会名誉顾问。国家一级教授、博士研究生导师，是中山大学孙逸仙纪念医院内科临床医学和胃肠病学的创始人之一。1935年，获上海圣约翰大学医学院博士学位。曾任医院内科副主任、消化疾病研究室副主任。对消化系统疾病、中西医结合治疗肝硬化、网状细胞肉瘤的诊治等方面均有深入研究，成绩显著。发表有价值的论文10余篇。曾担任《内科学》第二版（人民卫生出版社出版）的主编、《内科理论与实践》《中国医学百科全书·消化病学》分册副主编。参加指导完成的"中医补脾活血药防治消化性溃疡实验和临床综合研究""分级剂量五肽胃泌素试验对十二指肠溃疡病人泌酸功能的研究""血清唾液酸测定在消化道恶性肿瘤诊断上的应用"等多项课题均达国内先进水平。

一袭医袍因经历战火、病痛和岁月的洗礼而倍显圣洁，一世仁心折射出对医学的热爱、奉献和淡泊名利的医者品格。在战火纷飞的艰难岁月里，刘世强毅然留守广州城，奋战在治病救人的一线，却因病毒侵扰而一病不起。在筚路蓝缕的初创时代，他义无反顾地投入中山医学院（今中山大学中山医学院）的筹建工作，兼顾临床、科研和教学工作，常常废寝忘食而又乐此不疲。

一、战火中济世，舍生而忘死

1911年8月，刘世强出生于广东南海。1935年，他毕业于上海圣约翰大学，获得医学博士学位后选择回到广州工作。1937年8月至1938年10月，日军对广州城进行了长达14个月的狂轰滥炸。为此，博济医院（今中山大学孙逸仙纪念医院）院长黄雯将大部分医护人员疏散至韶关、曲江（今属韶关），广州城内仅留下嘉惠霖、谭约瑟、老恩赐3位美籍医生。由于职员短缺，医院招募了一批新的医护人员及职工，刘世强也从夏葛医学院（今广州医科大学附属第三医院）被借调至博济医院，帮助医院维持正常运营，他与博济医院几十年的缘分也就此展开。热爱医学工作的刘世强还带动弟弟妹妹从医。据刘世强女儿刘泽陶介绍，刘世强家中共有兄弟姐妹8人，在刘世强的培养和影响下，其中6人都从事医护工作。

1941年12月，珍珠港事件爆发后，美籍医生被迫撤离中国，医院只能由华人医生支撑维系。1943年，能力出众、工作踏实的刘世强被擢升为内科主任。此外，他和梁锡光、王怀清组成医院执行委员会。梁锡光为主席兼外科主任，而王怀清是妇科和儿科的主任，3人负责继续维持博济医院院务。

炮火频频的广州城中，没有方寸之地可供安稳立足，即便是医院也得不到

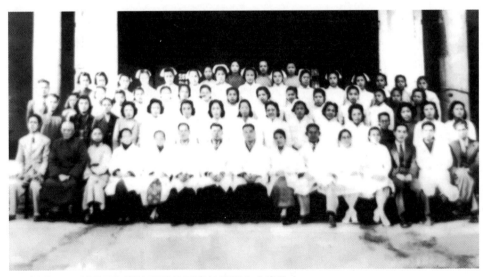

▲ 抗战期间，刘世强与博济医院的同事仍然坚守在岗位上

安全保障。刘世强的妹妹刘玉茗毕业于博济医院高级护士职业学校，留在博济医院工作。一天下午，她在一楼病房给病人换药时，敌机投掷的一颗炸弹落在了病房窗外的大榕树上。"砰"的一声，窗户的玻璃碎裂。刘玉茗用身体护住患者，自己身上则扎满了玻璃片和弹片。满身鲜血的她摇晃着走到楼梯口，遇到前来救援的哥哥刘世强，虚弱地喊了一声"快去看看病人"后，随即晕倒。刘玉茗为了保护患者，用身体为患者挡住弹片，而自己则与死神擦肩而过，弹片自此一直留在她的身体里，直至去世都没有取出来。她用生命捍卫自己的职业操守，用实际行动谱写了一曲可歌可泣、舍生忘死的白衣天使之歌。

博济医院很快就被日军占领了，全体员工被日军驱赶到长寿路的保生医院。在这里治病救人的工作仍然十分繁重。当时结核病流行，刘世强不幸患上结核性兼化脓性胸膜炎，倒在了治病救人的一线岗位上。在没有抗结核特效药和抗生素的时代，刘世强一病不起，病情日渐严重。刘世强的妻子原是博济医院化验室技术员，但为了照顾丈夫也失去了工作，两人全无收入，只能依靠亲友救济度日。

幸好后来刘世强被转到广州红十字会医院，德籍医生柯道给予他免费的住院诊治。在红十字会医院住院的近8个月间，刘世强经历了3次大抢救，在恢复进食和活动后，他就挂着胸腔引流瓶出院了。直到抗战胜利后，抗结核的特效药——链霉素问世，刘世强胸部的创口才完全愈合。但肺结核手术不仅给他留下一生的疤痕，还使他一侧的肺叶有所萎缩。也许是这个原因，后来刘世强走路时肩膀也一高一低。

痊愈后，刘世强在十八甫开了一间私人诊所。蜇居在这面积不大的诊所里，刘世强迎来送往一批又一批患者，直到柯麟院长向他发出筹建中山医学院的邀请。据女儿刘泽陶回忆，刘世强在博济医院时就培养过好几批的医护人员，他很爽快地答应了柯麟院长的邀请，第二天就关停了诊所。

刘世强对医学发自肺腑地热爱，为了工作废寝忘食已成家常便饭。20世纪60年代，广州有一家工厂的十几名工人被送入医院，情况非常紧急，病情相似，疑为集体中毒，但医生们都不知道病因是什么。为尽快找出症结所在，刘世强几天几夜都埋头在医院里，忙着和同事彻夜翻查文献资料。最后，刘世强结合资料推断出工人们的病因是硫化物中毒。对症下药之后，"警报"终于解除。女儿刘泽陶记得，几天后，她终于在家里见到了很久没回家的父亲。成功救回十几个工人的生命的刘世强显得很高兴，整个人也很轻松。

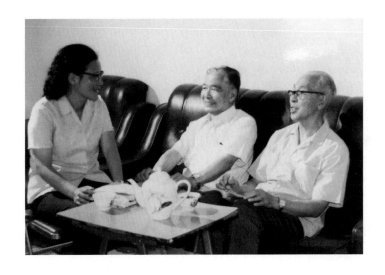

◀ 1985年，陈国桢
（右）和刘世强
（中）培养了广东
省第一位消化内科
博士研究生

二、扎根临床，博学审慎

改革开放后，医院的正常医疗秩序逐渐得到恢复，医院制度和医学教育不断健全和发展。消化内科原主任、教授朱兆华是刘世强招收的第一个消化内科研究生，攻读研究生之前，他已经有了长达10年的临床工作经验。但在跟着老师刘世强学习的3年里，朱兆华从他身上学到了终生受用的临床思维和行医品德。

刘世强每周一都会带着朱兆华参加全科的病例讨论会，其他各个科室的老教授也都会出席。朱兆华说，老师刘世强和其他老教授对病例的分析点评都非常精辟，是几十年的临床经验的结晶，这些是在书本上学不到的宝贵财富。他注意到，老师再忙再累都会认真翻阅患者资料以了解病情，仔细填写每一份病历。

刘世强善于从患者的检测报告中发现异常，并通过科学的诊疗思维推断出真正的病因。这些让朱兆华终生难忘，也让他终身受益。当时一名女病人被诊断为风湿性关节炎，她每次服药有所好转后就出院，但是病情反复发作，已先后住院十几次。最后，刘世强带着朱兆华前去查房时，发现病人肝功能检查的检验报告显示，除了球蛋白增多，其他并无异常。刘世强敏锐地捕捉到这项指标的异常，提出病人患的可能不是风湿病。他提出球蛋白增高可能由浆细胞增多导致，并进一步推导浆细胞增多可能由传染性单核细胞增多症导致，或者是多发性骨髓瘤（一种肿瘤性疾病）导致。于是，医生们采取了多发性骨髓瘤的诊疗方案，女病人最终得以痊愈。

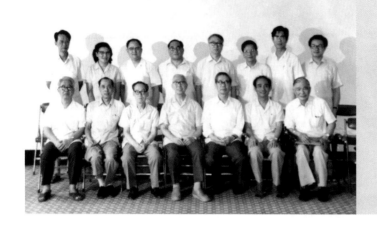

刘世强（前排右一）与同事们合影

　　低调是身边人对刘世强的集体印象。骨外科教授刘尚礼说，刘世强作为医院的博士研究生导师、消化内科的创始人之一，享有很高的地位，但他很少出来表态和演讲，在医院里见到人总是笑意盈盈。女儿刘泽陶不曾听父亲夸耀过自己，只有在听到有人夸赞自己学生时，才会不紧不慢地提一句"这是我的学生"。

　　20世纪90年代，刘世强年事已高，因为患有慢性阻塞性肺病，时常住院治疗，病情时好时坏。心内科教授刘品明是刘世强大女儿刘泽生的学生，当时刘品明是内科住院总医师。刘世强在监护病房住院，而隔天值班24小时的工作让他和刘世强有了更多的接触。在他眼里，尽管刘世强身体状况不佳，但始终衣着得体，举手投足之间依旧气度非凡，既威严，又不失和蔼。他注意到刘世强的病房就在中央监护台旁，在身体好些时，刘世强会出来走走，倚着中央监护台关注医生和护士的工作。看到老教授始终挂心临床工作，他不由得心生敬佩。

　　有一件事刘品明至今记忆犹新。一天傍晚，一位心律失常患者在刚入院后室上性心动过速发作，在急诊室静脉注射了10 mg异搏定，转复成窦性心律后被收入了监护室。患者当时自我感觉还好，但中央监护仪上显示显著的窦性心动过缓、窦性停搏，持续了几十分钟。刘世强一直站在中央监护台的外围关注着医护人员忙前忙后，又注视着监护仪上该患者的心电变化。他突然问起大家的药物处理经过。当得知处方为10 mg的异搏定时，刘世强表示剂量大了点，一般首次应用以5 mg为宜。刘品明早就听闻内科前辈们称赞刘世强的临床功底非常扎实，是真正的大家。听到刘世强的意见，刘品明更被老教授的渊博学识所折服。

三、孜孜不倦，甘为人梯

刘世强是中山大学孙逸仙纪念医院内科临床医学和胃肠病学的创始人之一，培养了一批优秀的医学"后备军""排头兵"。中山大学孙逸仙纪念医院的消化内科创建于1954年，是国内最早建立的消化内科专科之一，同时，也是我国首批硕士研究生、博士研究生、博士后授予点之一。1985年，刘世强和同为内科教授的陈国桢共同培养了广东省第一位消化内科博士。女儿刘泽陶后来选择了商科，不过她的一些高中同学都是刘世强的学生。在同学聚会上，她的同学会夸刘世强的课讲得好，尤其是手绘的教学图片工整漂亮，结合图片的讲解更清晰易懂。刘泽陶听到后非常自豪，她明白这些夸奖不是恭维，而是父亲认真备课的结果。刘泽陶说，当年授课时没有方便的教学工具，很多消化道的图片都是刘世强亲手绘制的。白天，刘世强忙于医院事务；到了晚上，刘泽陶时常能看到父亲伏案备课到深夜。

20世纪80年代初，卫生部组织国内最有名的权威教授编写教材，刘世强也在受邀之列。全国高等医学院校统编教材《内科学》和上海科学技术出版社出版的《中国医学百科全书·消化病学》等多部有广泛影响力的书籍中，消化系

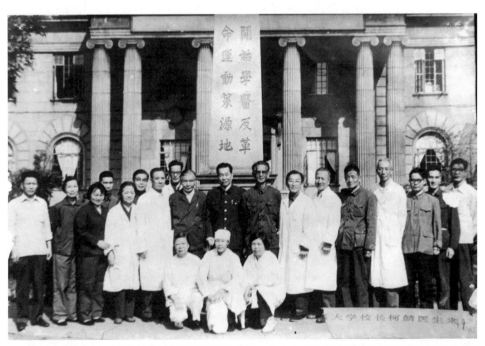

▲ 20世纪80年代，时任中山医学院院长柯麟（第二排左七）莅临医院视察并与教职员工合影（第二排左六为刘世强）

统疾病领域的多个章节或词条都有刘世强的心血。朱兆华回忆，刘世强治学严谨，对教材编写格外上心，字字句句反复斟酌。这些教材成为那个时代医学生的必读书目。在朱兆华的印象中，刘世强对学术团体和各类头衔都淡然处之，只是潜心专研，目不窥园。

刘世强除传授学生知识以外，还给学生提供更多出国深造的机会。刘世强的学生朱兆华于1981年毕业后就进入中山医学院附属第二医院（今中山大学孙逸仙纪念医院）工作，在工作中得到刘世强的很多指导与帮助。1989年，刘世强负责接待一位国外的客座教授，其间，刘世强主动为朱兆华争取了到海外访学的机会。正是在刘世强的牵线搭桥下，朱兆华得以在美国留学4年，先后在南卡罗来纳大学和耶鲁大学深造求学。

刘世强不遗余力的栽培让朱兆华一直感念在心。海外访学期间，朱兆华都会叮嘱妻子过年过节替他拜访老师，自己也和老师保持着书信往来。他还记得，有一次老师因为学生的论文和实验进展不理想，专程写信给他，希望能听听他的意见。刘世强在听取了朱兆华对论文设计细节提的一些意见后，又指导学生进行修改，学生最终顺利完成毕业论文。但是让朱兆华抱憾的是，老师刘世强于1990年因病逝世，当时朱兆华仍在国外访学。老师没能见到自己学成归来，自己也再不能见到最敬爱的老师。对此，朱兆华深感悲痛与不舍。朱兆华于1993年归国后，也从事医学教育工作。朱兆华培养研究生时，会将自己从老师刘世强那里学到的临床思维传授给学生，尽力为学生提供成长的资源和平台，一如当初刘世强对自己那般，耐心指导之，悉心提携之。

刘世强女儿回忆，父亲刘世强生病住院期间仍然挂念学生的学业。听说学生要做毕业论文答辩，父亲不顾病体专程去听了学生的答辩情况。没过多久，他因为病情加重而离开了世界，离开了他挚爱的人和奉献了一生的医学事业。

刘世强以保卫人民生命和健康为己任，与博济医院一起在战火中四处辗转，救死扶伤，为民众和抗战伤员撑起一片守护生命的天地。如今，回望历史，从战争到和平，在年轮碾过的历史轨迹上，那为了苍生社稷舍身取义的英雄举措、那无私无畏的医者大爱，仍值得我们细细缅怀，感恩称颂……

李廷安

志在民生实先锋，立在公卫真先驱

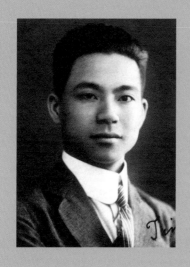

李廷安（1898—1948），男，字广文，广东中山小榄人，中国公共卫生事业先驱者之一。1926年，李廷安毕业于北京协和医学院，获医学博士学位，是当年北京协和医学院的文海奖学金（the Wenham Prize）获得者（每届毕业生仅成绩最好的一位获奖）。毕业后留校任职，在被选派出国进修的一年半内获美国哈佛大学公共卫生学博士学位。1929年李廷安回协和医学院任教，兼任北平第一卫生事务所（中国卫生防疫系统的前身）所长，后任上海市卫生局局长。抗战期间主持战时防疫和士兵营养研究，在重庆筹建中央卫生实验院（中国医学科学院前身）并任院长。1946年抗战胜利后，李廷安任岭南大学孙逸仙博士纪念医学院（今并入中山大学）院长，兼任岭南大学附属博济医院（今中山大学孙逸仙纪念医院）院长。推动成立华南医学中心，通过大力引入享有盛誉的专家教授和刚从国外回国的中青年专家，并筹措资金，建立近代实验室和诊治室，使战后"仅有专任兼任教授共4人"的岭南大学孙逸仙博士纪念医学院在1948年已达到"国内一流或最佳水平"；此医学院的3所附属医院（博济医院为其一）也全部进入全国前15名的医院排名。同时，在联合国善后救济署等机构拨款支持下，在广州市惠福西路创建广州中央医院（今广东省人民医院）并任院长。

李廷安不仅是我国近代杰出的卫生行政领导，也是一位毕生致力于公共卫生事业的著名学者。李廷安曾在协和医学院、中央大学医学院和岭南大学孙逸仙博士医学院讲授公共卫生学。在生命最后的日子里，他在病床上完成了近百万字的公共卫生学专著。现有百余篇中英文科研论文以及《学校卫生概要》《中国乡村卫生问题》《中外医学史概论》三部学术专著存世。因积劳成疾，1948年5月6日零时，李廷安在岭南大学附属博济医院病逝。

一、投身公共卫生教育事业

1929年，李廷安从美国哈佛大学卫生学系获公共卫生学博士学位后毅然归国，出任北平第一卫生事务所所长，在此为我国公共卫生教育事业奠定了坚实的基础。学者李永宸评价称，"如果说兰安生是北平第一卫生事务所的设计者，那么，李廷安则是北平第一卫生事务所的建设者"。

李廷安强调预防医学的三大功效：减少疾病与死亡、帮助减轻痛苦、延长寿命和提升工作能力。他在北平第一卫生事务所率先实施学校传染病预防的管理工作，并定期在卫生事务所诊疗部对学校及工厂的学生和工人施行传染病预防接种。

李廷安曾言："卫生教育为一国国民应受之基本教育。盖一国国民之健全与否与一国国民卫生教育程度，其升降成正比例……医师除了诊断处方之外，应当特别注意预防疾病。"在主旨演讲"医师在预防医学上之责任"时，李廷安再次指出，"当医生的不应当坐在家里，等到患者的危险来到了，才去诊治，应当在事前就注意预防，要特别重视预防接种和患病者的传染预防"。

李廷安从传染病管理和学校卫生建设两处紧抓公共卫生教育事业。在传染病管理上，李廷安将所学知识与我国国情相结合，建立包含传染病诊断、医师层级上报登记、劝导员家访诊视、病患居家隔离、家属病室消毒和民众接种预防疫苗的全流程各方面的管理办法。在学校卫生建设上，李廷安认为学校卫生包含传染病预防、体格检查、校舍卫生、体育训练和卫生教育5个方面，特意撰写专著《学校卫生概要》，以书的形式系统呈现学校卫生实施办法，以便在全国推广。

对此，兰安生称赞李廷安对公共卫生的贡献："环顾东西各国，对于学校卫生之实施，卫生教育之发展，有此普及全国之计划者，余尚未之见也。"

二、改善上海城市公共卫生

1932年年底，李廷安到沪主持上海市卫生局工作。《申报》评价他为"在卫生学识经验上，可称中国数一数二之人才。此番荣膺新任，深庆市府得人"。

同年，李廷安发表《公共卫生之使命》一文，论述公共卫生的侧重点应放在增进个人身体健康、减少疾病与死亡、延长寿命3个方面。而发展公共卫生应从重点人群入手，考虑到长期效果，他认为学校卫生工作具有重要意义。"在当下中国所有公共卫生活动中，学校卫生可能是一项以少量投入却效果显而易见的活动。"

上任伊始，李廷安便布局学校卫生计划，在南市、闸北和高桥市立学校开展学校卫生定点，开展体格检查、预防接种等医疗服务，完善学校卫生环境，进行健康卫生教育。李廷安认为，"我国民族之衰落，瘵病实为主因……卫生行政之最高原则，即为运用治疗医学预防医学"。据此，他从预防和宣传等方面开展传染病防治活动，组织扩大种痘运动，免费施种痘苗和霍乱预防疫苗，并以演讲、暑期讲习会和播音大会等形式开展卫生教育。

"兹值国难当前，民族存亡危及之秋，益觉我国卫生事业为不可或缓之图。"此时的上海受战争影响，基础设施毁坏严重，卫生环境堪忧，李廷安认为需重点改善上海的城市公共卫生建设。对此，他提出将上海现有的市卫生局作为策动全市卫生工作的枢纽，下设各级卫生机构，以针对性地开展卫生工作，并拟建设各类专科医院，以提供更为全面的医疗卫生服务。"卫生局以管理全市卫生设施，市医院以治疗市民疾病，卫生试验所以从事化验研究等工作，将来并拟有各专门医院，如精神病院、麻风病院、肺痨病院等设置。"

当时正值抗战时期，李廷安积极组织医疗救护以支持抗日事业。1933年，李廷安组织成立中华医学会上海支会救护委员会，制订了具体的救济大纲与防护训练计划，为伤兵医院聘请医生，组织战士开展防疫工作。其夫人还与他一同投入上海市妇女新生活运动促进会工作，发挥妇女在抗战救护中的作用。此外，李廷安还编辑了《战地卫生学》一书赠送各地军队，以参与战区实地救济，更为充实我国空防而参与征募并购置飞机，为抗战事业做出了极大贡献。

三、推动岭南医学体系建设

李廷安花费毕生心血服务于公共卫生事业，不仅在北平、上海等地建设公共卫生事业，更始终挂心于家乡广东的医学发展。

1945年，李廷安在成都做完第一次肠癌手术。其亲友回忆道，"他生活于可能会早死的威胁之中……这更激发了他尽可能地在离开这个世界的日子之前去完成更多任务的决心"。

抗战胜利后，当局决定任命李廷安为上海市卫生局局长，他却"电市府恳辞"，推却了局长一职，将人生的最后两年零四个月（1946年1月至1948年5月6日）献给了广州。1946年1月，李廷安被聘任为私立岭南大学孙逸仙博士纪念医学院院长和博济医院院长，同时筹建广州中央医院并任院长。

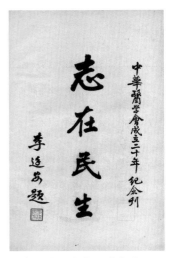

▲ 李廷安为中华医学会成立20年纪念刊题词

战后百业待兴，长期的动乱使得岭南地区医学人才相对匮乏，据载其时"仅有专任兼任教授共4人"。李廷安心中十分清楚，一流的医疗水平取决于管理一流的医学院和医院，而一流的医学院和医院又取决于一流的人才。为此，他到穗所做的第一件事就是伸出橄榄枝，招纳四方客，凭借自己的学术声望和人格魅力，诚邀各路人才，尤其是毕业于协和医学院且有海外留学背景的中青年学者，为广州中央医院和岭南大学医学院服务，为提升广东的医疗卫生和医学教育水平服务。众受邀者大名鼎鼎，有寄生虫学家陈心陶、儿科专家钟世藩、病理学家秦光煜、解剖学家许天禄，还有游维义、汤泽光、许汉光、林廉卿等人。他们当中绝大多数都应邀来粤工作。

在李廷安与医学精英的往来信函中，他对华南医学中心的建设寄予厚望，他设想建立具有国际特色的医学院，将广州建成华南医学中心。他在给时任贵州省卫生局局长施正信的信中提到，"一个很大的计划正在进行，我们正组建一个华南公共卫生培训中心……我或许过于大胆地要您前来，但是这只因我们需要您，并且这里的未来非常有前途"。由此，李廷安大力整合广州医学资源，以岭南大学孙逸仙博士纪念医学院为核心，把有500张病床的广州中央医院、200张病床的博济医院、250张病床的夏葛医学中心作为附属医院，纳入有50～100张病床的肺结核疗养院与100张病床的麻风病院，建成拥有超过1000张病床的华南医学中心。

在李廷安的牵线和引荐下，陈心陶、钟世藩、秦光煜、许天禄、汤泽光等一批名家云集孙逸仙博士纪念医学院和博济医院，使这家中国最早的西医医院在抗战后进入新的发展阶段。

此时的孙逸仙博士纪念医学院部分校舍被毁坏，人员尚未复员，更面临资金短缺的困境，"与国内拨款最少的国立医学院的财政预算相比，不足三分之一"，"每年的预算只有当时北平协和医学院护士学校的十分之一"。孙逸仙博士纪念医学院是孙中山学医与开始革命的地方，战前教育部每年都有拨款。战后，李廷安先争取到教育部、财政部等政府部门恢复该项拨款。另外，李廷安还争取个人的资金支持。李廷安曾致函立法院院长孙科、宋庆龄请求经费援助，还通过孙科请求胡文虎的支持，并曾向联合国善后救济署、善后救济总署、中国国际救济委员会、美国医药助华会、全英助华联合总会等机构寻求各种形式的资金支持。李廷安在给宋庆龄的信中强调："如果不是因为我直觉地感到博济医院是国内一所最值得所有人为之努力与给予帮助的机构，我不会冒昧地恳求您的同情与帮助。"拳拳之心，可见一斑。

与岭南医学建设日渐进入正轨相反，李廷安的身体状况日益下降。1948年，李廷安在给北京协和医院美籍医生娄克斯的信中说道："随着肿块长大，压迫越来越厉害，我担心最终我将无法呼吸。不管如何，我将坚持工作直到最后一刻……我其实并没有担心什么……我只需要尽可能地完成我的工作即可。"

1948年5月6日，李廷安因肠癌在广州博济医院病逝。闻讯者无不悲痛，送葬队伍连绵三里。

李廷安在战乱时代度过了短暂的一生，却留下了爱民护民的不朽精神。《中华医学杂志》评价道："岭南大学孙逸仙博士纪念医学院院长、广州中央医院院长和博济医院院长，这三个职务中的任何一个职务都可占用一个人的全部时间。可是，他独特的能力和勇气使得他同时领导了这些在广州的主要医学机构，并且他首次协调地使得这些机构和这些机构所服务的社会同时得到了利益。"

云山苍苍，珠水泱泱。先生之风，山高水长。

汤泽光

为国为民，一代良医

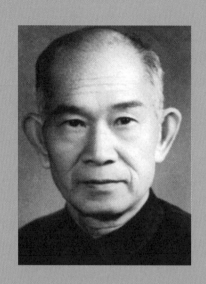

汤泽光（1899—1985），男，广东新会人，九三学社社员，内科教授，病理生理学专家，20世纪中国著名病理生理学家。曾任岭南大学医学院院长、博济医院（今中山大学孙逸仙纪念医院）院长，担任第一届中国病理生理学会名誉理事长，中华医学会广东分会会长，广东省第三、第四届政协委员，九三学社广东省委顾问。1932年，在我国首次发现频繁阵发性心停跳性癫痫；1935年，发现和证实出血性黄疸病病原为钩端螺旋体，揭开了黄疸病之谜；1956年，研究出血性休克，用数学公式预测出血时间与可救治时间的关系，同年发现中药黄精有抗真菌的作用。

为了探寻汤泽光的波澜人生，在烟雨中，笔者走进中山医学院护理学院，见到了汤泽光的女儿、中山大学附属第三医院原院长汤美安女士。

"关于我父亲在医学上的贡献，他生前从没跟我们提过，只因他都当成是平凡的事，甚至在家很少谈及工作。他去世多年以后，时不时有人来采访我，想了解更多他的故事。他的学生，现在已经是鼎鼎大名的医生，碰到我时依然分外亲切。这才让我意识到，父亲留给我的东西可能比我想象的多得多。"汤美安一边翻阅她整理的资料，一边回忆。

一、漫漫求学路

1899年，汤泽光出生于广东新会的一个侨工家庭。他父亲长期在旧金山打工，家里孩子多，汤泽光是最年幼的那一个。虽然家里经济拮据，但汤泽光的兄长十分开明，鼓励他上进。1916年，汤泽光来到广州求学，考入岭南中学读书，毕业后又考入岭南大学物理学专业。

1924年，北京协和医学院首次从全国几所指定学校招生，其中就有岭南大学。汤泽光抓住这个机会，考入了北京协和医学院。当时，协和医学院采用国际先进的培养模式，对学生的资质和努力要求

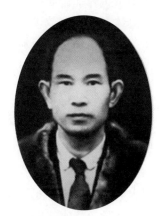

▲ 青年汤泽光

极高，几乎每年只有一半的学生能合格毕业，但汤泽光凭借扎实的医科训练基础，于1929年顺利毕业，并在其后获得了纽约州立大学博士学位。在协和医学院期间的艰苦学习、大师的指导、扎实的理论和实践训练，为他的医学道路打下了坚实的基础。与他同届毕业的还有白施恩、林巧稚、钟惠澜等，他们后来都成为中国近现代医学各领域的奠基人。

"我父亲的求学之路很漫长，也格外辛苦，几乎就是靠他自己。在岭南大学读书的时候，他在康乐园上完课，还要搭船到江北一所女子中学教书，半工半读才完成学业。"汤美安回忆道，"在岭南大学的时候，父亲好几次聆听了孙中山先生和廖仲恺先生的演讲。"在演讲中，孙中山先生多次鼓励青年学子为国为民而学习。耳濡目染之下，对国家和民族的热爱深深印刻在青年汤泽光的心里，为他后来的人生道路涂上了浓烈的爱国底色。

二、在行医中探索

从北京协和医学院毕业后，汤泽光留院做了两年助教。1931年，他回到广州，选择到完全由中国人自办的私立广东光华医学院任教，同时担任其附属医院光华医院的医师。在光华医院期间，汤泽光治病救人无数，很快便担任医院神经系主任，并在临床治疗中取得一系列突破性学术成果。1932年，汤泽光与同事合作首次报告一例频繁阵发性心停跳性癫痫；1934年，汤泽光在我国首次

诊断出罕见的脊髓肿瘤，因此被博济医院授予神经科顾问、会诊医师职称。

1935年，广州市出现了一种出血性黄疸病，在三四个月内即引起百余人死亡。起初人们怀疑是恶性疟疾所致，却找不到疟原虫，抗疟治疗也不见效。汤泽光密切关注该病流行情况，四处探访，最终在广州市看守所里找到最早的发病群体。为找到病源，汤泽光取病人的血液并将其注射至豚鼠体内观察。7日后，豚鼠出现黄疸并死亡。由于当时显微观察设备简陋，未能直接观察到病原体，汤泽光团队只好采用连续接种的方式来保留病原体。坚持半年后，汤泽光在豚鼠肝脏染色切片中观察到国内从未发现过的一种病原体——钩端螺旋体，并在全国首次报告。找到病原体后，出血性黄疸病相应的治疗途径也被提出。1935年年底，这种流行病逐渐减少直到消失。

为了救人，汤泽光可以达到无我之境。一次，他遇到一位患流行性脑脊髓膜炎的患者。患者左半身偏瘫，昏迷沉重，常规抗脑膜炎血清治疗对其根本无效。在危急乏术之时，汤泽光想到患者身上的血清或许已经对疾病产生特殊的抗毒素。为了救治患者，他抽取了患者自己的血清，混合抗脑膜炎血清注射入患者脊髓，果然隔一晚上即见效。随后，他每天都按这个方法执行。不到一个星期，患者就进入恢复期，又经过3个月的休养，患者病情大为好转。

"他们那一辈医生和我们所处的环境不一样，思维方式也不太一样，他们在诊疗中特别具有探索性。"汤美安说。汤泽光非常注意留心观察劳苦大众的生活环境，常常能根据观察情况提出切实的治疗方案。有一次，汤泽光遇到一位患者，她的左腿第二趾痛并有乌黑症状，左食指又板硬又痛，久治无效。汤泽光从她的生活环境考虑，猜想是食用器具带有致病源，便让她将家中米缸取来，放在实验室里培养病菌。待霉菌生长，检验后即证实米缸中的霉菌是致病源。患者将米缸消毒后再装新米，此前症状逐步消退，不再复发。

然而，正当汤泽光在行医救人的道路上稳步前进时，抗日战争爆发了。

三、北上赴国难

1938年夏，日军在广州上空狂轰滥炸。汤泽光加入红十字会救护队，为救治伤民不遗余力。

当年10月，广州沦陷。

城陷之际，面临南下香港还是携家北上的选择，汤泽光毅然选择了后者。他与救护队一起穿过广西，到贵州与林可胜领导的红十字救护总队会合。1939年春，救护队安置在贵阳附近的图云关，令图云关成为军事医疗救护的中心，一批批伤员被送到这里，一支支救护队伍又从这里派出。这里充斥着战争炮火下的累累创伤，也蕴藏了救死扶伤中的冉冉希望。

除了直接救护伤病士兵，汤泽光作为救护队中的优秀师资，还担任卫生人员的训练工作，培训各战线上急需的救护、防疫人员。他先是在救护队与内政部、军政部合办的第四军医学校担任培训工作，不久后又受派前往陕西汉中的褒城县，任训练所的内科主任，以支援豫陕鄂一带前线的救护工作。

在战时的陕西，汤泽光没有中断医学研究。他用从贵州带来的实验器材培养微生物，研究当地流行疾病。他充分利用自己广博的知识，在有限的条件下开展研究。战时药品不足，他便以医理、药理为基础，就地取材，以土法制药，尽可能地治疗伤员。

在伤病士兵中，由虱粪污染人皮肤破损处引起的斑疹伤寒是最流行的疾病之一。汤泽光在巡视病房、治疗伤员时也不幸染上斑疹伤寒，一度昏迷，以致卧床数月，几次面临绝境，幸而最终脱离危险。汤美安回忆道，当时她还小，只知父亲常常不在家，不知情况凶险，可如今每次听兄长回忆起父亲当时的病情时，仍然心有余悸。

从1938年起，汤泽光投身于抗日战争，凭自己的医学才能，为挽救民族危亡尽自己的一份力，真正担起了孙中山先生对岭南大学学子所期待的"责任"。

四、开拓实验医学之路

抗战胜利后，汤泽光受聘于西北医学院，并担任院长。1948年，汤泽光应博济医院院长李廷安的邀请，决定回到广州，到博济医院任职。汤美安回忆道，"那时候兵荒马乱，路途遥远，不知道会发生什么，我母亲给每个孩子在衣服口袋里缝了一点钱，以防万一"，所幸一路平安。汤泽光的到来缓解了博济医院内科医生匮乏的困境。

不久，李廷安因病逝世，汤泽光接任岭南大学医学院院长兼博济医院院长。为将医院和医学院建成华南医学中心，汤泽光主持了广揽人才、培养医师、增设仪器、添置图书等各项工作。此外，他还积极支持护理专业的建设，主持新建护士宿舍大楼，增聘护理专家如关重华、江尊群等以协助整理改善教学与护理工作，并新招护士学校学生。

1950年，汤泽光卸任院长一职，后受华南医学院院长柯麟委托，筹建病理生理学教研室，开拓实验医学之路。1955年，教研室成立，汤泽光出任主任。

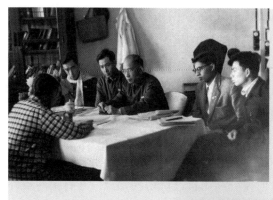

◀ 汤泽光（右三）
与青年学生讨论

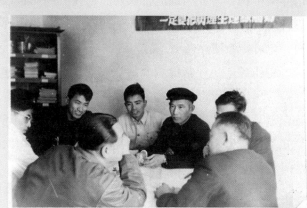

▶ 1956年，汤泽光
（后排右二）主持
病理生理学教研组
集体备课

这是我国医学院中首批获准成立的为数不多的病理生理学教研室之一。"在病理生理教研室的时候，我父亲并没有离开临床，他一直在直接参与附属医院的会诊、查房、病例讨论。教研室的科研最终都落在解决实际问题上。"汤美安说。

在筹备病理生理学教研室期间，抗美援朝战争爆发，中国人民志愿军在朝鲜战场上因输血条件不足，伤员死亡率居高不下。为尽可能挽救更多战士的生命，汤泽光带领教研室骨干成员，通过动物实验找到了在输血输液条件未备时延长失血性休克患者的生存时间的一些办法。此次研究充分运用统计学方法记录、处理数据，用数学公式推断休克的可救治时间，既是科研上的创新，又有助于解决战场上的实际问题。1958年，该研究成果公开发表，引起国内外医学界的广泛关注。

20世纪50年代，国家鼓励医学界开发中药宝库。汤泽光将目光投向中药抗菌抑菌方向。他普查中药290余种，通过抑菌实验，确定了中药黄精的体外抑菌作用。随后，汤泽光又详细报告其有效成分的分离法，以便临床使用，并将黄精粗制液交给其医院皮肤科的李松初医生，黄精粗制液在使用中获得良好成效。

在多年科研工作中，汤泽光始终保持着发散性思维和创新思维。"我在整理父亲那十几大麻袋书籍时发现，除了医学书，还有大量数学、物理学等自然科学类书籍。他曾买过小灯泡，自己在家做实验，希望通过试验探索出一种通过电流反映患者发病病理的方法。"汤美安说。这种妙想与后来通过电脑和电极定位致病区域的原理十分类似。

"文革"期间，经历过战火洗礼、闯过生死关头的汤泽光依旧保持着他积极乐观的性格，以从容的态度面对生活。汤美安回忆道："我父亲性格开朗，加上英语很好，他在五七干校的时候，如果碰到外宾来访，就有人带他去到固定的地方接见外宾，结束之后再把他送回去。"改革开放以后，汤泽光复职，再度担任病理生理学教研室主任，同时任中山医科大学肿瘤研究所顾问，重新开始接收、培养研究生，他对祖国开放带来的医学前沿信息依旧保持着强烈的好奇心。

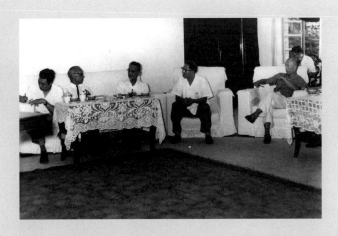

◂ 1964年10月，日本民主医疗联合会副会长高桥实等来访参观，汤泽光（右一）陪同座谈

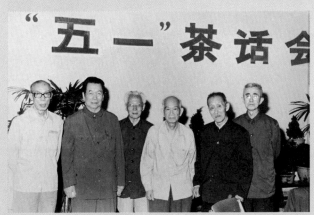

◂ 汤泽光参加中山医学院"五一"茶话会

（由左至右为钟世藩、柯麟、叶鹿鸣、汤泽光、林树模、白施恩）

　　1985年，86岁的汤泽光于广州逝世，简单的告别仪式就在他工作的病理生理学教研室楼下进行，亲朋好友在这里告别这位赤诚的医者。

　　纵观他的一生，在人生的各个关键路口，他都做出了有益于国家、有益于人民的抉择。他曾不止一次有机会去美国或者香港、澳门这些待遇、条件更好的地方学习和工作，但他都拒绝了。在国家安全受到威胁的时候，他送心爱的儿子和女儿去参军，保家卫国；在人民群众生命健康受到损害的时候，他殚精竭虑，为寻药问源而上下求索。他的一生把对专业的钻研和对人民的热爱、对民族的关切牢牢系在一起，堪称为国为民之一代良医。

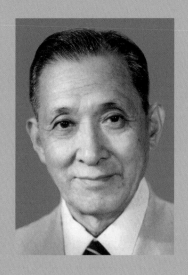

郑惠国

为解除广大妇女疾苦奋斗一生

郑惠国（1911—2006），男，江苏江阴人。博士生导师、国家二级教授、国务院政府特殊津贴专家。曾任中山大学孙逸仙纪念医院妇产科教授、主任医师。

从医从教65年，郑惠国主编了《现代妇科治疗学》，参与编写了《妇产理论与实践》《计划生育理论实践》等专著，发表了数十篇很有价值的学术论文。作为享受国务院政府特殊津贴的专家，他于1990年获得中山医科大学荣誉教授称号。因对医学科学及学会发展建设有突出贡献，1997年获中华医学会广东省分会表彰。1998年获广东柯麟医学教育基金会颁发首届柯麟医学奖。

"我多看一个病人，就可以多为病人解决一些困难。"退休以后，郑惠国仍穿着白大褂行走在医院里，坚持定期出诊。他订阅了许多书籍和杂志，坚持每天晚上学习，有时学到深夜仍不停歇。他是一个学到老、做到老，永不止步的人。只要看到新的医疗技术，他就会交给科室里的医生去研究和推广。在妇产科这条道路上，他探索了一辈子，竭尽全力为妇女同胞解除疾苦。

一、弃音乐从医，以治病救人为己任

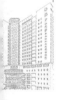

1911年，郑惠国生于江苏省江阴县（今江阴市）。其父郑立三负笈日本，就读于早稻田大学法科，曾任江苏省议会议员。

高中毕业后，郑惠国报考上海音乐专科学院并被录取，主修小提琴一年。正当他在音乐上显露出天赋和才能时，父亲却告诫他："现在中国社会，搞音乐事事要求人，是一条很艰难的路。而行医既可以助人，又可以在社会上立足。"这让郑惠国做出另一种选择，从此走上行医济世之路。

1929年，郑惠国考上岭南大学医学院。他学习努力，成绩优异，经常名列前茅。毕业后，郑惠国被德国老师马丁教授选中，留在外科当助教，尔后转到妇产科，师从妇产科主任傅韦尔教授（G. Hawer）。郑惠国跟随恩师学习4年多，德国教授的引路入门和授业解惑，为他打下了坚实的专业基础。

1937年，抗日战争全面爆发。郑惠国与岭南大学医学院的许多医生一起转移到大后方。在西南少数民族地区，他看到劳苦大众生活艰难困苦，迫切需要医药，因而决心当一个好医生，竭力帮助民众。在艰难的条件下，他努力开展新法接生，培养了首批在少数民族地区服务的助产士。

1941年春，郑惠国被调至中央陆军军官学校第七分校，任军医院院长。军医院创立之初，药物奇缺，山区交通不便，生活非常艰苦。郑惠国带领李士梅、罗文才、曾立胜等大学同学及其他同事，在西安南郊王曲的乱山岗上，把军医院建设成当时西北战区的模范单位。尽管在国民党的军医院工作，但郑惠国秉持医者之心，也会应八路军西安办事处的邀请为办事处工作人员看病。

抗战胜利后，郑惠国辞去军医院的工作，在西安开办了惠国产科医院，兼任河南医学院教授。

中华人民共和国成立前夕，郑惠国回到广州，本准备去澳门开业，已在澳门租了房子，购买了医疗设备。他的老同学——岭南大学医学院教务长罗潜教授一再挽留他在穗行医从教。他答应了，随即到澳门退掉房子，把医疗设备带回广州，入职岭南大学博济医院（今中山大学孙逸仙纪念医院）。有人曾经开玩笑地说："郑教授，你当年如果去了澳门，凭着你的名望和医术，早发大财了！"他只是笑笑，意味深长地说："能为祖国服务，是我最大的愿望。"

二、心系妇产科建设，以新技术推动学科发展

1953年，中山大学医学院、岭南大学医学院和光华医学院合并，改名为华南医学院。合并以后，岭南大学医学院的妇产科全部搬迁至附属第一医院，孙逸仙纪念医院只保留了妇科门诊。1958年，为了满足患者的急诊需求以及教学和综合医院的需求，孙逸仙纪念医院决定重新开设妇产科。郑惠国受命带领7名医生，组织复建妇产科。

妇产科病房最开始只有25张床位和一个小小的门诊室，条件十分简陋。小小的一间办公室，白天是医生办公室和教学课室，晚上把书桌并排摆放好，就成了实习医生和值班医生的值班房。

郑惠国满怀热情和信心，鼓励每一个人发挥主观能动性。在他的带领下，全科同志团结一致，艰苦奋斗。20世纪60年代初，妇产科得到了全面的发展。后来担任副院长的邝健全回忆道，当时妇产科有一名句："人人是老师，处处是课堂。"这足以反映妇产科医生、护士们的教学热情，他们崇尚"身教重于言传"。

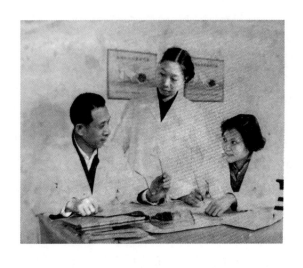

◂ 20世纪60年代初，
郑惠国带教

在广东省海丰县（今汕尾市辖县）田圩公社下乡期间，郑惠国身先士卒，不怕艰苦和路途遥远，亲自支援当地医疗队的工作。当时有一对结婚多年不孕的夫妇来就诊，经检查，郑惠国发现女方阴道口被赘生物堵塞了。赘生物约有一个胎儿的头大小，状似椰花菜，分泌物很多。患者发病一年多，非常痛苦。因当地医生无法治疗，肿物越长越大，但患者又没有钱到广州医治。听说医疗队来了，患者十分高兴，前来求医。

在简陋的乡下，并不具备查明肿物原因及医治患者的条件。患者苦苦哀求，并一再表示"医死不追究"。郑惠国了解情况后，要求以患者的生命为重，要认真处理，做到胆大心细，并给予具体的指导和意见。医疗队内科、外科、麻醉科通力合作、反复研究，制订了具体的治疗方案，克服重重困难，终于成功摘除患者体内这个一斤多重的赘生物，得到了当地群众的好评。

1979年，郑惠国从国外引进当时国内第一台宫腔镜到孙逸仙纪念医院。内镜技术是世界妇科诊疗时代的新起点，当时在医疗技术最发达的欧美国家也刚起步。经过郑惠国积极争取，在当时的广东省计划生育办（今广东省人口和计划生育委员会）的支持下，孙逸仙纪念医院成为国内最早开展宫腔镜技术的医院。宫腔镜技术被引入后，大大造福了患者。据统计，20世纪80年代，孙逸仙纪念医院妇产科诊疗人数超过万例，居全国首位。郑惠国还带领科室举办了全国宫腔镜学习班，使宫腔镜相关知识在省内和国内得到了普及。

郑惠国经常追踪学习国内外最新的技术，想尽办法将其引进科室。孙逸仙纪念医院妇产科的宫腔镜室、细胞学实验室、染色体实验室、内分泌生化和放免实验室、药塞室、人流室，以及专科门诊的改进，都由他亲自设计而成。

经过几代人的共同努力，孙逸仙纪念医院妇产科不断发展壮大，成为医院的一张名片，也造就了一个在国内外都威名赫赫的妇产科团队。

三、创建多个第一，为女性健康做出重大贡献

早在20世纪50年代初期，郑惠国就开始做宫颈癌的广泛切除手术。这是当时国内最早开创的一项新技术，是妇科最复杂、难度最大的手术。能否把肿瘤干净利落地切除，成为手术的关键，直接关系到患者的预后。

郑惠国在科内率先带头开展该项手术。万事开头难，探索新技术困难重重，而手术时间长，术者和助手都辛苦不堪。他不畏困难，在实践中不断总结经验，越做越好。难能可贵的是，郑惠国做手术时根据患者病情的需要，不但可以完成开腹手术，还可以通过阴道进行手术，成为广东省内完成该项手术最为出色的第一人。他还总结了60例宫颈癌根除术的治疗经验，于1963—1964年到新疆、河南以及甘肃兰州和内蒙古呼和浩特、包头等地讲学和进行手术示范，把这一先进的手术技术推广到更多地区，从而让更多患者获益。

可导致闭经和不孕的多囊卵巢综合征，对年轻患者困扰极大。早在1958年，郑惠国就开始施行双侧卵巢楔形切除手术，并进行相关研究。接受该手术的患者中，有90%的人恢复了月经，73%的人成功怀孕。这项手术为年轻患者

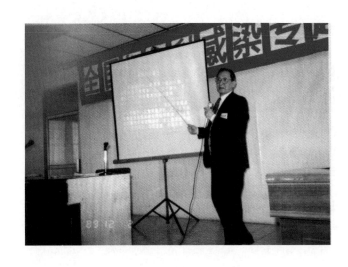

▲ 郑惠国到海南讲学

解除了生理与心理的双重痛苦，圆了许多家庭生育孩子的梦想。

在中西医结合方面，郑惠国虚心向老中医学习，研究采用中药治疗慢性盆腔炎及盆腔淤血综合征，取得显著疗效，其论文得到同行好评。

20世纪60年代，我国对口服避孕药的研究刚刚开始。由于用药剂量过大，妇女服用后感到不适。郑惠国便提出减量的方法，并于1961年指导一名研究生专门从事该项研究。1965年，他们完成论文《减量炔诺酮对抑制排卵和避孕研究》。可惜，随后在国内形势的变化中，他一手创立的妇科内分泌实验室全部被毁，他的人生际遇也随之急转直下。直到1974年，郑惠国恢复工作后，实验室才得以重建。在他的指导下，原中山医学院第一、第二附属医院继续进行关于长效口服避孕药的研究工作，获得了成果，并在临床上推广使用。

郑惠国还与学生陈学煌成功研究了"苯酚胶浆闭塞输卵管的非手术绝育方法"，这为当时国家大力推动的计划生育工作做出了重大贡献。1982年，在美国芝加哥召开的"非手术女性绝育国际绝育会议"上，郑惠国宣读了论文《苯酚胶浆闭塞输卵管》，获得了与会学者们的重视和好评。他还被邀请到纽约市哥伦比亚大学、旧金山、洛杉矶及我国香港等地进行学术交流。

1984年，郑惠国又应邀参加在印尼雅加达举行的"国际抗生育促进会第二届学术年会"，并做了题为"苯酚胶浆闭塞输卵管远期随诊"的学术报告，引起了与会者的极大兴趣。会议期间，他受到东道国印尼总统苏哈托的接见，并受到雅加达市长和当地人民与华侨的热烈欢迎，又被邀请到泰国的曼谷和清迈大学进行访问和讲学。随后多年，每年都有数批国际同行前来向郑惠国学习并和他交流有关非手术绝育术的经验。

四、培养人才，从打牢基本功开始

"桃李满门芳天下，悬壶济世立丰碑"是郑惠国一生的真实写照。

作为医学专家，郑惠国非常平易近人。无论是对同事还是学生，他都非常乐意将全部知识和医术，以通俗的、形象的方式倾囊相授。

在教学和医疗上，郑惠国总是把"医者父母心"这条古训挂在口头。他强调一个好医生要有医德、医风，要求大家坚持"三个最"的基本原则，即以最短的时间、最经济的成本达到最彻底的疗效。他经常对学生们说："一个医生检查病患不能单靠仪器和检验的数据，要建立一套了解病患病情的问诊方法和触诊的检查方法，同时要配合病人的生理、心理做深入了解，综合分析以获得对病情的精准诊断。"

他告诫学生，做手术不能马虎，必须从认真打牢每一个手术结开始。在给学生进行手术示范时，他教导手术落刀要干脆利落，分离层次清楚，细心操作，缝合牢固。

"他的手术打结方法与众不同，别人多采取双向打结，他沿用传统的单向打结，且非常牢固。"著名解剖学专家陈以慈清晰地记得郑惠国一再强调："特别是腹腔内的打结，要确保万无一失，否则会引起出血，乃至祸及生命。"

郑惠国积极推行中山医学院倡导的住院医生24小时住院负责制和总住院医生负责制，要求住院医生在总住院医生的带领下24小时住院并对患者负责，通过对患者病情长期深入观察和处理，有效提高青年医生的责任心和医疗技能，为业务能力打下扎实的基础。他还苦心研究和学习国内外最新的知识和技术，加以发扬和改进，传授给科室的年轻人。

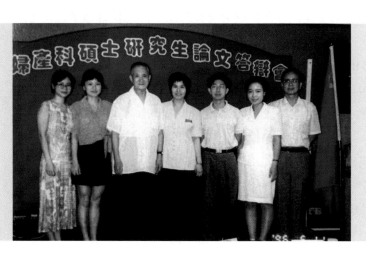

◄ 郑惠国（左三）
参加学生的研究生
论文答辩会

从医从教65年，郑惠国始终坚持服务于临床一线，直至88岁才离开他一生钟爱的医疗岗位。他勤勤恳恳、踏踏实实，深受患者的尊敬和爱戴，多次获得国家表彰，还曾受到邓小平、叶剑英等国家领导人的亲切接见。

"个人的成败不能单用获得物质财富的多寡来衡量，应注意在精神上的建树和对生活的取舍。没有物质，生活太艰辛，但过多的物质并不能给人带来良性的循环，要有一个正确的平衡点。"儿子郑勋华说，父亲总是教育他们要淡泊名利，更应注重不断提升自己。

在人生最后的日子里，郑惠国常对孩子们说："我这一生非常满足了。我生在中国最受屈辱的黑暗时代，在近一个世纪里，经历了巨大的历史变迁。现在我终于亲眼看到了中国日益强盛，看到了中国载人飞船上了天，中国人真正站起来了。"

人如其名，这一生，郑惠国热诚服务祖国和人民，特别是为解决广大妇女的疾患做出了自己的努力。这位桃李满门、德高望重的名医，身后依旧长久地为人们所敬重与缅怀。

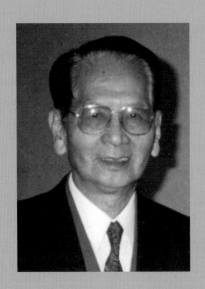

何天骐
功勋卓著的骨科泰斗

何天骐（1916—2001），男，外科教授、博士研究生导师，历任中山医科大学副教务长、科研处副处长；孙逸仙纪念医院院长、外科主任，胸心外科主任及骨外科主任等职务。不仅是我国第二代骨科代表人物、广东省骨科奠基人之一，还是我院骨外科、胸外科、普通外科、泌尿外科奠基人。20世纪中叶，率先在我国中南地区开展低温麻醉下心脏直视手术、体外循环心脏直视手术。1991年被评为国务院有突出贡献的专家，享受国务院政府特殊津贴。

何天骐为我国第二代骨科代表人物、广东省骨科奠基人之一，他的一生堪称波澜壮阔。

何天骐幼年丧父，但坚韧求学。抗日战争全面爆发后他颠沛流离，曾遭汉奸迫害而险些丧命。他在大洋彼岸深造、行医，中华人民共和国成立后克服重重困难以回国效力。为挽救病人生命，他顾全大局，转换专业。从回国至生命的最后时刻，他对国家和人民一腔赤诚，对患者施行仁心仁术，为医科建设无私付出，写就一段荡气回肠的医者传奇。

一、战火中的艰辛学医路

1916年1月13日，何天骐出生于福建省福州县（今福州市），其祖籍为福建省福清县（今福清市）。虽然何天骐的父亲在何天骐刚满3岁时去世，但命运未曾打倒颇有志气的何天骐。何天骐天资聪颖，谦逊好学。经过自身努力，何天骐考取燕京大学医预科。1937年，何天骐获得燕京大学理学学士学位后，又以优异的成绩考入全国知名的北京协和医学院。1941年，何天骐顺利毕业于北京协和医学院，且同时获得美国纽约州立大学医学博士学位。

从北京协和医学院毕业后，何天骐留院任外科医生。满怀抱负的何天骐准备学以致用，治病救人。然而，家国沦陷于战火，个人命运被时代潮流裹挟，何天骐无力摆脱。1941年年底，何天骐被迫离开北京协和医学院，前往北京同仁医院（今首都医科大学附属北京同仁医院）。1942年，何天骐又遭到汉奸迫害，几乎丧命，幸亏及时脱险。

何天骐一路向南逃难。他越过花园口决堤后形成的黄河泛滥区，到河南省嵩县的河南大学医学院任教。虎口脱险的他并没有就此脱去手术服，追求安逸生活。他克服重重艰难险阻，为抗日救亡坚持工作。不久，由于日军逼近，师生被冲散，何天骐被迫再度走上迁移之路。这一次，他越过河南省伏牛山，经陕西省辗转到达四川省涪陵县（今重庆市涪陵区），担任涪陵仁济医院院长及医师。

何天骐没有就此停下求学的步伐。当抗日战争的硝烟散去，1948年，他赴加拿大多伦多大学医学院求学深造，师从国际上知名骨外科专家R. I. Harris。勤奋好学的何天骐格外珍惜来之不易的学习机会，丝毫不敢松懈。经过夜以继日的钻研、苦读，他通过了加拿大国家医师考试，获得多伦多大学医学院内外科医生证书和加拿大卫生部颁发的行医执照，在加拿大担任外科医生。

这段求学从医之路异常坎坷。在动荡的时局里，何天骐虽然被迫辗转多地，居无定所，但不曾放弃自己珍视的医学事业。他用自己的经历诠释了"心中有暖，何惧冬寒"。

二、从骨科到心胸外科，他为国家医疗事业挑起重担

何天骐在加拿大担任外科执业医师时，大洋彼岸迎来了中华人民共和国成立的喜讯。中华人民共和国成立初期，百废待兴，海外英才也渴盼为国为民效力。

恰逢时任岭南大学校长陈序经与私立岭南大学孙逸仙博士纪念医学院附属博济医院（今中山大学孙逸仙纪念医院）院长李廷安邀请临床放射学专家谢志光到岭南大学工作，谢志光力邀请何天骐及其他3位专家一同前往。尽管加拿大当地同事再三挽留何天骐，但出于对故乡和亲人的思念、对祖国医学事业的牵挂，何天骐依然决定放弃当地优越的待遇回到祖国。他期待看到祖国崭新的面貌，渴望加入建设祖国的光荣队列。

然而，随着朝鲜战争的爆发，空运几乎中断，海外留学人员只能乘船回国。何天骐在浩瀚的太平洋上颠簸了20余天，经过美国夏威夷、日本、菲律宾，最终才到达香港。亲朋好友们都劝他就此留港行医，但他仍然坚持回到内地，后又参加抗美援朝后方基地医院的工作。

何天骐回国后，满腔热忱地投入行医从教工作中，一切服从祖国建设的需要。20世纪50年代后期，华南医学院附属第二医院（今中山大学孙逸仙纪念医院）的心胸外科专业仍是一片空白。面对病人前来求医却无法得到医治的痛苦，医院决心抽调精干力量以建设心胸外科专业，补上这块短板。医术精湛的何天骐顾全大局，服从分配，从擅长的骨外科"跨界"至心胸外科，勇做"拓荒牛"。

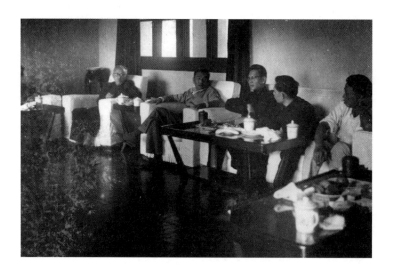

◀ 1961年11月，时任广东省委第一书记陶铸在湛江接见何天骐教授（左三）等人

"白手起家"开设一个全新的科室绝非易事。何天骐决心从头学起，前往当时国内心胸外科最强的北京黑山扈医院（今中国医学科学院阜外医院）进修，从心肺解剖和体外循环的动物实验开始，一步一个脚印地学好心胸外科知识。回到广州后，他与方大维并肩组建华南医学院（今中山大学中山医学院）的心胸外科。

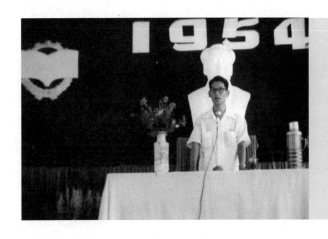

▲ 1954年，何天骐在华南医学院第一届教学会议上发言

何天骐不但成功为中山医学院创立了心胸外科，还应用最新国产Ⅱ型人工心肺机，开展了广东省第一例体外循环心脏直视手术，成功地为一个15岁的女孩缝补了先天性心脏内部缺损。

彼时，用体外循环方式进行心脏直视手术在国际上试验成功也不过短短10年。何天骐及其团队作为心胸外科的"新人"，利用我国自行制造的Ⅱ型人工心肺机开展手术，其难度可见一斑。当年的《羊城晚报》刊登了这一新闻，详细记录了何天骐"在直视情况下，经过15分钟，便细致地将病人心脏缺损缝合完毕"。报道称，"这项在广东省内首次利用国产精密医疗机械完成的复杂手术，是医务人员响应党的奋发图强、自力更生号召取得的新成就"。

后来，何天骐还参与编写了《中国大百科全书》医学分册、《矫形外科学》等。20世纪80—90年代，他指导研究生对骨巨细胞瘤及小儿股骨头坏死机理展开研究，斩获国家教育委员会（今教育部）科技进步一等奖和广东省自然科学优秀论文一等奖。1991年，何天骐被评为享受国务院政府特殊津贴专家。

三、采用全英语教学，重视学术论文写作

医学的传承离不开一代代医者的薪火相传。手术台上的何天骐是医术精湛的骨科医生，讲台上的他则化身为严谨细致的良师。1978年改革开放后，何天骐成为广东省第一批骨科硕士研究生与博士研究生导师、教授，培养了一大批"以人为本、专精卫健"的医学人才。刘尚礼、梁碧玲、黄洪铮等知名教授都曾师从何天骐。

何天骐教导学生，在学习医学知识的过程中，除了掌握必要的医疗技术，

还要精通"英文"与"论文"这两"文"。何天骐长子、广州市设计院总工程师何宪朝回忆说:"20世纪80年代初期,很多医生的英语水平,尤其是口语水平比较低。不少人都想尽快掌握英语口语,以便跟上改革开放的形势和国外医学水平。"为了帮助同事和学生们,何天骐利用自己的海外求学与工作经历,加强医学院的国际交流,成立中山医科大学的英语口语学习班,获益者良多。

何天骐是中山医学院第一位采用全英语教学的教授。每周他都会抽出一个下午的时间,为英语口语学习班的学生朗读医学论文,教学生用英语进行病例报告和讨论,这受到学生热烈欢迎。何天骐的学生、中山医学院第一位外科博士研究生刘尚礼回忆起何天骐对英文教育的重视时,感慨万分。他记得,在自己博士研究生二年级的临床英文考试时,何天骐要求他在一周内将《骨肿瘤病理》翻译出来。刘尚礼虽然认为"那么厚的一大本,几乎不可能完成",但还是战战兢兢、通宵达旦地埋头学习。在何天骐的严格要求下,刘尚礼的英文水平进步飞快,刘尚礼对骨肿瘤病理学知识也越来越熟悉,这为日后的临床应用打下坚实基础。"现在想起来,愈加感谢何老师。"刘尚礼道。

除了英文学习,何天骐还十分重视学术论文写作,不但发表了20多篇学术论文,还运用自己20余年丰富的临床经验,悉心指导硕士研究生和博士研究生在骨巨细胞及小儿股骨头坏死等方面开展研究。

在何天骐的指导下,刘尚礼的硕士学位论文《骨巨细胞瘤263例临床病理分析》在当时是世界上研究骨巨细胞瘤例数最多、资料最完整的文章;博士学位论文《小儿特发性股骨头坏死机理的研究》及在此基础上进行的科研,由于对该病的发病机制有突破性进展,具备国际先进水平,受到时任中山医科大学校长、后担任卫生部副部长的黄洁夫的高度赞扬,还获得广东省自然科学优秀论文一等奖及国家教委颁发的科技进步一等奖。

▶ 1986年,骨外科博士研究生导师何天骐(左)辅导其第一位博士研究生刘尚礼(右)

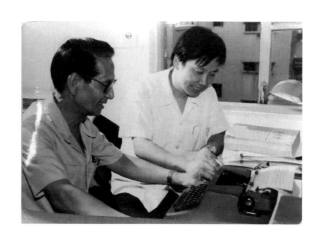

何天骐对学生的学术论文要求甚严，大到写作逻辑，小至标点符号，他都要严格把关。刘尚礼忆起何老师修改后的论文像"迷宫一样花花斑斑"，令他想起鲁迅笔下的藤野先生——严谨而细致。何天骐甚至特地跑到新华书店买了一本《怎么正确使用标点符号》送给他。"他这种严谨的学风，影响了我一辈子。"刘尚礼道。

学生们眼中的何天骐在学术上严厉苛刻，生活中却无不透露出对学生的真情关怀。区庆嘉在英语口语学习班中成绩优异，常常来到何天骐家中向老师求教。何天骐十分惜才，不厌其烦地为他逐字逐句纠正语法和发音。后来，区庆嘉顺利通过国家教委的留学考试，这离不开何天骐的悉心教导。

何天骐担任美国的客座教授时，常常应邀到美国进行讲学及交流经验。当得知区庆嘉正在申请哈佛大学医学院附属麻省总医院和克利夫兰医学中心的进修名额时，他亲自为区庆嘉写了介绍信。

四、治学也是育人，他以人格力量影响后人

治学也是育人。何天骐不仅将医术、学术理念倾囊相授，也以其人格魅力和为人处世的智慧影响着学生们。

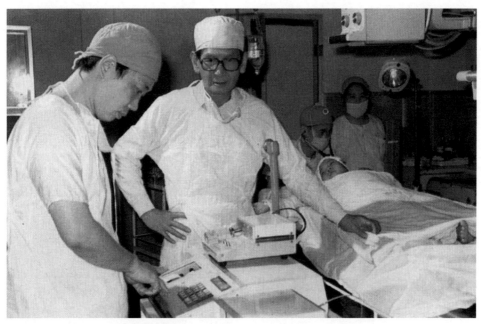

▲ 何天骐（左二）指导研究生工作

中山大学孙逸仙纪念医院放射科教授、原放射科主任梁碧玲曾跟随何天骐在临床一线学习。在她获得世界卫生组织（WHO）奖学金后，何天骐特地请她在出国前来到家中，让太太伍恩亚教梁碧玲在国外如何待人接物、在各个场合穿怎样的衣服。"当时出国很不容易，大家都闷头学习。何教授却告诫我，在业务学习上要努力，文化交流也重要。"梁碧玲说。何天骐鼓励她多了解外国的文化与风土人情，不要学别人留学后回国时带"八大件"，而要在国外到处走走，多了解别人的文化。遵从师训，梁碧玲在瑞典、美国留学时，不忘开阔眼界，对生活始终保持热情。

何天骐向来以严格与严厉著称。刘尚礼师从何天骐20余年，鲜少从他口中听到一句夸赞或肯定。直到何天骐去世前，何天骐才用英文对刘尚礼说了一句"I am proud of you"。

尽管已时隔20余年，但刘尚礼回忆起何天骐这句话时，仍眼眶泛红，感慨万分。彼时的他不甚理解老师为人处世的方式，如今他也到了老师彼时的年龄，备感老师的良苦用心，直言"如果没有他，就没有我的今天"。

何天骐因在医学教研和人才培养方面成绩斐然，1991年被国务院评为"我国有突出贡献的专家"。他的一生充满坎坷与艰辛。他从战争年代走过，虽然亲历时代的颠沛流离，但仍心系医学事业；他从海外留学归来，毅然放弃优厚待遇，放下所长，为中山医学院开创心胸外科。何天骐是学生眼中的良师，是仁心仁术、至精至诚的医生，更是中国现代骨科的杰出人才与代表人物。虽然斯人已逝20余载，但其功勋卓著的一生激励着后人沿着先师的足迹前行。

（本文部分内容来源于《羊城晚报》报道《中山医学院第二医院成功进行心脏直视手术，国产人工心肺机临床试用效果良好》）

陈宝珍
药师仁心，师者风范

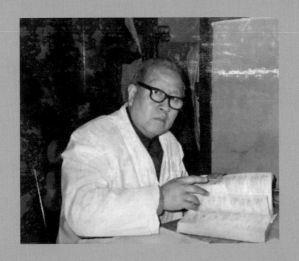

陈宝珍（1918—2017），男，福建厦门人。1941年赴日本京都市京都药学专科学校留学。1946年在广州博济医院（今中山大学孙逸仙纪念医院）担任药师。1953年始任博济医药药剂科主任（主任药师），兼任中山大学附属第一医院、华南肿瘤医院（今中山大学附属肿瘤医院）以及中山大学附属第三医院药剂科主任。协助中山大学多个附属医院建立药剂科，完善药剂、制药、药检、药品供应管理及病房分发药品等工作。任药剂科主任期间，在药学化验室对院内制剂进行分析和检验，在制药方面成绩显著，多次被评为中山医学院附属医院的优秀工作者和先进工作者。

他是中山大学孙逸仙纪念医院制剂的开创者和传承者，把疗效确切的临床处方发展成医院制剂，被"红皮书"［即《中国医院制剂规范》（第一版）］收录并流传至今。

他是药学事业的领路人和护航人，在简陋且艰难的环境中引领药学发展，坚守初心，铸就不凡。

他更是一名受人敬仰的师者，在药学工作中，春风化雨，桃李满天下。

聆听陈宝珍的人生故事，细品他行走于"药师"这一职业道路上的酸涩与艰辛，体会他为了理想奋力拼搏的甘甜之味，可让后来者获益匪浅。

一、漂洋过海，刻苦钻研药学知识

陈宝珍拥有极高的语言天赋，从小便自学了日文和英文。1940年秋天，他顺利通过留日学生考试，漂洋过海赴日本京都药学专科学校求学。留学期间，他勤奋好学、认真严谨，是导师的得意门生之一，曾帮助导师提炼柳皮中的有效成分salicine（水杨苷，具有解热镇痛的作用）。1945年毕业后，陈宝珍在日本京都市府立医科大学医院担任临时药剂员。在实习的短短几个月中，他刻苦钻研制药原理与方法，为医院制剂研究与创新发展打下了坚实的基础。

1946年，为了报效祖国，学有所成的陈宝珍带着先进的药剂技术回到祖国。同年11月，他开始在博济医院任药剂科从事药学专业，从此怀揣着所学本领和药师的梦想，踏上为人民生命护航的旅程。

二、药学筑梦路上的"实干家"

1953年，陈宝珍担任华南医学院第二附属医院（今中山大学孙逸仙纪念医院）药剂科主任，负责药房的全面管理，同时还兼任包括中山大学附属第一医院、肿瘤医院及眼科医院药房的领导工作。

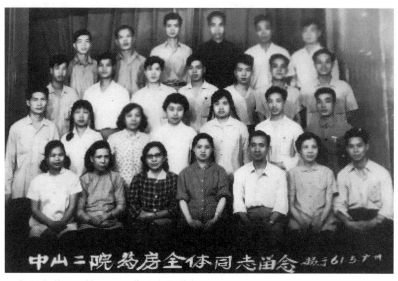

▲ 中山大学附属第二医院药房全体药师合照（摄于1961年5月）

在同事的眼中，陈宝珍是一位不折不扣的实干家，在工作中总是身体力行、以身作则，成为大家争相学习的榜样。陈宝珍一直认为，一个人的能力越大，责任越重。他忘我地工作，时刻站在服务群众的第一线。医院药学工作人员较少，陈宝珍在完成本职之外，还利用闲暇时间主动承担了做账、统计报销等工作，并在医院需要时积极支援一线药学服务工作。

数十年来，陈宝珍一直是药房出勤率最高的工作人员之一。据他当时的下属回忆，为了做好药品管理，他参与药厂、药库和药房各方面的工作，经常从早上7点多连续工作至下午5点，甚至带病上班。深夜时分，有时临床科室紧急需要使用库内的特殊药品。接到电话后，他总是风雨无阻立即回院协调，及时发送药品。工作较忙时，他便与药师们一起配发药品，以缩短患者候药的时间。

陈宝珍真心热爱自己的工作，正因为时刻牢记药师的初心使命，他才能毫不计较个人利益地全力付出。"希望全体工作人员齐心协力地把药房的工作搞得更好！"这句话常常被陈宝珍挂在嘴边，像他的为人一般朴素而真诚。同事们说，隔着屏幕，看到这行字，仿佛能真切地看见他那饱满的笑颜和闪烁着理想光芒的双眼。

在同事眼中，陈宝珍不仅是一位满腔热情地带领大家开展工作的好领导，也是大家的知己好友。他待人真诚，和蔼可亲，给同事们带来了温暖与欢乐。负责记录陈宝珍个人档案的工作人员说："他没有主任的架子，所有工作人员都能和他打成一片。"陈宝珍平日里很关心同志们的思想、生活和身体健康，大家都很愿意找他谈谈心事、交流想法。面对遇到技术上的困难来求助的同事，陈宝珍从来不吝于倾囊相授，帮助他们解决困难，提高业务水平，并用自己任劳任怨的精神去感染同事们，提高他们的工作积极性。他以满怀热情的工作态度，带动大家一起主动积极地投身于工作中。

陈宝珍对待患者更是体贴备至。在进行门诊配方时，他常常代入患者的处境，体会他们的感受，视他们的疾苦如己苦。当患者对药物有不明白之处多次向他询问时，他总是以热情的态度为患者详细地解答，直到患者完全理解为止，没有一丝一毫的不耐烦。

这位在旁人眼中亲切熨帖的药学"大家长"，在对待专业问题时，却变得严肃起来。为避免药师在工作中因态度懒散而导致出现药品调剂差错，他收起药房里供药师临时休息的板凳，要求全体药师在工作期间必须打起十二分精神。因此，在很长一段时间里，药房药品调剂差错率极低。

陈宝珍在业务上精益求精，作为科室领导，他更有胆大心细、敢想敢干

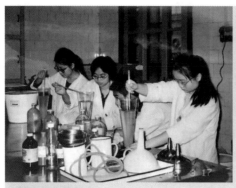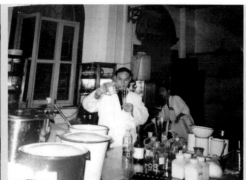

▲ 化验室制剂检测

的优秀品质。在药品短缺导致临床无药可用时，他总是第一个站出来，凭借多年的药品管理经验和扎实的专业基础，及时为临床解决用药问题。有一次，上海出品的造影剂碘化油缺货，对耳鼻喉科、口腔科和妇科等相关科室的诊断造成了很大的影响。陈宝珍得知广州市医药公司还有库存的碘化油，但因颜色变深，其他医院担心使用后产生不良反应而不敢购买。鉴于碘化油供应困难且临床急需，他在查阅参考文献并进行仔细鉴别后，判断可以继续使用这批造影剂，便予以购买。临床科室使用后未发现任何不良反应。还有一次，胃蛋白酶在市面上脱销。他将兄弟医院库存中因为怀疑潮湿而不敢使用的胃蛋白酶带回化验室进行测定，发现其有效含量至少达到60%，并不影响药剂质量，便进一步制成胃蛋白酶合剂，供临床调剂使用。在药品短缺之际，他义不容辞地肩负起药品的生产指导工作，利用所学知识想方设法自力更生，解决当前的困难，使患者获得及时的诊断和救治。

三、药学事业的先驱者：丰功伟绩，砥砺前行

陈宝珍在忘我的药学工作中不断积累经验，为广东医院药学的进步做出了极大的贡献。他创建规范的药品管理制度体系，汇编临床用药说明书成册，推动医院制剂的传承和发展。

1953年，为促进各药房的规范化管理，保障患者用药安全，陈宝珍凭借多年的留学和工作经验，把先进的管理理念带到药房，先后建立药品使用登记制度、制剂生产标准化流程等药品管理制度，极大地保障了医院药品的生产调剂安全和合理使用。

"活到老，学到老。"尽管工作忙碌，多年来，陈宝珍仍然坚持收集并研

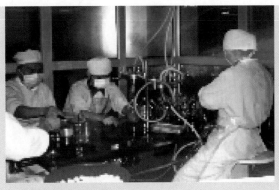
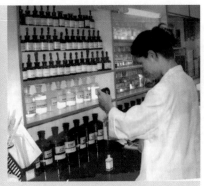

▲ 制剂的生产和检验

究药品说明书。同事们回忆，每当看到他拿着厚厚的说明书走出药房，回到办公室关上大门，就知道他又开始忙碌地编写药品说明书汇编《临床用药说明书》。这项工作，他坚持了30多年。而这本汇聚他心血的《临床用药说明书》，在医院通过首次"三甲"评审中，为促进药事管理工作做出了巨大的贡献。

在推动医院制剂的发展工作中，陈宝珍也扮演了重要的角色。为减轻药师的压力，解决临床药物短缺问题，他积极主动与临床医生沟通，将一些疗效确切的临床协定处方，经多次的试验分析，最终配制成符合标准的、常用的医院制剂，并可大量生产供临床使用。从此之后，中山大学孙逸仙纪念医院的院内制剂百花齐放，特色制剂应运而生，喉炎茶、喉可舒、喉特舒、润肤乳膏等一批在患者中有口皆碑的"王牌制剂"相继问世。

如今，这些经历半个多世纪流传下来的制剂品种已成为医院闪亮的名片。据统计，迄今医院常用制剂50多种，其中特有制剂26种，在岭南地区负有盛名。

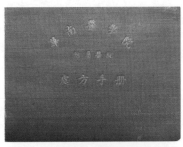

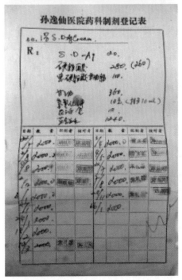

▲ 医院制剂处方手册（医院制剂红皮书）和药科制剂登记表

精诚 大医
JINGCHENG DAYI

四、成立药剂学习班，培养药学接班人

陈宝珍培养了一代又一代的药师，是无数药学人成长道路上一座明亮的灯塔。陈宝珍成立了药剂学习班，从各种途径招收优秀能干的学徒。他不仅在上班期间言传身教，下班后也积极开设药剂班、外语班等学习培训班，还定期把学生送到医学院进修，全方位培养药师的能力素养。

对于学生，陈宝珍总是毫无保留地授予所学知识。在将要考试之际，他总是不放心，把大家留下进行"考前辅导"，耐心地为大家讲解考试重点，确保每一位学生都能扎实地掌握专业知识。他真切地希望学生们能真正学有所成。

在任期间，陈宝珍以"师带徒"的形式一共招收了8届学生，培养出近40名优秀的药师。他们后来都成为各大医院药学工作的中流砥柱，合力推动中国药学事业的发展。

药师仁心，师者风范。享年99岁的陈宝珍离开人世时，给后代药师留下的不仅仅是一纸制剂"红皮书"、一本《临床用药说明书》，更重要的是，他展现了高尚的情操，为药学人开辟了一条光明的道路，为一代代后来者所敬仰！

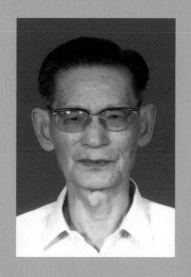

严 棠

令人敬仰的内分泌学科奠基人

严棠（1921—1999），男，浙江杭州人，中山大学孙逸仙纪念医院内分泌科教授。曾担任原中山医科大学附属第二医院内科主任、医院党委副书记兼副院长。历任中华医学会内分泌学会常务委员、广东省医学会内分泌学会主任委员、中华医学会糖尿病学会名誉委员、《中国医学文摘》（英文版）总审、《中华内分泌代谢杂志》编委、《中国糖尿病杂志》副主编、广东省糖尿病防治研究中心顾问等。参加卫生部《内科学》第1、第2、第3版的编写。严棠教授是广东省内科内分泌专科的奠基人之一，在糖尿病及其慢性并发症的病因、发病机理及防治研究方面做出了重大贡献，为中山医科大学和孙逸仙纪念医院的建设和发展做出了重要贡献。

严棠离开人世已逾20载。从医数十年，这位内分泌科国内著名专家的一切似乎都是那么平淡自然。然而，当已经成为专家、教授的学生们围坐在一起追忆老师严棠时，往日那些细节又生动起来。平淡处见深意，让我们追踪那些岁月的故事，一起回忆这位细致严谨、光明磊落的医者、先师。

精诚 大医
JINGCHENG DAYI

一、名校求学，医术初成

严棠原籍浙江杭州，1921年12月20日出生于北京。其父严治毕业于国立北洋大学土木工程系，任京汉铁路局工程师。严棠3岁时，父亲去世，他与兄弟姐妹6人由母亲朱渊抚养。严母毕业于杭州女子师范学院，受过良好的教育。这位坚韧的女性对严家的孩子们产生了深刻的影响。严棠二姑公陈叔通是著名爱国民主人士。在他的倡导下，各家亲戚捐款设立了家庭基金，由大伯管理，接济六兄妹的学习和生活。在家族的支持下，他和兄弟姐妹们得以顺利完成学业。

1941年，严棠毕业于燕京大学，获理学学士学位，同年考入北京协和医科大学（今北京协和医学院／清华大学医学部）。抗日战争时期，他先后转学到上海圣约翰大学、成都中央大学医学院及华西联合大学医学院。1947年，严棠从华西联合大学医学院毕业，获医学博士学位。

这段坎坷又颇具传奇色彩的经历，种种细节已随着严棠的逝世为历史的黄沙所掩盖。我们无从得知在战火纷飞的岁月中辗转求学的经历给他带来了多大的影响，或许即使能当面询问严棠，一向沉稳低调的他也只会摆摆手，缄默不语。

1948年，严棠来到广州岭南大学医学院及其博济医院内科工作，开启人生

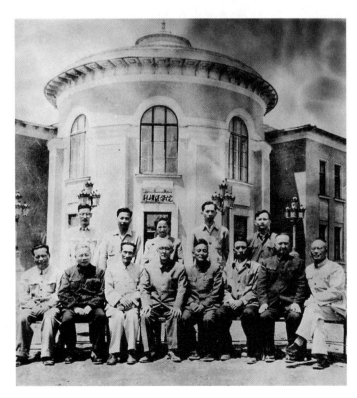

▶ **严棠**（后排左一）
参加学院赴新疆讲学团

第2卷 第4期　　**中山医学院学报**　　Vol. 2 , No. 4
1981年　ACTA ACADEMIAE MEDICINAE ZHONG SHAN　1981

广 州 地 区 42,789 人 口 的 糖 尿 病 患 病 率 调 查

广州地区糖尿病调查协作组*

（严　棠** 黄葆钧** 余詠杰** 符名潮** 李航海**
刘剑伦** 胡国亮** 王志瑾△整理）

近年来，糖尿病患病率似有逐渐增高的趋势。据报道，西欧各国糖尿病患病率为2～4%；美国约5%，其中45～64岁为4.3%，65岁以上为7.9%，1938～1978年间糖尿病患病率增加6倍[1~3]。我国上海地区在1978年进行调查，糖尿病患者约占1%[1,15]。轻型糖尿病可无症状，但如不及时发现并给予良好控制，随着病情发展和病程的延长，常并发各种慢性病变，特别是大血管及/或微血管病变，可使病人丧失劳动力，甚至影响寿限[4,5]。目前，在一些国家因糖尿病并发症而死亡者，仅次于肿瘤及心血管病，而为致死的第三原因。我国华南地区糖尿病患病率尚无较大规模统计，为做好糖尿病患者的早期诊断和治疗，为防治研究提供数据，我们于1980年3月～6月对广州地区42,789人口进行了调查，现将结果报道。

▲ 《广州地区42,789人口的糖尿病患病率调查》（广州地区糖尿病调查协作组，1981年）

的新篇章。20世纪50年代初的院系合并后，广州岭南大学医学院几经变迁成为中山医科大学（后与中山大学合并）最重要的组成部分，而博济医院先后更名为中山医学院附属第二医院、中山医科大学孙逸仙纪念医院，如今为中山大学孙逸仙纪念医院。1957年，严棠在医院创建内分泌专科。在当时国内大部分的医学院都只有大内科的背景下，这一举措使中山大学孙逸仙纪念医院的内科走在国内医院学科发展的前列。

1978年，中山医学院恢复招收研究生，严棠成为硕士生导师。同年，医院内分泌生化实验室建立。这个实验室对该院内分泌科的发展起到了重要作用。

20世纪80年代初，我国组织了第一次全国范围的糖尿病流行病学调查。严棠主持了广州地区的糖尿病普查工作，首次为我国华南地区糖尿病患病率提供了较完整的统计学数据，为糖尿病防治工作奠定了基础。1984年，医院建立了原卫生部中山医科大学内分泌研究室，开始进行以糖尿病及其并发症的发生机制及防治为主要方向的研究。

1983年，严棠担任博士生导师。1985年，中山医学院改名为中山医科大

学，1990年，严棠成为校务委员之一。他与傅祖植、程桦共同带领的内分泌内科一直居国内先进行列，为国家首批博士学位授权点。在此基础上，医院内分泌科于1996年成立"广东省糖尿病防治研究中心"和广东省第一个糖尿病教育中心。

直到1999年病逝，严棠的一生没有经历过什么惊天动地的大事，只有数十年如一日的踏实工作。在简略的生平年表背后，严棠留给学生们最深印象的还是那些日常生活里的点点滴滴。

二、"严师"治学，言传身教

学生们的回忆中，严棠是一位不怒自威的"严师"。他的第一届研究生、"中山大学资深名医"、内分泌专家、著名教授程桦回忆道："他很威严，大家在他面前都不敢偷懒，该做什么做什么。但他并不苛求我们，只要老老实实工作、学习，就达到他的要求了。"中山大学孙逸仙纪念医院内分泌科主任严励回忆道："虽然他从来没有发过火，但要是说你一句'糊涂'，你心里便知'完蛋了，要努力了'。"

学生们的敬畏更多来源于他的认真细致以及追求卓越的精神。敏于事而慎

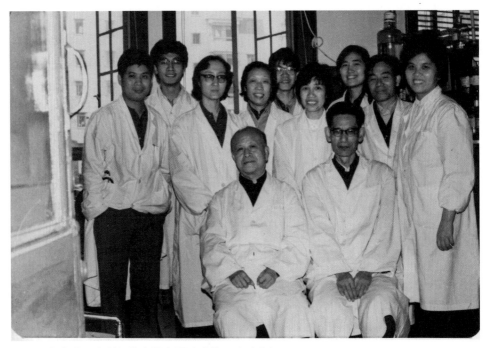

▲ 1985年内分泌内科工作人员合照（前排右为严棠）

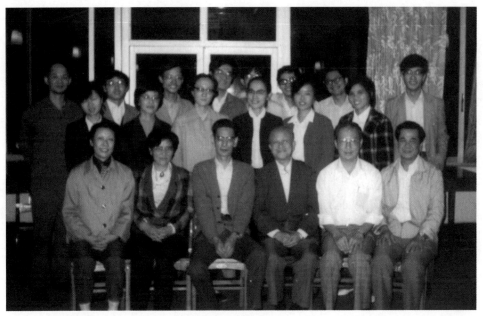

▲ 早期内分泌内科工作人员合影（前排左三为严棠）

于言、事必躬亲，这正是严棠留给大家的最深刻的印象。每天早上7点，严棠便已到实验室，比年轻医生还勤奋。每次专科查房他都会提前来到病床前，仔细地询问病人的病史，亲自为病人体检。当时病人的信息会写在黑板上，他在查房时会随时询问住院医生相关情况。他非常敏锐，经常发现临床诊断、处理中的关键问题。譬如他会先查看化验单的相关信息，没有从中发现问题的话，再对化验结果逐一分析。这种"考验"使得大家都很紧张，却也总是使人收获颇丰。由于观察糖尿病酮症酸中毒病人的尿量很重要，他就搬个凳子，守在病人床边，看尿液排出情况，以此来分析病情。学生们看到一个成名的大教授如此勤勉细致，内心无不震动。

这种态度也体现在日常的各种小事中。当时没有电脑，幻灯片全部是由严棠亲手用黑墨水笔在一种半透明的纸上一张张画出来的。"我还没有看过有谁的幻灯片做得比严老师的更漂亮、更细致。严老师做事那么认真细致、一丝不苟，我们在他身边自然受到熏陶，自觉、认真地工作。"程桦认为，老师严棠身上有一股浩然正气，"他为人正派，不说大话，不在意别人的奉承或议论。你在路上遇见他不主动和他打招呼，他也不会在意。当时博济楼后座四楼的办公室很少锁门，抽屉也从不上锁，无关的人不敢随便到我们那里"。严棠很强调读书的重要性，学生们总能看到他在医院图书馆看书的身影。这位温而厉的"严师"始终以言传身教、以身作则的方式，润物无声地影响着学生们。

除了严肃认真、勤奋好学、为人刚正，学生们谈起严棠时，又总会深情地谈起他对学生的教导和爱护。中山大学孙逸仙纪念医院内分泌科副主任、教授李焱撰写博士学位论文之时，深为英文摘要所困扰。严棠得知后，便挤出时间，逐字逐句帮他修改。

严励一直铭记1983年刚来医院时老师严棠对她说的话："一定要打好基础，医生最重要的是实习时和工作头几年的积累。这个时候最有热情，最应该踏踏实实工作。"她是科研型的研究生，当时做的课题却偏重于临床问题。她一开始感到很吃力。严棠便亲自带她去联系相关学科的老师以获得指导。内分泌内科技术员刘顺莲回忆道，在20世纪80年代糖尿病普查工作进行过程中，严棠曾手把手教她如何规范使用吸管和控制试剂量。她每次在实验室待到晚上11点多的时候，严棠都会过来鼓励她，赞赏地说"不错"。

退休以后，严棠依然常常回到医院科室指导学生。中山大学孙逸仙纪念医院内分泌科教授、副主任徐明彤记得，1991年她刚到医院大内科工作时，严棠非常关心科室的各个研究方向。她所研究的课题尚属前沿，开题时她非常紧张。严棠见状，给了她很多鼓励和指导。

严棠不仅非常关心每个研究生的研究方向，自己也总是会去查阅相关的文献。内分泌内科教授、现任肾上腺亚专科主任张少玲当时在进行1型糖尿病的遗传学研究，开题时本以为资料已经查得很齐全，没想到却被严棠指出遗漏了两篇文章。他还亲自去图书馆帮她查找到了这两篇论文。这种严谨治学的精神一直鞭策着内分泌科医生的成长。

"严师"的另一面是温文尔雅，热爱生活。"他平常很少讲废话，与病人沟通也是言简意赅，但大家常常会因为他的幽默开怀大笑，并不觉得他话少就是冷漠。"李焱回忆起自己还是一个年轻医生时，曾与老师严棠在杭州机场一同候机，受老师邀请一起品尝咖啡的往事："当时我都紧张死了，面对那样一位大教授，又不知道这入嘴苦涩的是什么东西。"见初尝咖啡的李焱不太自在，严棠轻松地与他谈起自己年轻时行医的往事，不着痕迹地化解了李焱的尴尬。

"他始终是一个非常热爱生活的人。他老人家品位高雅，爱看书，爱喝茶喝咖啡，爱听古典音乐，也嗜烟；有着恬淡闲适的生活态度，对名利之事看得极为淡薄。"李焱认为严棠的人生态度对他有着深远的影响。

三、宽宏大度，医者仁心

对待学术要求严格的严棠待人却宽厚有加。20世纪60、70年代，严棠一度受到冲击，成了"反动学术权威"。他得到平反后，一位刁难过他的"造反派"来到医院工作，担心彼时已成为副院长的严棠会挟私报复。然而，严棠不仅没有报复他，还对他有所照顾，表示"你当时年轻，年轻就容易犯错"。这种风度令人赞叹。在工作中，每当遇到不同的意见，他也总能虚心听取别人的建议，每次病例讨论后便会立即复核相关内容。

严棠对待病人更体现了一个医者的仁心仁术。他经常跟学生说，不要给病人增加负担，要仔细考虑这个检查有没有必要做、能不能想办法为病人减少费用等。他从不在意自己的头衔，而始终将病人、研究放在第一位。

终其一生，严棠身上始终体现着中国传统君子"恭宽信敏惠"的操行。这种君子之风也深刻地影响了内分泌科的风气。程桦说，陈玉驹、傅祖植、钟光恕等更无一不受到严棠的深刻影响。整个内分泌科亲善和睦、没有派系之争，大家可以各抒己见地争论问题却绝不会背后论人长短。

严棠一生获得无数的荣誉和头衔，然而在学生、同事眼中，他更像是一个纯粹的学人、医者、先师。在其生命经历中，真正闪光的不是外在的荣誉，而是品格的光辉。

东风桃李，巨木成林。严棠的学生们，乃至学生的学生辈都已成为内分泌学界的中流砥柱。如今的内分泌科历经几代医务工作者的艰苦努力，已发展成为具有国内一流学术水平、华南地区领先、在内分泌学界享有盛誉的医学专科。这些成就离不开严棠这样的先驱者，他们以学识品行、人生态度为我们照亮了前进的道路。

缪镇潮

济世利人，誉满杏林

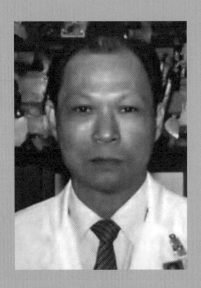

缪镇潮（1928—1991），男，心胸外科学教授，曾任澳门镜湖医院外科主任、外科教研室主任，1984—1987年任中山医科大学附属第二医院（1985年更名为中山医科大学孙逸仙纪念医院）院长。1985年在俄亥俄州克里夫兰临床医院及纽约市立大学西奈山医院观摩访问心血管外科，获"国际学者"称号。1988年赴美，获南伊利诺伊州大学医学院授予的"客座教授"称号。曾任中华医学会广东外科分会理事、广东心血管分会理事。他早年研究食管重建术，晚年重点研究心肌保护方法，对食道、肺、纵隔等疾病的诊断和治疗有丰富的经验。参与编写《实习医生手册》《外科学》等教材，培养心胸外科研究生若干名，在指导年轻医生科研上亦做了大量的工作。

　　澳门与广州，是缪镇潮魂之所系的两个城市。在63年的人生旅程中，这位心胸外科专家从澳门出发，追随师长在两地留下足印：作为年轻的医生，他不断锤炼医术，为患者治疗"心病"；成为医院的"掌舵人"后，他又为医院的发展、医学人才的培养殚精竭虑。

　　时光远去，人们依然铭记这位谦逊友善的医生、镜湖医院和中山大学孙逸仙纪念医院的"功臣"——缪镇潮。

一、澳穗开启医缘：他是镜湖医院的"功臣"

1948年，缪镇潮从澳门广大中学毕业后，以优异的成绩考入位于广州的中山医学院。1955年，他进入奋斗一生的地方——中山医学院附属第二医院（今中山大学孙逸仙纪念医院）工作。

时任中山医学院院长柯麟曾担任澳门镜湖医院院长多年，一直关心镜湖医院的发展，不断向该院推荐、派出医疗骨干。20世纪60年代初，缪镇潮受柯麟委派回到澳门，到镜湖医院开展工作。

在澳门，缪镇潮出色地完成多项在当地首开先河的手术，并向五官科、妇科等提供手术的技术支持。1966年，澳葡政府实行医疗新政，在镜湖医院工作的很多医生受政策影响而离职。在人员短缺、资源匮乏的情况下，缪镇潮同镜湖医院的工作人员一起面对困难，提出解决方案。为缓解人手紧张问题，他组织人员自编教材以培养医生和护士。缪镇潮为人谦逊，医术精湛，待人友善，为镜湖医院的发展做出重要的贡献，堪称"功臣"。他离开澳门后，有曾经接受其诊治的当地病人一路追随他到广州求医。

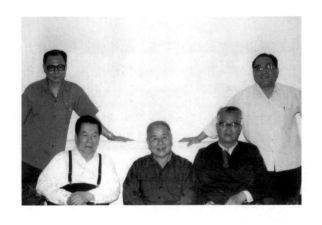

◂ 缪镇潮与柯麟等合影

二、一线锤炼医术：他接棒促成学科发展

新中国成立后，随着爱国卫生运动的兴起，医院按照"以医院为中心，扩大预防"的工作方针，与爱国卫生运动相结合，将办医重心下移至基层，派出大批医护人员深入农村、社区、工厂、矿区为群众提供医疗服务，并培训了大批基层医务人员。1970年，缪镇潮回到当时的中山医学院附属第二医院，随即被派往湖南，在"三线"铁路建设中从事医疗工作。

缪镇潮是一位医术精湛、思维缜密、考虑周全、对病人有爱心的医生。据同事们回忆，当地环境及医疗设备十分简陋，药物匮乏。他经常半夜被叫回医院解决最棘手的手术问题，随时被派往省内外进行会诊和手术，但他任劳任怨地坚守在岗位上，常常为救治病人废寝忘食。

20世纪50年代后期，中山医的前身华南医学院没有心胸外科专业。学院党委决定派从加拿大回国的骨外科专家何天骐前往北京黑山扈医院（中国医学科学院阜外医院前身）进修心外科，并与华南医学院附属第一医院（今中山大学附属第一医院）方大维等组建心外科，为学科的发展奠定了良好的基础。20世纪70年代起，缪镇潮与黄洪铮接棒主持心胸外科的工作，曾成功治疗抢救大量胸外科常见、多发病，并同时积极开展体外循环下先天性心脏病，如房间隔缺损、室间隔缺损、法洛三联症的矫治术，以及法洛四联症等复杂型先天性心脏病的矫治术和心瓣膜置换术。缪镇潮把每一位病人视为亲人，以严谨的科学精神做好围手术期的工作，术前做好诊断，术后注意总结经验教训等，为心外科的发展无私奉献，为学科的持续发展奠定了扎实的基础。

三、改革勇挑重担：他为医院发展殚精竭虑

进入20世纪80年代，医院紧跟国家医药卫生事业改革的步伐，大力推进医院改革与发展进度，取得了成绩。1984年起，缪镇潮担任院长，邝健全、张旭明、严棠、罗激等担任副院长。1985年年底，医院举行了隆重的建院150周年庆典暨中山楼落成剪彩仪式。同时，经卫生部同意，不久前随中山医学院更名的中山医科大学附属第二医院，又有了"中山医科大学孙逸仙纪念医院"的新院名。孙中山先生的孙女孙穗芳、孙穗芬女士，时任中央顾问委员王首道，卫生部部长陈敏章，全国政协副主席霍英东，时任中山医科大学校长彭文伟、书记刘希正参加典礼，缪镇潮做大会致辞。

受命担任院长后，缪镇潮更加勤奋地投身医院建设和发展事业中。当知道医院需要新设备而资金奇缺时，他马上向在港澳地区的私人朋友争取捐赠，为医院购买先进的仪器和全新的救护车。

1984年，缪镇潮受中华医学会安排到美国进修心外科，获授"克里夫兰诊所国际学者"证书。1988年，他和中山医科大学校长彭文伟一行应邀访问美国。其间，他获聘南伊利诺伊州大学医学院外科终身客座教授，并促成南伊利诺伊州大学医学院附属纪念医院与中山医科大学孙逸仙纪念医院结为"姊妹医院"。

当时，在州府大厅举行的几百人参加的欢迎盛会上，市长向来自中国的教授们颁发了"市长荣耀"嘉奖证书，并赠送两帧从未发表过的林肯总统巨幅照片。第二天，当地报纸以头版跨栏头条发布了这一新闻，称之为"West meets East"。

这一事件一时传为佳话。1991年缪镇潮去世，南伊大总校长Albert Somit博士、南伊大医学院院长Richard Moy博士、分管教学的副院长Terry Mast博士、资深教授代表Glen Davidson博士（后转任美国内布拉斯加州立大学校长）及李哲夫博士（后转任台湾慈济大学生命科学院院长）等均发来唁电及唁函，悼念缪镇潮并感谢他为中美医院交流做出的贡献。

缪镇潮爱贤惜才，为使青年们的才能有更大的发挥空间，对于20世纪60、70年代被下放的青年医生，他总是克服各种困难尽力帮助。有一次，他还特地到乡下为其中的几位青年处理相关事宜。对医学前辈们，他也关心备至。每到夏天，他便分批安排老教授们到清远、中山等地避暑休养，工作做得周到细致。

缪镇潮非常关心医务人员的身体健康。缪镇潮的第一个研究生李新农回

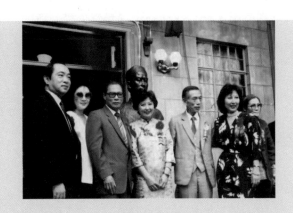

1985年，缪镇潮（左三）与孙中山先生的孙女孙穗芳、孙穗芬在博济楼前合影留念

1985年，医院举行150周年庆典，缪镇潮陪同时任全国政协副主席霍英东出席庆典

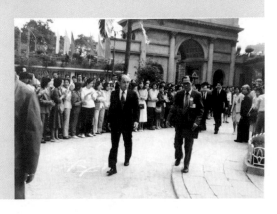

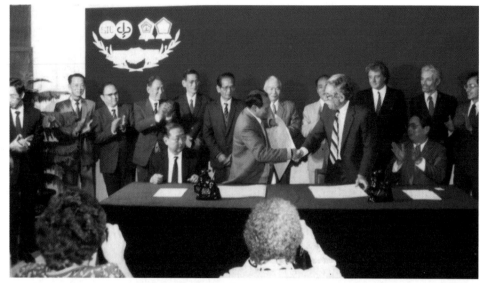

▲ 1987年3月，中山医科大学孙逸仙纪念医院与美国南伊利诺伊州大学医学院林肯纪念医学中心签订了合作协议，结为"姊妹医院"

忆，在院长任上，他为参与手术的医护人员设立暖心的"过时小灶"。当时，手术室的医护人员做完耗时长、难度高的手术后，往往会错过食堂午餐开放的时间。为了不让同事们饿肚子，缪镇潮与食堂负责人沟通，由食堂根据手术实际完成的时间，向医务人员发放"误餐票"，凭票由值班的厨师做热饭菜，实实在在地解决了医务人员的困难。

四、治学严谨精进："医生要具备4种技能"

缪镇潮一生治学严谨精进。他教导医学生除了掌握临床知识以外，还要提高临床分析能力、诊疗水平和判断能力。他认为这4种技能都是一名临床医生必须具备的。

李新农在急诊值班时，曾遇到一位因胸外伤休克的病人。他一时不知如何处理，急忙打电话给住在医院旁的恩师。缪镇潮接到电话后立即赶到急诊室，快速检查病人情况，判断病人因胸部刺伤导致血压快速下降，病情综合考虑为"心血管外伤性出血"。由于病情危急，送去手术室救治已经来不及了，他果断地决定在急诊室就地实施开胸手术进行抢救。

最终，病人被穿破的心房及时得到修补，转危为安。这次堪称"生死时速"的抢救，对李新农影响极深。以老师为榜样，他也成了著名的医生，救人无数。

缪镇潮鼓励学生独立思考，告诉学生学习医学知识不是简单的死记硬背，一定要理解精髓。缪镇潮的儿子缪家培博士回忆，他在中山医读书的时候，和其他的同学一样，为应付考试而死记硬背。缪镇潮见状便教导他："读医学院不能靠死记硬背的方式学习，一定要理解精髓，结合临床融会贯通地学习知识。"他还要求儿子把"Some people see things as they are and ask 'why'; I dream of things that never were and ask 'why not'"（凡夫遇事茫然疑为何，你应深思而问何不——罗伯特·肯尼迪）作为学习的座右铭。父亲的话像灯塔一样照亮缪家培前行的路，他也没有辜负父亲的培养和期望，后来成为一名卓有成绩的医学工作者。

任材年

创业艰辛，情系口腔科发展

任材年（1931—2019），男，广东佛山人，口腔医学教育家、口腔颌面外科学家，原中山医科大学口腔系主任、中山大学孙逸仙纪念医院口腔科主任、中山医科大学口腔医疗中心（今中山大学光华口腔医学院附属口腔医院）创办人及首任主任，享受国务院政府特殊津贴专家。

曾任广东省医学会口腔医学分会主任委员、中华口腔医学会理事、中华医学会口腔医院管理委员会常务理事，中华口腔学会颞下颌关节疾病专业组顾问，广东省第六、第七届政协委员，1992年受聘为香港牙科专科学院荣誉院士。参加全国教材《急救外科学》口腔部分的编写，担任《中山医学报》和国内4种口腔医学杂志的编委、常务编委和特邀编委等。从事珊瑚人工骨/自体骨髓复合移植修复颌骨缺损临床应用的研究和直流电神经刺激器小组的研究，多次获奖。主要著述包括《下颌造釉细胞病的临床病理分析》《嗜酸性淋巴肉芽肿的免疫病理研究》《唇腭裂手术的新进展和全面处理》《颞下颌关节双重造影》等。

既要悬壶济世，又要艰苦创业，还要在学术上有所建树，这些任务，有人终其一生能完成其中一项已属不易，可任材年一一做到了。这位在口腔医学教育界、口腔颌面外科耕耘数十年的著名专家，将口腔医学从"小科"变成"大科"，让口腔医生从"匠人"成为"大家"。

一、一波三折，从口腔科到口腔系

"解放初期，牙科不是大科，是小科。一直到1952年左右，牙医系才发展成口腔科。"任材年生前，每当提起口腔科的成立与发展，作为历史的见证人，他都感慨万千。

1954年，任材年从原广东光华医学院（1954年并入华南医学院）牙医系毕业，被分配到华南医学院第二附属医院（今中山大学孙逸仙纪念医院）工作。当时，整个口腔科只开设了门诊，只有3位老师、3台牙椅，条件十分简陋。

从1955年开始，牙医系逐渐向口腔系转变。医学院开设了口腔外科的病床，一共5张。尽管口腔外科没有独立的病区，但仍然在中国口腔医疗史上留下浓墨重彩的一笔，它是继华西医科大学口腔医学院、北京医学院口腔系、上海第二医学院口腔系之后，全国第四个有口腔病床的口腔科。

时至1958年，中山医学院在口腔科病区设有30个床位，规模在全国数一数二。在全国各地纷纷建立口腔系或者口腔医院的热潮中，中山医学院还没有正式建立口腔系。

"口腔科水平强不强，就看你能不能做口腔肿瘤、口腔癌这些手术。"任材年骄傲地表示，尽管还没有正式建立口腔系，但中山医学院不仅能做口腔肿瘤切除、颈清扫，还能开展腮腺癌、颊癌、颌骨癌等口腔肿瘤治疗手术。为促进口腔医疗技术的进步，在院长柯麟的号召下，口腔系的筹建工作紧锣密鼓地展开了。1960年，10位医疗系毕业的学员被调拨到口腔科。遗憾的是，20世纪60年代初，受大环境的影响，口腔系建系的规划被搁置了。直到1974年，口腔系才重新复系。

1977年，全国恢复高考，中山医招了第一班5年制口腔系学生，其中有被誉为"光华四大金刚"的王大为等人，他们后来成长为全国口腔医学的骨干力量。

二、下乡治病，为当地培养医生

任材年的职业生涯与口腔系发展的一波三折息息相关。1958年，他与刘焯霖、林英保3人被下放到阳江劳动,耙过田,推过石头,还曾参加水库建设。当地干部珍惜中山医的人才,让他们到卫生院工作。当时,成立不足10年的新中国百废待兴,基层条件十分艰苦,缺少医疗器械和药物,任材年和刘焯霖便到阳江城区购买制剂原料,自行配药,顽强地开展医疗工作,救治病人。

久而久之,当地的村民都会去找他们看病。当地县委得知情况后,将他们调到了条件好一点的公社。在公社的卫生院里,他们克服困难,积极开展气管切开等小手术。刘焯霖主要看内科,任材年管外科,还要负责耳鼻喉科,以及救治难产的孕妇。

那时,一次出诊常常要跑几个山头,阳江的罗琴山路边还有野兽出没。公社书记怕他们到乡下出诊遇到危险,甚至要拿手枪给他们防身,但因任材年等人不会用枪而作罢。

由于病人多、医生少,各种疑难杂症都要应对。任材年曾经在麻醉科学习过,病人做手术需要麻醉时,他就承担麻醉师的工作。尽管他下乡前没做过背部纤维血管瘤手术,但只要救人的时候需要,他也会硬扛下来,在实践中学习。

后来,在东莞大朗下乡时,他也遇到过这样硬扛的情况:一个阑尾炎快要穿孔的病人,如果不立刻手术,便只能听天由命。任材年当机立断,立刻组织几位有经验的医生做手术,将病人从生死关头抢救回来。这样一来,他的名声开始远扬,很多病人都慕名而来。在东莞的3个多月,任材年一共做了90多例手术,有胃穿孔、耳鼻喉、阑尾炎、膀胱石、疝气等。

"授人以鱼,不如授之以渔。"除了为当地民众提供医疗服务以外,任材年和他的同事还对当地的村民进行培训,培养了一批"赤脚医生",并逐渐建立起心电图、耳鼻喉、麻醉等专业,呕心沥血把当地医院建设起来。

三、妙手回春,打造口腔科闪亮品牌

回到中山大学附属第二医院(今中山大学孙逸仙纪念医院)后,任材年的才华得以淋漓尽致地发挥。他精心施治的事迹曾多次登上《羊城晚报》等媒体的头版,病愈后到口腔科送锦旗的患者更是数不胜数。

有一次,一位9岁的患儿因口腔颌骨里长了血管瘤,溃破后导致口腔大出血,在外院经过7次抢救,还是控制不住出血,被主治医生送到任材年这里求助。入院时,患儿的血从口腔里喷射出来,性命危在旦夕。任材年马上赶去急诊室进行抢救,按压止血之后将血管瘤刮除干净,成功挽救了孩子的生命。这

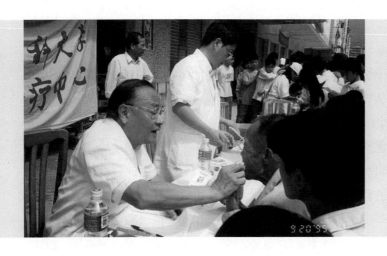

◀ 1995年爱牙日，
任材年为患者义诊

一病例经媒体的报道，在海内外产生了巨大的反响。患儿的父母将救命之恩铭记在心，多次致谢。这让任材年感到非常欣慰。

随着口腔科的壮大，不断有患者从全国各地赶来求助。曾有一位舌肉瘤患者，经过任材年紧急抢救后幸运获救。患者对任材年说："我以后名字就叫'党生'，是共产党和人民医生救了我。"

还有病人因吐口水带血慕名求医。任材年经过仔细检查，发现牙肉没什么问题，但牙缝里面渗血。长期的从医经验告诉他，这并非简单的口腔问题。后来这位病人果然被诊断患有白血病。

任材年主要从事珊瑚人工骨／自体骨髓复合移植修复颌骨缺损的临床应用的研究和直流电神经刺激器小组的研究，其研究成果多次获奖。他还参与全国教材《急救外科学》口腔部分的编写，担任《中山医学报》和国内4种口腔医学杂志的编委、常务编委和特邀编委等，为口腔医学的发展做出了重要贡献。

20世纪80、90年代，任材年的著述多次发表在各种口腔医学杂志上，包括《下颌造釉细胞病的临床病理分析》《冷冻和煮沸自体下颌骨再植的动物实验研究》《嗜酸性淋巴肉芽肿的免疫病理研究》《唇腭裂手术的新进展和全面处理》《珊瑚人工骨作为颌面部修复材料的初步报告》和《颞下颌关节双重造影》等。

四、筚路蓝缕，为口腔医院的创建呕心沥血

1984年，任材年到中山医学院兼任口腔系副主任，后转为正主任。1986年，任材年作为访问学者到美国加利福尼亚大学洛杉矶分校进修。当时，中国

关于颞下颌关节、正颌外科等方面的研究刚起步，与国际水平存在较大差距。

回国后，任材年在中山医科大学孙逸仙纪念医院积极开展正颌外科工作。彼时的硬件、软件十分有限，条件异常艰难。任材年一边申请经费购买先进的器械，一边带着团队攻克临床难题，让正颌外科逐渐实现"从无到有，从有到精"，发展势头越来越好。

1988年，中山医科大学决定建立口腔医疗中心／口腔医院（今中山大学光华口腔医学院附属口腔医院，简称"光华口腔医院"），由时任中山医科大学孙逸仙纪念医院口腔科主任、中山医科大学口腔系系主任的任材年担任筹建小组组长。但由于当年卫生部已经决定不再办全国性公办的口腔医院，任材年等人只能通过广州市政府请求拨款，并邀请22个单位来论证广州市筹办第二个口腔医院的必要性。几经波折，卫生部最终同意额外批准建立全国最后一所公办的口腔医院。经过漫长的筹备期，光华口腔医院终于开始筹建。

建院初期，口腔医疗中心只有几张办公桌和陈旧的办公室，经任材年等人的艰苦创业、勤俭节约、多方"化缘"，最终完成建院的任务。当时卫生部提供了9000多万元的经费支持，而光华口腔医院建成最终耗费3亿多元，其中一部分经费就来自此前口腔医疗中心开展业务积攒的收入。

当时，担任口腔系系主任的任材年身兼两职：每周一、周四、周日到口腔系参加领导班子会，平常就在孙逸仙纪念医院口腔科上班。他骑自行车两头急匆匆往返的身影，至今仍留在许多同事的记忆中。

一直到1996年退休，任材年心心念念多年的口腔医院才正式建立。看着光华口腔医院从开始规划、申报基金、开诊营业、人才引进等，一步步从无到有建立起来，并承担了粤港澳大湾区乃至全国口腔医学医疗、教育、科研等重要任务，为海内外培养输送了大批优秀的口腔医学专业人才，任材年甚感欣慰。

在筹建口腔医院的同时，任材年率领孙逸仙纪念医院口腔科发展成为华南地区实力最强的口腔医学临床、教学和科研基地。1956年成立的口腔颌面外科，更是华南地区最早开展口腔颌面外伤、头颈肿瘤、先天和后天畸形诊疗的专科，是国家首批口腔颌面外科硕士和博士学位授予单位之一，是华南地区口腔颌面外科医师的摇篮，为中国口腔颌面外科事业发展做出了较大贡献。

作为国家临床重点专科、广东省高水平临床重点专科，孙逸仙纪念医院口腔科设有口腔颌面外科、牙体牙髓、牙周病、口腔黏膜病、儿童口腔、口腔修复、口腔正畸、口腔种植等亚专科，年门诊、急诊量近10万人次，年住院病人近4000人次，年手术量3000多人次，口腔颌面外科显微组织瓣移植手术量位居全国前三。

这些成果，离不开任材年等医学前辈们心血的浇灌。即使在颐养天年之际，他仍担任医院的口腔外科顾问，回答病例问题咨询、为年轻医师授课，还飞往全国各地，参与高难度手术，为患者服务。

2019年6月22日凌晨，这位受人尊敬的长者溘然长逝。作为国内顶尖的口腔医学教育家、口腔颌面外科学家，任材年的名字会一直闪耀在中国口腔医学发展史的星空中，为后辈所仰望。

邝健全

坚守妇产科60余年，矢志笃行仁心为人

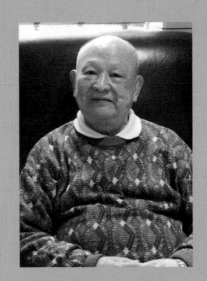

邝健全（1931—2021），男，教授、主任医师、博士生导师，享受国务院政府特殊津贴专家。1955年毕业于华南医学院（今中山大学中山医学院），曾任中华医学会妇产科学会常务委员、广东省政协常务委员，连续3届省妇产科学会主任委员，中央干部保健办特聘会诊专家，省干部保健委员会专家组成员。曾任中山大学孙逸仙纪念医院副院长、代院长、妇产科主任、妇产科教研室主任。主持和指导开展了输卵管粘堵术后的可逆性等方面研究，曾撰写论文100多篇，并获得卫生部和省科学技术委员会的科研成果奖多项；曾经参加编写《中华妇产科学》《妇产科理论与实践》《妇产科学》等教材，主编《性与不育》《新妇产科手册》。荣获第二届中国妇产科医师奖。

他是妇产科教授，一诺千金坚守60多年，始终心系患者；他也曾任中山大学孙逸仙纪念医院副院长、代院长，为医院硬件设施水平的提升做出了巨大贡献。

邝健全生前，每当被晚辈们赞誉，这位不离医、教、研第一线的教授总是谦虚地说，他只是在自己的岗位上尽了应尽的责任。

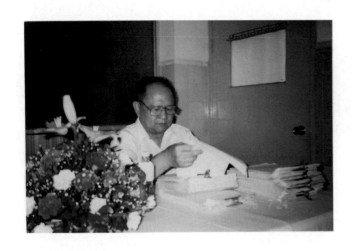

◄ 工作中的邝健全

一、"服从组织分配"：他遵一诺坚守妇产科60年

从广雅中学毕业后，邝健全最初的打算是学工科。他向来觉得做手工活很有意思。填志愿时，在湘雅医学院念书的姐姐动员邝健全念医科。他想了想，学医可以做手术，也能够提高动手能力。而且，医科要面对不同的患者，因病施治，因个体差异而异，相对而言更加灵活，也更具挑战性。人的生死就在一瞬之间，但凡有一刻犹豫、一丝耽误，便可能造成无法挽救的后果。因此，这份工作需要胆大心细，从死神手里抢人。邝健全觉得很有意义，便欣然接受了姐姐的建议。

当时的岭南大学医学院（1953年更名为"华南医学院"）群英荟萃，大师云集。他慕名报考，顺利入读。那时，馆藏的医学书籍大多是英文的，教授们上课前，会将他们自己从英文书籍翻译过来的教材做成讲义分发给大家。邝健全尤为注重消化课堂知识，每一堂课他都会认真做好笔记。岭南大学医学院还经常请外校外院的老师给学生讲课，分享老师们的丰富临床经验和诊疗技术。

"他们不仅学识渊博，临床经验也很丰富，对学生更是关怀备至。许天禄教授的课程给我留下非常深刻的印象。授课时，他在黑板上画人的骨骼、肌肉和血管的解剖图像都非常形象，还能左右手一起作画。他画图可谓是行云流水，我们看他画，就像看现在的动画效果一样。他讲的课堪称艺术。对他上课讲的知识，我们入脑入心。听他讲课真是艺术与学术的享受！"生前，邝健全曾不止一次向学生、记者讲述那段青葱的学医岁月。

中山医学院副院长周寿恺对学生们提的唯一要求，是希望他们读好书，做一个好医生。这句简单的话邝健全记了一辈子，也实践了一辈子。

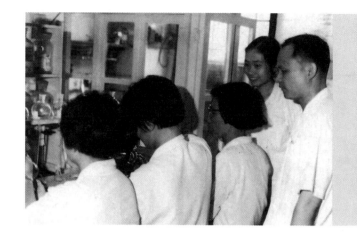

20世纪70年代，
邝健全指导进修生
完成实验室工作

成为一名妇产科医生，有些阴差阳错。那时，他接受的是全科教育，只有到实习前才进行重点分科实习。1953年，通过学校的联系，他整个暑假都在广州市第二人民医院（今广州医科大学附属第三医院）妇产科实习，当时科室的老师都亲切地称他为"邝仔"。

其实，当时他最喜欢的是外科。但在填写实习志愿时，邝健全写的第一志愿是"绝对服从组织分配"，第二志愿才是外科。

志愿收上来以后，学生辅导员黄华统计后发现很少人填妇产科，达不到该分配给科室的名额。他便跟担任班干部的邝健全沟通："你去妇产科，好不好？"邝健全想到自己填报的第一志愿，便一口应承下来。这一承诺，就是60多年的坚守。

他认为，只要是自己答应的事情，就要想方设法做到、做好。在后来上山下乡，参加"四清运动"和修三线铁路，无论分配的工作是做农活还是修路医疗队，他都毫无怨言。他说："有病人就当医生，没病人就当民工。组织需要我到哪里，我就到哪里。只要能对社会做些贡献，不浪费生命，做什么都可以。"

1953年，中山大学医学院、岭南大学医学院和光华医学院合并，改名"华南医学院"。合校以后，岭南大学医学院的妇产科全部搬迁至附属第一医院，孙逸仙纪念医院只保留了妇科门诊。1958年，为了满足患者急诊和教学综合医院的需求，孙逸仙纪念医院决定重新开设妇产科。

在郑惠国的带领下，邝健全与同事们一起复建妇产科。那时，产科就设在博济楼后座的二楼东北部，仅有25张床位，条件很艰苦。他们白天在值班室学习，晚上因陋就简就地休息，却从不喊苦喊累。

二、换电线、安电话、装电梯，向现代化医院迈进

1981年，邝健全接替宁玉明副院长的职位，成为医院领导班子的一员。在新的历史时期，中山楼正在建设，医院急需发展新动力。

他意识到，医院要发展，基础建设必须要跟上，这样才能给患者提供更先进的医疗设备和舒适的就医环境。要做基建，资金是最大的问题。尽管广东省政府除了中山楼的基建费外，还额外拨了100多万元的配套开办款项，但这笔钱对医院发展而言依然是杯水车薪。每一分钱都要花在刀刃上。邝健全在院领导的同意下首先抓了三件事：换电线、安电话、装电梯。

邝健全认为，以后随着医院发展，就医人数增加，医疗设备增多，用电负荷会加重，隐患肯定愈来愈大。医院和别处不同，同样是火灾，可能别的地方可以有秩序地疏散，但医院有很多病人行动不便，后果难以预料。因此，在有限的条件下，他第一件要解决的事就是换电线。

增加电话，在如今看起来是小事，在当时可是大事。那时，医生值班房里是没有电话的，只有病区才有。如果有电话打来，或者病人病情出现变化，护士要跑到值班房找值班医生，这样就会造成病房"真空"。病人万一有什么情况，而护士不在，这是非常危险的。

至于装电梯，也体现了邝健全的战略眼光：当时整间医院没有一部电梯。虽然博济楼前座预留了电梯位，但由于资金短缺，迟迟没有装上电梯。做手术前，医生们要将病人抬上五楼手术室，做完手术，又要将他们抬回病房，再将接台手术的病人抬上五楼。如此反复，医生的精力消耗巨大，也耽误了时间。每天来医院的还有不少是急救病人，如果不能及时送到手术室，也会耽误抢救。

他的想法得到同事们的支持。外科教授潘立恩与当时在医院就诊的麦玉贞沟通并得到积极支持，后者向医院赞助了博济楼前座的第一部电梯。

在那段艰苦的基础建设岁月里，医院的所有职工都将医院视为自己的家。1981年，医院全年的总收入只有200多万元，刚够发工资。上级也没有更多的资金拨款。在全院大会上，邝健全讲明基础建设的意义，获得全院职工的支持。大家节衣缩食，筹钱来建设医院。那时，全院从院长到普通的职工，一个月的奖金都只有30元。

三、"患者的需求就是我的动力"

在几十年的从医生涯中，邝健全始终坚持将病人放在第一位。他认为，做医生最重要的就是要及时挽救病人的生命。邝健全在产科时，最担心的是产后大出血。后来转到妇科，他最担心的就是宫外孕。这些病都拖延不得，必须得到正确而及时的处理。

他十分重视总结救治经验。在两个科室工作的第一年，邝健全就对自己的临床工作写了综述和临床病例分析，记录如何及时诊治产后大出血和宫外孕。他曾坦言，这是为了让自己心中有数，上阵不慌。时间就是生命，做医生不能在面对需要急救或紧急处理的病人时再去翻教材病例。

20世纪60年代，国内开始进行药物闭塞输卵管的绝育术的研究，这在当时的国内外学术界产生了很大的影响。当时有专家认为绝育手术可能是不可逆的。邝健全意识到，如果能够为这一绝育术留下逆转的空间，就能为那些家庭留下生育的希望。

从对患者进行人文关怀的角度出发，邝健全建立专家小组，研究这种绝育术的药物阻塞部位以及它对盆腔卵巢的影响。经研究发现，药物基本阻塞的是输卵管间质部，可以尝试通过经设计改良的输卵管宫角植入术来恢复输卵管的通畅。专家小组找了30位接受过绝育术但是孩子因故夭折的妇女接受这个手术，复查后发现她们均可恢复生育能力。

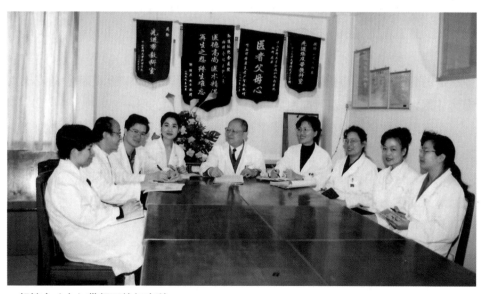

▲ 邝健全（中）带领下的妇产科

20世纪80年代，这项研究成果发表在《中华妇产科杂志》上。相关的手术视频被《中国实用妇产科》杂志社制成DVD，在全国发行。该成果后来被美国国家图书馆收录，并做摘要索引。

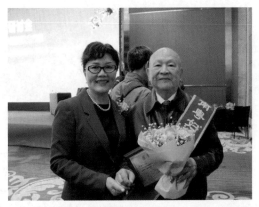

▲ 邝健全（右）荣获第一届南粤妇产科医师奖，并与学生杨冬梓（左）合影

以人为本，将心比心，邝健全在从医时总是设身处地地为患者考虑。刚到医院工作时，因为是男性，他有时会受到病人"歧视"。但邝健全不怒不急，还替病人打听哪位女医生有空看诊，便立即带病人去就诊。在他看来，病人的需求是最重要的，病人的抵触情绪也是可以理解的。

遇到棘手复杂的病例时，邝健全也总是想尽办法为病人设计最佳手术方案。他曾说，挑战疑难病症，能帮助患者们恢复健康，是最有成就感的事，也是医生的天职。

从医生涯中，他一直以做个好医生、好老师为人生目标。作为老师，邝健全甘做人梯，将知识倾囊传授给学生，期望年轻人青出于蓝而胜于蓝。

如今，他培养的诸多优秀医学人才已经成了各自领域的学科带头人和中坚力量。学生杨冬梓是生殖内分泌专科一级主任医师、二级教授，曾获"中大名医"、第六届"妇产科好医生·林巧稚杯"等荣誉，担任中国医师协会生殖医学专业委员会副主委、粤港澳大湾区妇产科医生联盟主委等社会职务，是全国知名的生殖领域专家；谢梅青是妇科内分泌和普通妇科领域的著名专家……

邝健全晚年回顾自己的行医生涯，总是强调医学要回归到"人"本身。这个"人"，既指医生，也指病人。

"医学发展到现在，有很大的进步。先进科技对我们的临床观察诊疗有帮助，但任何的事情归根到底还要靠人。机器靠人操作，检查结果靠人分析。同样的药物，不同的剂量就有不同的效果。医生不能过度依赖机器，而要细致认真地观察病人在治疗过程中的变化，及时和病人沟通。手术是好东西，但毕竟会造成创伤，所以一定要慎重。另外，医无定法。我觉得医生始终要以病人为本，注意病人的病情变化是最重要的。我们还要注意到个体病情的差异性，以获得最佳的治疗方案。"邝健全的这番肺腑之言，在他离开人世后的日子里，依然回响在学生们的耳畔，促使他们时时思考医者的使命和医学发展的归途。

朱纯石

慷慨无私，为心血管事业奉献一生

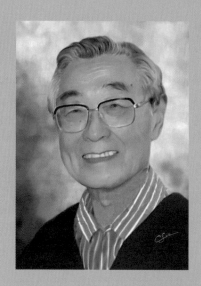

朱纯石（1931—2018），男，江苏无锡人。1963年毕业于上海第二医学院（今上海交通大学医学院）。中山大学孙逸仙纪念医院教授，曾被评为"广东省有突出贡献的中青年专家"。20世纪70年代起从事人工心脏起搏的临床应用和基础研究，先后主持科研项目10余项，其中，"人工心脏起搏器临床应用研究"获1991年度广东省医药卫生科技进步二等奖，"紧急心脏起搏技术的改进和临床应用"获1994年度广东省科技进步三等奖，《实用人工心脏起搏和电复律》一书获1996年度卫生部医药卫生科技进步三等奖，"细钢丝钩状起搏电极"和"带指引钢丝的经静脉心内膜起搏电极"分别获国家专利。主持的"紧急床边心脏起搏术"以其简单易行、效果良好而成为国家卫生部1995年"十年百项成果推广计划"之一。

7岁的时候，朱纯石还叫"朱长庚"。为他起名的私塾先生朱醉平懂得一些中医知识，常常免费为病人做针灸、刮痧等治疗，在乡下颇具盛名。那时朱老先生常常当着其他学生的面夸奖说："长大后，长庚将是你们中最有出息的一个。"

朱老先生没有夸错。

"一点浩然气，千里快哉风。"用这两句诗来形容朱纯石的一生，再合适不过。在踏上医学道路后，他凭借刚毅的个人品格、求真的刻苦精神，逐渐成长为我国心血管内科的知名教授。他慷慨无私，毕生致力于心血管内科的建设与发展，其赤子之心令人肃然起敬。

一、受鲁迅文章影响，改名"朱纯石"

1931年，朱纯石出生于江苏省无锡县（今无锡市）雪浪乡。出生前，他的父亲因病去世，母亲把希望全部寄托在他身上。虽然家境困难，但母亲在朱纯石7岁时，还是把他送到了邻居家客堂的私塾读书。

初中毕业后，他不忍看到母亲为他筹措学费如此辛苦，便独自到上海谋生，做过钢铁厂的学徒、百货公司的练习生、翻砂场的司账（旧时负责财务工作的人）。那时，他只有16岁。

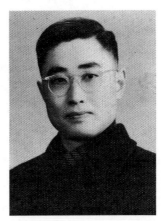

▲ 朱纯石1953年冬摄于上海海关

在居无定所的日子里，朱纯石依然一心想着求学，在生活稍微稳定后，他开始在市东中学读夜校高中。他很喜欢阅读，在看到鲁迅先生的一篇文章后，他把自己原来的名字"朱长庚"改为"朱纯石"。

鲁迅在《致赖少麒》这封信里写道："巨大的建筑，总是一木一石叠起来的，我们何妨做做这一木一石呢？"

是啊，何不做这坚实底座的一石呢？朱纯石深以为然。

1951年春天，华东军政委会医防大队医训班在上海招考，朱纯石立即报名参加。通过考试后，朱纯石进入医训班学习，毕业后留在上海海关所工作。

在海关工作期间，他还是心心念念要继续求学，要上大学，于是自费去上海市市立高级技术夜校学习各种课程，平时重点补习薄弱的数、理、化科目，多年来几乎没有间断。

1958年，机会终于来了。政府从在职干部中选送人员参加全国统一高考。朱纯石有幸被选中，继而被上海第二医学院医疗系录取。进入大学后，朱纯石非常刻苦地学习，每学期考试成绩都名列前茅。在进入大学三年级接触临床医学后，他对医学更感兴趣了。毕业时，中央卫生部突击检查教育质量，要求上海第一医学院和上海第二医学院各派出8名选手参加考试评比，朱纯石是上海第二医学院派出的8名选手之一。结果，上海第二医学院的比赛成绩领先于上海第一医学院。

1963年，朱纯石大学毕业，服从组织分配来到广州，在中山医学院附属第二医院（今中山大学孙逸仙纪念医院）内科工作。朱纯石正式的医生职业生涯由此展开，而艰巨的任务很快就迎面而来。

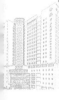

二、参与抗疟药物临床验证，功成不必在我

1967年4月起，国家展开了代号为"523项目"的抗疟药物研究工作，指令由朱纯石担任临床组一队队长，带领由广东中医学院和中山医学院成员组成的广东队，前往海南岛执行抗疟药筛选和临床验证工作。数十年后因发现青蒿素而获得诺贝尔生理学或医学奖的屠呦呦医生，彼时则在北京负责抗疟药的药理研究。

1967年4—10月，朱纯石第一次赴海南岛执行任务，其间朱纯石的母亲在佛山不幸患病去世。第二年4—11月，他又再赴海南岛执行任务。朱纯石带着队伍进入深山野林。气候湿热，道路泥泞，山中蚊子和蚂蟥肆虐，他一度染上疟疾……他克服这些困难，坚持进行了一年多的临床验证工作。任务结束后，朱纯石获得了积极分子奖。更让他高兴的是，他的小女儿也已经出生并满月了。晚年，朱纯石回忆起这段经历，感慨地说："当时强调集体主义，这是最高的奖赏了。多亏在北京搞抗疟药物组的屠呦呦教授，她发现了青蒿素。但因为这是保密的群众运动，且强调集体主义，使她默默无闻了几十年。"

2011年，时年81岁的屠呦呦教授获得了拉斯克国际生物医学大奖，这是该奖设立65年来首次授予中国科学家。此时已退休、远在加拿大生活的朱纯石在欣喜之余，激动地作《不枉当年海南行》诗一首，以纪念这段旧事：

> 受命海南行
>
> 执行抗疟令
>
> 环境恶劣不堪言
>
> 深山老林强安营
>
> 荆棘路难行
>
> 湿热更难忍
>
> 毒蚊疟疾苦缠身
>
> 恶山蚂蟥倍惊心
>
> 血战年余
>
> 黯然四十春

忽报屠氏始得奖
喜见一将终成名

2015年，屠呦呦教授又因为当年青蒿素的发现而获得了诺贝尔生理学或医学奖。"回忆起来，虽然自己是一个无名小卒，但亦不负此行。"朱纯石生前曾谦虚地说。这种"功成不必在我"的情怀，是他一生的写照。

三、拥有三"最"的医生，他名列"国内三朱"

朱纯石是孙逸仙纪念医院内科心血管专业组主要负责人之一，后来担任心血管内科主任。他特别关注心血管内科年轻医生的培养，与当时心血管内科的梅伯英、张旭明、谷小鸣、刘泽生等教授一起，为心血管内科的成长、发展奠定了重要基础。

早在20世纪70年代，朱纯石在临床发现心律失常特别是缓慢性心律失常患者的病死率比较高，同时，他也了解到国外已经开始使用人工起搏器。朱纯石对此产生了浓厚的兴趣。1973年去北京进修一年回来后，他在当时的中山医学院附属第二医院心内科开展心脏人工起搏器植入手术。

为及时地抢救和治疗更多濒危患者，也为了更多地接触病人，朱纯石多年来坚持担任"三值"医疗轮值工作，直至他退休前几年。朱纯石的家人还记得，在1984年以前，朱纯石住在医院的大食堂上面。当时还没有安装电话，每当有心血管危急患者需要抢救时，科室就会派人在楼下高呼朱教授的名字。夜深人静，大楼里21户人家每每会被这样的呼叫声吵醒。

后来，医院特意为朱纯石家里安装了电话。朱纯石连续当了几十年的心内

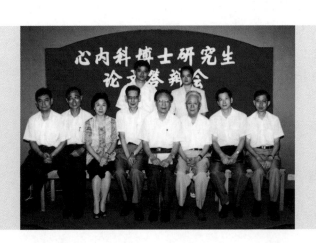

◀ 朱纯石（前排左二）在心内科博士研究生论文答辩会上

科第三值班。他白天照常上班工作，同时24小时负责院内院外心内科危重病人的会诊和抢救工作。

20世纪80年代，心脏起搏和电复律技术开始得到普遍应用。当时国内有"起搏三朱"的说法，指的是北京的朱中林、南京的朱思明和广州的朱纯石，他在心血管医学界的地位可见一斑。朱纯石要面对的抢救和紧急会诊特别多，那时他几乎参加遍了广东全省和广州全市各大医院心血管病的急会诊任务。

一个深夜，朱纯石突然接到电话，要他去海南抢救一位心搏过慢、频发晕厥的病人。朱纯石立即出发赶往海南。当时病人躺在床上，情况危急，家属非常紧张。

时间紧迫，朱纯石决定马上进行紧急心脏起搏手术。病人的床矮而宽大，朱纯石只能跪在床上，从左锁骨下静脉插入临时心内膜起搏电极。在心腔内心电图导示下，他很快完成了手术，为病人装了临时心脏起搏器。

海南的天气非常炎热，朱纯石穿着白大衣，戴着手套、帽子、口罩。当时还没有空调，因为怕电风扇污染手术器械和病人伤口，也不敢使用。通宵达旦地把手术做完，朱纯石已全身湿透，筋疲力尽，但病人最终转危为安，这令他感到莫大的安慰。

朱纯石的学生、现任中山大学孙逸仙纪念医院心血管内科主任王景峰回忆起恩师，对朱纯石在医学技术上的精进印象十分深刻。记得有一次，心血管内科收治了一位心源性休克的患者，需要请外科医生来做静脉切开。患者情况危重，到场执行操作的外科医生却一直找不到血管，朱纯石看在眼里，急在心里。"我来吧！"朱纯石戴上手套，三两下便找到了血管，至静脉切开，连10分钟都不用。时至今日，每每想起，王景峰仍然心生敬佩。

晚年回忆起自己的行医生涯，朱纯石曾非常骄傲地写下他的"三最"："在我们医院中，我算是值班时间最长的（连续30多年）、晚上被叫起床抢救病人最多的，也是接受X射线照射最多的内科医生。"

这样的叙述，带着一位医生对自己职业无比的光荣与自豪感。当时没有加班补贴，半夜12点前，值班护士特别给他加一份两角钱左右的点心，朱纯石便已感到心满意足。

"我一生中感到最欣慰的，就是抢救了不少危重病人。"朱纯石写道。

四、救急扶危，获国务院政府特殊津贴

20世纪70年代末到80年代，人工心脏起搏器植入在中国华南地区还属于

"空白地带"。朱纯石经常受邀出差到广东省及华南地区的众多医院进行手术，救治病人。人工起搏器价格昂贵，为减轻患者的负担，朱纯石出差时会尽量选择较便宜的交通工具与食宿安排。

经过多年在心脏起搏技术方面的临床实践，朱纯石发表了不少文章。当时国内还没有人工心脏起搏方面的专著，朱纯石萌生了写书的念头，于是下定决心，约北京和上海的专家一起编写《人工心脏起搏和电复律》一书。

夜以继日地完成初稿后，朱纯石约请上海著名的心脏病专家陶清审阅。定稿后，陶清给朱纯石来信说："甚望本书能早日出版，这是非常及时的一本有实用价值的好书。"这给了朱纯石极大的勇气和鼓舞。《人工心脏起搏和电复律》于1983年出版，这是国内最早的起搏器专著，成为当时国内许多心血管医生的案头书。

此后10年，国内外心脏起搏器和电复律技术迅速发展。为了适应新技术与新器械的广泛开展，朱纯石又约请原班专家，对书中内容做了增加和整理，于1994年重新出版了《实用心脏起搏与电复律》。此书获得了卫生部优秀著作奖。

参加会诊和抢救病人多了，朱纯石经常会遇到病人心脏突然停跳时床边没有X光机的情况，深感紧急床边（非X线下）心脏起搏的重要性。为此，他发明了经皮穿刺细钢丝钩状单极心内膜或心肌起搏电极，以及带有指引钢丝的临时双极心内膜电极。

为了把构思中的电极制成成品，朱纯石自费到上海寻找合适的材料和制作工厂，到复旦大学工程系进行检验。在与同事们做了大量的动物实验后，他研究出了经左锁骨下静脉做紧急床边心脏起搏、经胸壁穿刺做紧急床边心脏起搏的新方法。

临时起搏器及起搏导线的研制，获得了两项专利，由于电极结构简单、价格便宜，非常适于基层医院的广泛应用。这项"关于紧急床边心脏起搏技术"操作简易、起效迅速，挽救了很多危重病人的生命。1995年，卫生部将其列入"十年百项成果推广计划"，向全国基层医疗单位推广应用。该技术获得了国务院特殊津贴奖，1999年又获得了教育部重大贡献奖。朱纯石于是写了一本名为《紧急床边心脏起搏》的小册子，以利于更多医生掌握该技术。

在职的最后几年里，朱纯石还参加了《现代心脏内科学》《现代心血管病学》和《实习医生手册》的编写工作。后来，他如一位大侠般潇洒地回望过去："人生几何，能为人们的健康卫生事业做出一点贡献，能留些墨迹于世，亦是一大快事。"

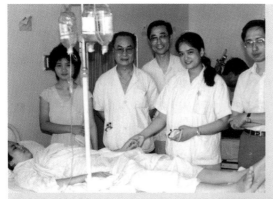

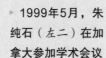

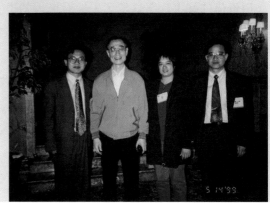

1989年7月，朱纯石（中）参与抢救一位反复心室颤动的患者

1999年5月，朱纯石（左二）在加拿大参加学术会议

在广泛传播心血管知识的同时，朱纯石从1990年开始招收研究生，他培养的众多博士、硕士研究生和年轻医生，后来都成为国内和广东省心血管专业的学科带头人和业务骨干。

五、晚年退而不休，大爱义举回报故土

2018年3月24日，是朱纯石一生中的最后一个工作日。那时他已经87岁，退休后在加拿大生活并行医。仿佛冥冥中上天有所安排，那天他接诊的最后一位患者，正是安装了人工心脏起搏器的病人。

3天之后，朱纯石因病去世。中山大学孙逸仙医院发出讣告表达沉痛哀悼之情，赞颂朱纯石"慷慨捐赠，恩泽后学，大爱义举令人感动"。

这里说的"恩泽义举"，是指在2018年1月，朱纯石向孙逸仙纪念医院心内科捐赠了人民币100万元，设立"朱纯石心血管教育基金"，用作奖励基金和奖学金，惠及广大心血管医生及学子。朱纯石用这样的方式，表达了对党和国家多年培养的感谢，以及对心血管事业的支持。

在此之前，朱纯石在2002年为家乡的无锡市雪浪小学捐赠了20万元人民币，设立奖学基金；2009年他又捐出10万元，为雪浪小学修建图书馆出力。

其赤子之心、思乡之意，深切而动人。

1996年，65岁退休后的朱纯石随女儿移民加拿大。在享受天伦之乐的同时，也继续到加拿大政府为新移民开设的英语学校读书。其实朱纯石的英语有一定基础：1978年改革开放后，为了能够学习国外先进的医疗技术，他每天早上都收听英语广播，默记医学英语单词。

在国外，朱纯石遇见了许多以前在国内行医的医生，在他们的启发下，他决定自己开设诊所。经过3个多月的筹备，1996年年底，朱纯石终于在女儿家的地下室里，建起了一间100多平方米的中医药针灸门诊所。他写下了《从头越》小诗，记下了当时的一片冰心：

> 去国离人，花甲抵枫城。
>
> 万水千山总关情，暮色远迷前程。
>
> 峥嵘岁月难留！空虚寂寞奈何？
>
> 为创充实余生，老骥迈步越从头。

年过65岁的朱纯石在学习英语的同时，也自学中医，熟记穴位经络，背诵方歌，加上30多年的西医临床经验，以西医诊断、中医分型对病人进行治疗。在冰天雪地里，他送医送药到老人家中，对贫困病家及国内同胞降低收费或免费服务。在行医的同时，他还积极做义工，于2009年获得了加拿大安大略省义工服务奖。

晚年时，朱纯石曾回忆起自己的小时候，那时写下的句子澄澈又情感充盈："半年后学生渐渐多了，（私塾）就迁到前村柏树巷的观音堂内，取名为私立明志小学，设1～3和4～6年级的两个大课室。我在此读完了1～4年级的课程，每学期的成绩都是第一名，又是学校的优秀生，亦曾代表学校参加地区的优秀小学生演讲竞赛而获过奖。"

他说："每个学期我都可以获得一些小奖品，特别是每当我拿着成绩报告单和一些小奖品连蹦带跳回家告诉母亲时，母亲总是搂我在怀里，含着热泪抚慰我良久，这使她辛勤而又寡苦的心灵稍微得到一些温暖和安慰，对我亦是一种莫大的鼓舞。"

母亲的这种鼓舞，就这样一直伴随着朱纯石走过了跌宕起伏又动人的一生。

黎锦芳

锦绣华年付白衣，杏林史册镌芳名

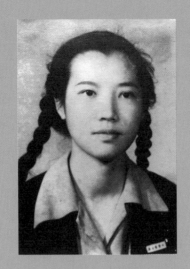

黎锦芳（1934—2021），女，主任医师、教授、硕士生导师，曾任中山大学孙逸仙纪念医院超声科主任。

她1956年于广州医学院（原岭南大学医学院，后更名"中山医学院"）毕业，在广州医学院附属第二医院（今中山大学孙逸仙纪念医院）工作至退休。曾任中华医学会超声学会广东分会3届常委、两届副主委，并兼任中国超声生物工程学会常委。在国内外发表论文30多篇，曾获国家教委科技进步二等奖，广东省卫生厅科技进步三等奖，中山医科大学科研成果二等奖、三等奖各一项，医疗成果三等奖3项，并荣获"广东省白求恩式先进工作者"称号。

黎锦芳在中山大学孙逸仙纪念医院从医50多载，从内科至超声科，兢兢业业、一丝不苟，奠定了她在内科及超声波显像技术的学术地位。而在学生眼中，她既是严师，又是慈母。

虽然她的身影已经远去，但熟悉她的人说起有关她的往事，仍会为之动容。一方面，医院成就了她的事业；另一方面，她也为医院的品牌增添了光彩。她的名字将永久地留在孙逸仙纪念医院建设发展的功臣册中。

一、出身中医家庭，刻苦钻研医术

1934年，黎锦芳出生在香港，先后在香港罗富国师范学院附中（今金文泰中学）、广州协和中学、香港九龙真光中学就读。高中毕业时，她的钢琴老师曾保荐她到英国伦敦圣三一音乐学院，罗富国师范学院亦给予她免试入学，并有获奖学金的机会，但她最后却选择了从医之路。她选择从医的理由亦十分纯粹：她的祖父原是香港著名中医，又因其幼时曾患重病，幸得香港苏仁生医生挽救，对医者仁心仁术深感敬佩。恰逢岭南大学医学院在港招生，有感于新中国成立后全国面貌一新，具有爱国情怀的父亲便大力支持黎锦芳考取岭南大学医学院。1951年，她到广州上学。

岭南大学医学院师资力量雄厚，一年级学生跟理学院一起上基础课，授课老师都是国内外著名的专家，如中山大学前任校长李华钟老师（负责物理实验）、林尚安院士（负责化学实验）等。医学院教学要求也很严格。在黎锦芳的回忆中，国内外著名的数学家姜立夫教统计学，上课前他便声明，上他的课要努力踏实，只有小部分人能合格且不会超过80分。统计学合格，才可以修读微积分，而微积分的考试分数可以加入统计学中。

由于学校严格的治学风格，学生的淘汰率极高。每次物理、化学实验都要考试，只要有3次不合格，便不能参加小考，这也意味着不能参加期末考试，不能再读医学院。黎锦芳所在班级入学时有100多人，一年级上学期结束，由于各种原因，留读医学院的仅近半数。从医前期到临床课，每次上课前或后，都要考试，包括口试、笔试，内容涵盖解剖学、内科、妇产科、儿科等，从助教、讲师到教授，逐一提问，特别是解剖学，更被医学生们戏称为"过五关斩六将"。

由于岭大宿舍晚上10时熄灯，黎锦芳便备了一包蜡烛，以供"开夜车"之用。这种高标准严要求，培养了黎锦芳刻苦钻研的精神和自学的能力，对她后来从事超声工作有极大的帮助。

二、医者仁心，全心全意为患者服务

历经寒窗苦读，1956年，黎锦芳进入医院内科实习，终于穿上了白大褂，书本知识也派上了用场，可这只是事业的开始。走入医院大门，黎锦芳学习的不仅是医术，还有一丝不苟、吃苦耐劳的精神以及为医之道。

老一辈医生如陈国桢、刘世强、严棠等教授的言传身教，在她心中留下了难以磨灭的印象。周寿恺教授在黎锦芳的入院第一课便告诫她：一个好医生要做好"3C"（clear mind，clear heart，clean hand），即要有清醒的头脑思维、纯洁的心灵、干净的手。陈国桢教授则要求实习医生每次上课前，都要写好教案（如教学大纲，每种病的病因、病理、发病机制、流行病学、临床表现、诊断与鉴别诊断、治疗与预后等各项分配时间），由黎锦芳等实习生预讲。严棠教授每天晚上11时还来查看病房，还经常自己动手进行静脉输液。有他做榜样，黎锦芳自此形成习惯，在病区工作时不会在晚上11时前离开，并且很少回家，常住医院单身宿舍。这个习惯一直坚持到1974年医院因住房紧张撤销宿舍床位为止。

这段实习经历成为黎锦芳刻骨铭心的记忆，直到晚年仍历历在目。那时，作为实习医生，她要担负早上抽血、静脉注射全部工作。对新入院患者，哪怕是晚上11时收入院的，医生都要写好入院详细病历，做好血、尿、粪便三大常规检查，次日查房时向上级医生报告。那时，所有检验包括腹水、脑脊液等都要自己动手检查，送检验科主要是监测年轻医生做得是否准确，而病历报告和检查结果都需要医生背出来。

经过这些锻炼，黎锦芳的医术得到了很大的提升，还具备了在艰苦条件下行医的能力。

1961年，黎锦芳被下放到粤北河西医院（今韶关市粤北人民医院）。当时，那里连一台像样的X光机也没有，只能靠自己"视、触、扣、听"的基本功来诊治。如果没有严格的基本功训练，是很难完成工作的。多年以后，主管超声科的黎锦芳根据自己的成长经验，也要求学生们每周必须交一篇读书笔

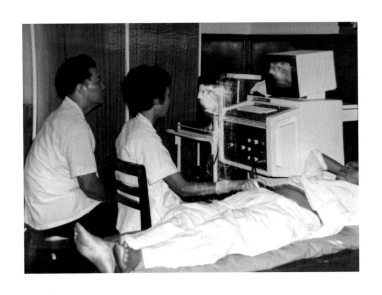

◂ 黎锦芳在为患者
做检查

记，疑难病例要集体讨论、分析，同样为学生们后来的行医生涯奠定了坚实的基础。

最让黎锦芳受益乃至终生不忘的，是老师们教导的医者仁心。这在她的杏林生涯中处处得以体现，被她视为人生座右铭。她成为一名教授后，在内科出教授门诊时，每次限挂15个号。患者好不容易看一次病，会向她提很多问题，而她总是耐心解答，绝不匆匆打发他们，并且会详细地了解病史、体检。遇到一些挂不上号或经济有困难的患者时，她都会秉持医者仁心，予以照顾，帮他们解决困难。

最让同事们钦佩的是，在漫长的行医生涯中，她从不与患者争吵，即使遇到患者无理取闹，也能平静待之。她曾主持肝炎专科门诊，制订治疗方案，要求患者配合。其中有一个患者因候诊时间长，怒骂离去，要求换医生。后来他的病发展为肝癌，主诊的医生建议他回来找黎锦芳，患者觉得不好意思，担心她计较，但她还是尽力为他诊治。可惜的是，这位患者病情已经到了晚期，最终不幸离去。黎锦芳心中为他难过，更感到从医者应耐心搞好医患关系，不要计较个人得失。后来，她不再去专家门诊，一些同事告知，不少患者还多次来寻找询问她何时复出。

三、热血丹心，无条件服从祖国需要

黎锦芳在80多岁高龄时，仍能清晰地梳理自己过往行医的经历，不忘初心。她走过的路，多少折射出那一代医护人员的共同命运，其特点之一就是"能上能下"，服从组织安排，既有在大城市从医的经验，又有下基层艰苦磨炼的历程，并且不畏惧体力劳动。

1956年，黎锦芳毕业后，陈国桢教授点名让她留校，在岭大医学院附属博济医院内科工作。1958年，她被下放雷州半岛海康县（今雷州市），与农民"同吃同住同劳动"，并参与雷州青年运河的建设和担负医疗任务。那时，基层条件十分艰苦，除了行医外，还要参加劳动，她却从不喊苦喊累。这是她的同龄人或同一代人身上和思想上特有的烙印。她那一代人热血丹心，深受"舍小家，为大家"的风气感染，常把报效祖国人民放在第一位。

她的爱人是岭南大学校友、妇产科专家邝健全。两人学术上志趣相投、比翼齐飞，生活中鹣鲽情深、琴瑟和鸣，在2021年相继驾鹤西去。当年，黎锦芳从香港来到广州后，只在大学一年级暑假和1957年结婚时回过家。新婚时，双方父母希望小夫妻能出国深造。但考虑自己成长于祖国，两人未应允，毅然返

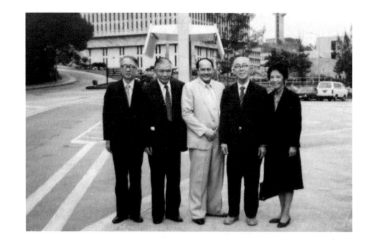

▸ 黎锦芳（右一）主要
从事超声显像研究，擅
长腹部疾病尤其是肝癌
的超声诊断和介入治疗

回广州。自那以后，黎锦芳一直没有机会回到香港的家，仅于1961年受医院委托返港5天，接受父亲赠送给医院的一批珍贵物资，包括抗结核药物、《外科手术学》（英文原版）及四联心电图机墨水等。

后来，直到黎锦芳夫妻双方的父母分别在国外和香港逝世，他们都未能再与父母相见。她曾告诉同事和学生，忠孝不能两全，虽然心中难过，"然而想及祖国需要，应无条件服从"。

1958年年底，黎锦芳晋升为内科代主治医师，并入内科消化专业。她主要从事超声显像研究，擅长腹部疾病尤其是肝癌的超声诊断和介入治疗探讨。所有与内科相关的工作她都要参与，包括急诊、特诊、院内外会诊、危重患者抢救等。

翻阅黎锦芳的行医档案，这位名医大家的成长之路令人感佩：1983年，晋升内科副教授和任硕士研究生导师；从1984年始，招收内科消化专业硕士研究生，任博士研究生的辅导工作；1987年，晋升为内科正教授；曾担任内科医教研工作，亦包括消化实验室、内镜、超声检查等；参与内科中文班和全英班的消化疾病的讲课，亦参与全国高等医药院校统编教材《内科学》（中山大学主编）、《诊断学基础》、《中国医学百科全书》消化分册（中山大学主编）的编写工作；曾任《广东医学》《中国超声医学》《现代消化病及内镜》等期刊的特约编委；曾任中华医学会超声学会广东分会三届常委，连任两届副主委，并兼任中国超声生物工程学会的常委；参与超声学会举办的专业学习班、新技术学习班和国家级消化系统疾病的研究工作，参与继续教育培训班教材的编写和授课，是主要力量之一。

四、纯然一片师心，诚望后辈奋进

从医数十载，黎锦芳的医学造诣日益深厚，她既有丰富的实践经验，又有累累的科研成果，还负责培养新一代医护人员。中山大学孙逸仙纪念医院超声科主任罗葆明教授回忆恩师，认为印象最深刻的当属老师黎锦芳对学生们的爱护。他以"学术上的严师、生活中的慈母"来形容黎锦芳。

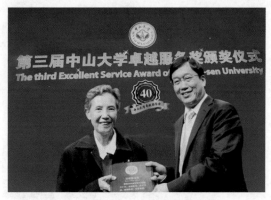

▲ 黎锦芳（左）获颁中山大学卓越服务奖

在教学中，黎锦芳对学生的论文逐字逐句地修改，标点符号也不允许马虎。学生的每次实验，从实验器材的准备到每一个实验步骤，她都严格规划，容不得一点粗心。"她总是教导学生，做事从细节着手，细节决定成败。"罗葆明回忆道。

黎锦芳得知学生生活中出现的困难后，总是千方百计地帮助解决。有一次，一位同学颈部淋巴结肿大，为了明确诊断，黎锦芳亲自联系外科教授会诊，为学生进行淋巴结活检后方才安心。

尽管退休多年，但黎锦芳对孙逸仙纪念医院依然饱含深情。她生前接受采访时表示："我院是全国最早建立的西医院，医教研均由才华出众的一流老一辈创建，能在我院工作数十年，虽已退休，但在我心目中，医院仍是我成长的家，在这里工作是我人生中的荣幸。"

可以说，孙逸仙纪念医院取得的成就和荣誉，也与黎锦芳和同事们的无私奉献与卓越表现分不开。他们不仅用精湛的医术为医院赢得了声誉，还合力打造了医院的品质，留下了宝贵的精神财富。

黎锦芳的医学前辈把这笔精神财富传授给了她，而她又传授给了下一代人。学生们回忆，晚年谈到自己的行医体会与态度时，黎锦芳坦言："医生，主要着重的是'医'。我们的服务对象是广大人民，如何兢兢业业，力求上进，德才兼备是很重要的，绝不能以论文数、诊病人次、病床周转率等为评判标准。若是可以开展'如果我是一个患者'的换位思考和'如何做一个好医生'的讨论，让大家多介绍心得、经验，相信我院一定可以成为医教研达一流水平，患者衷心信任、爱护的好医院。"医者赤诚，足见一斑。

袁世珍

默默耕耘，攻克消化专科难关

袁世珍（1935—2018），男，广东东莞人。主任医师、博士生导师、原中山大学孙逸仙纪念医院消化内科教授。改革开放后第一批公派留美留学生。长期从事消化内科临床、科研和教学工作，主要研究方向是胰腺癌，是国际上较早从事胰腺癌单克隆抗体的研制者，研制出敏感性和特异性高的抗人胰腺癌单克隆抗体，受到国际同行的重视。曾培养硕士研究生13名、博士研究生9名、博士后1名、访问学者6名、外国留学生9名。发表医学论文100多篇，参加编写医学专著8本。曾获部、省、厅、局级科技进步奖或成果奖10多项，并获国务院政府特殊津贴。兼任国内学术团体、各级学会职务和各级杂志主编、编委。

他在消化内科默默耕耘几十年，治病救人无数；他勇于探索创新，攻克胰腺相关难题；他对学生悉心培养，为消化内科培育了多名优秀医生；他看重规则，显得不近人情，却彰显了一名医生崇高的品德；他在医院查房时不厌其烦地与患者核实情况，不放过任何疑问，让身旁的助手和实习生领略到他一丝不苟的工作态度。他就是中山大学孙逸仙纪念医院消化内科的名医袁世珍。

一、结缘消化科，为科研不舍昼夜

1935年，袁世珍出生于东莞市中堂镇湛翠乡一个耕读世家。他的曾祖父袁翼亭是县里名书法家，父亲袁宝荣学过中医，后从事商业与农业。袁家有6个子女，袁世珍排行第五。他出生时，父亲已经年迈，他便由其大哥大嫂抚养长大，在读书时又得到其他哥哥的支持。

在家庭氛围的影响下，袁世珍从少年起就认真学习，起早贪黑地读书，孜孜不倦地汲取知识，立志要成为"对国家有用的人"。他在东莞中学初中及广东省医士学校读书时均名列前茅，后因成绩优异被保送到华南医学院（今中山大学中山医学院）读书。在这里，他一刻不停地学习，除了吃饭睡觉，其余时间都待在课室、图书馆和实验室，一有机会就跟着老师去临床学习。到毕业时，他已经是同辈中的佼佼者，并留校在中山大学孙逸仙纪念医院内科工作。

临床工作让袁世珍增长了才干，但他深感自己的不足，从不停止继续学习。1962年，为提升自己，更好地救治患者，袁世珍考取了消化内科研究生，并遇到了对他一生影响至深的恩师陈国桢教授。

陈国桢是我国著名消化内科专家，在广东省乃至全国都具有较大的影响力。他治学严谨、勇于探索创新，于20世纪50年代初在省内率先开展半屈式胃镜检查，后招收多名硕士研究生和博士研究生，袁世珍正是他的研究生之一。袁世珍的女儿袁宇红回忆，陈国桢教授"做事非常认真""一心搞学问""很尊师重教"，这些都深深地影响了袁世珍。

1981年，袁世珍作为教育部选派的访问学者，赴美国学习和从事研究工作。袁世珍一心想着多学习，以更好地救治患者，用成果报答祖国。他刻苦学习，将全部时间和精力投入科研工作，几乎所有节假日，他都待在实验室和图

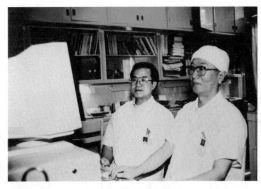
▲ 袁世珍（右）在开展临床研究

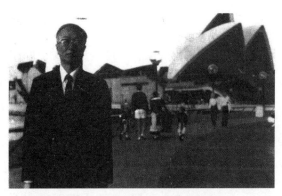
▲ 袁世珍在澳大利亚悉尼参加国际学术会议

书馆里。在导师陈国桢的指导下，袁世珍在国际上较早开展对炎症性肠病患者的外周血及肠黏膜淋巴细胞亚群的研究。

1982年，袁世珍瞄准了消化道恶性程度最高的顽症——胰腺癌，开始胰腺癌单克隆抗体研究，并成功制备了3种胰腺癌单克隆抗体。这项研究成果在国际上产生了重要的影响。袁世珍在国外进修的两年中取得不少成果，这为他后来回到祖国为消化内科的发展做出重要贡献起到极大的促进作用。

二、攻克临床难题，创造多项成果

1983年，袁世珍回到祖国。当时实验条件较为简陋，他与同事们一起，在国家自然科学基金资助下，开展了胰腺癌单克隆抗体的研究，分别用人胰腺癌组织及细胞株成功地制备了多种胰腺癌单克隆抗体。袁世珍将这些抗体用于胰腺癌患者的血清学诊断，初步研究表明特异性及敏感性均较高。随后，他们成功地用核素标记单克隆抗体进行裸鼠荷人胰腺癌体内显像，并进行单克隆抗体介导的胰腺癌免疫治疗的动物体内及体外研究，为胰腺癌的免疫诊断及治疗打下良好的基础。在当时，这些研究成果具有突破性，且相关研究论文均发表在国内外一级刊物上，引起学界关注。国内外学者纷纷来信求取研究资料。

袁世珍并不满足于胰腺癌方面的研究，又瞄准消化系的常见病——消化性溃疡和炎症性肠病，对其进行全面系统的研究。在担任广东省药物评审委员会委员后，他又致力于消化道的药物研究工作，使所在研究室成为卫生部指定的消化道药物临床验证基地，先后同美国、日本、瑞士、荷兰等国及国内多家药厂合作。他还组织参加了10多种药物的临床验证。在验证过程中，他实事求是、耐心仔细，对每一份病历、每一个实验数据都认真核对，高效地完成每项临床验证工作，得到国内外协作单位的一致好评。

1986年，袁世珍等人的研究课题"克隆病血循环淋巴细胞亚群的研究"获得广东省高等教育局、卫生厅联合科技进步奖三等奖。1992年，消化内科获卫生部临床重点学科基金资助。1997年袁世珍等人的研究课题"抗人胰腺癌单克隆抗体的实验和临床的系列研究"获国家教育委员会科技进步二等奖。

三、严谨负责，重视人才培养

正如恩师陈国桢对自己倾注关爱与指导一样，袁世珍对学生们也从严要求、关爱有加。袁世珍时常教导学生"不仅要搞好科研工作，更要树立好的科研作风，不怕吃苦，不求享受，实事求是，要有为祖国科学事业献身的理想"。他参与培养10余名硕士研究生和9名博士研究生，其中包括1985年培养出来的我国第一个消化内科博士。

他注重引导学生，善于激发学生对科研和临床工作的兴趣，经常询问学生关于某个病例的观点，鼓励他们

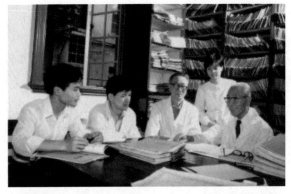

▲ 陈国桢（右一）、袁世珍（左三）等教授带领学生讨论病例

积极表达。同时，他又非常有耐心，从研究选题、开题报告、实验、结果统计到论文统计，都对学生一一进行指导，经常亲自帮学生修改论文格式、错字、标点符号等。在消化内科教授朱兆华的记忆里，袁世珍非常严谨好学，对任何事情都非常认真负责，为消化科培养了很多人才，他的贡献有目共睹。

四、淡泊名利，坚守从医底线

学医之初，袁世珍便立志要"治病救人"。作为医生，他一直认为要"保持一种纯粹"，怀有仁心，坚守规矩与底线。

在给患者诊治时，袁世珍非常严谨和认真，他经常细致地向患者了解病情和病史，十分看重诊疗细节。曾有一个30多岁的年轻人因长时间腹痛，被当成是胰腺炎治疗。袁世珍觉得有蹊跷，对其他查房医生说道："你们有没有发现一个问题，这个病人很瘦，但是肚子很大，可能是有腹水，应该考虑是不是有肿瘤。"后来这位患者果然被查出腹部有肿瘤，及时做了手术。正是因为袁世珍将每一位患者都放在心上，他才能准确地识别患者的病情，获得患者的信任。

他对患者一视同仁。在临床工作时，无论患者地位高低、富贵贫穷，他都尽心尽力救治。偶尔会有患者偷偷送礼物和红包给他，他都当面向患者解释，将礼物和红包退还。曾经有患者家属在手术前非要坚持送红包，表示"不送，我不放心"。袁世珍坚决拒收红包，向家属耐心地解释，说一定会尽己所能地为患者治疗。袁世珍的高尚品质深深感动了患者及其家属。这件事很快就在消化内科传开，成为年轻一代医务工作者学习的典范，也让医患关系更加和谐。

袁世珍坚定地遵守规矩和原则。从业几十年，袁世珍一直坚持"不该做的事情绝对不做，什么事情都要按规矩来"。有人托关系跟他打招呼，他表示自己会好好给患者治疗，礼物就不必送来了。对于有些不合理的要求，他都一一回绝。这种做事方式有时让他显得非常不近人情，容易得罪人，即使一些人抱怨，袁世珍也很少为自己辩解什么。他是一个不多言的人，除了学术交流、问诊之外，很少对一件事情侃侃而谈，接受媒体采访时也非常低调。

在家里，袁世珍喜欢拿着小本子记录自己的饮食、身体状况，整个记录过程是安静的，他通过记录来与自己的内心交流。他很少表扬子女，孩子们甚至认为他"有些无趣，不通人情"，他也从不为自己辩解。但是，每当出差时，他都会买孩子们喜欢的巧克力，到家后默默地递给他们，略显笨拙地表达父爱。在他的女儿看来，父亲一生将大部分的时间放在工作上，是一个优秀的医生。静水流深，他用无言的行动证明了自己，影响着患者与后辈们。

凭着过人的医术、高尚的医德和严谨的学术理念，袁世珍给后人留下的不仅是一个又一个成功治愈疑难杂症的案例，还有他潜心研究的学术成果。他参与编写了10本医学专著，包括《全国高等医药院校教材·内科学》《中国医学百科全书·消化病学》《消化性溃疡》等，发表医学论文近100篇，为后辈学习借鉴提供了宝贵的资料。凭借在消化领域的杰出成就，他获得了国家教委及省厅局级、科级进步奖或成果奖5项，并获国务院政府特殊津贴。此后他多次应邀出访美国、日本、澳大利亚、荷兰等国家进行学术交流，提高了我国医药在世界上的地位。

2018年3月8日，袁世珍逝世，他的四哥为此写了一首诗寄托哀思：

> 世有珍奇韫匮中，不求善贾与邀功。
> 为家为国唯无我，从教从医只有公。
> 八十三年如闪电，一生两袖是清风。
> 如今一缕青烟去，渺渺银河皓月空。

诗歌概述了袁世珍的一生。他是人民的好医生、后辈的好榜样。

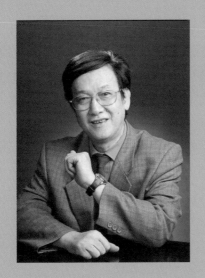

区庆嘉

手术室里的『华南一把刀』

区庆嘉（1936—2017），男，广东东莞人，我国著名外科专家，外科学教授，博士研究生导师，享受国务院政府特殊津贴专家、中山大学孙逸仙纪念医院原外科主任。

1936年出生于广东东莞，1960年毕业于中山医学院医疗系。1980—1981年赴美国哈佛大学医学院附属麻省总医院和克里夫兰医学中心进修。曾发表学术论文60余篇，其研究成果曾获教育部科技进步二等奖等多项省部级奖励。曾担任中华医学会广东分会外科学会主任委员、荣誉主任委员，中山医科大学学术委员会委员、学位委员会委员；曾获国家有突出贡献中青年专家、全国卫生系统先进个人、广东省高教系统先进工作者、广东省岗位学雷锋标兵、中华医学会广东分会外科学会终身成就奖、中山医科大学优秀研究生导师等多个奖项和荣誉。

从医从教50余年，区庆嘉一直从事外科临床工作，主要研究普通外科特别是肝癌的临床治疗。20世纪80年代初，他在肝手术中一反传统的观点，提出了在一定的条件下结扎肝静脉可保留所属肝段的新论点，并证明了它在非规则肝切除中的临床价值，得到国内外同行高度认可，区庆嘉也被公认为我国

"肝脏静脉实验外科的奠基人"。

在81年的人生旅途中，区庆嘉得到无数美誉，被人称为肝胆外科"华南一把刀""区大胆""广东省肝胆外科救火总队队长"。在他离世后，他基于临床经验而总结提出的"区八条"，至今仍在拷问每个外科医生的心灵。

一、懒人做不好外科医生：他是勤奋的天才

区庆嘉的父亲是东莞名医，曾是新中国成立后东莞市第一人民医院的第一任院长，母亲是妇产科的助产士。深厚的家学渊源，让区庆嘉从小就萌生了成为一名医生的想法。1955年9月，19岁的区庆嘉考入华南医学院（今中山大学中山医学院），师承著名教育医学家周寿恺教授。

在学生时代，醉心学习的他是同学们眼中的"书虫"。"那时，他捧着杂志走在街上边走边看，咚的一声撞到电灯柱上停下来，然后揉着额头绕开电灯柱继续看书。"时隔多年，同窗仍然记得区庆因沉迷学习而发生的趣事。

1960年毕业后，区庆嘉被分配到中山医学院附属第二医院（今中山大学孙逸仙纪念医院）工作。无论环境如何变化，他始终坚持学习，沉静自持。拨乱反正之后，国家恢复选派优秀医生学者到国外进修。得益于多年的学习积累，区庆嘉顺利通过选拔考核，成为20世纪80年代我国第一批公派留学生，赴美国哈佛大学医学院附属麻省总医院和美国克里夫兰医学中心学习。

留学期间，他提交了论文《肝静脉在肝脏外科切除手术中的地位和作用》，为非规则肝切除手术中减少肝组织损伤提供了重要的依据。当时，国际上公认肝静脉结扎后必须切除相关肝组织，否则便会导致相关部分肝脏的淤血性坏死。但是，区庆嘉在临床中发现，好几例病人由于外伤出血严重或肿瘤刚

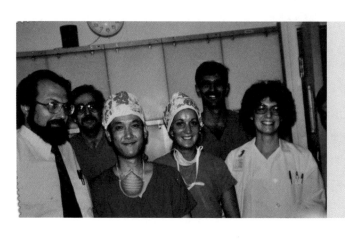

1980年，区庆嘉（左三）到美国哈佛大学医学院附属麻省总医院留学进修

好长在肝静脉上而结扎了肝静脉，但是相关的肝组织并没有坏死。这个奇怪的现象引起了他的注意，他开始翻阅大量的资料，得知当时国际上公认的结论仅仅来自动物实验，并没有相关的人类肝脏实验报告。本着"不唯上，不唯书，只唯实"的信念，经过艰苦的实验研究，区庆嘉推翻了前人的论断，认为肝脏静脉损伤后肝内血供会出现代偿性静脉回流途径，相关肝组织并不会出现坏死，无须进行切除。这一发现可以让患者在肝切除手术中，避免因切除过多的肝脏导致术后肝衰竭的发生，在肝脏静脉实验史上迈出了划时代的一步，区庆嘉也因此被称为我国"肝脏静脉实验外科的奠基人"。

回国后，他创立了广东最早的外科实验室。初创时期的实验室很简陋，仅一房一厅，房做办公室，堆满书籍，厅里放着手术台，专做动物试验，卫生间里还养着做实验用的老鼠。区庆嘉闲暇时就泡在实验室里，潜心研究，这为其后期的临床诊疗打下了坚实的基础。

区庆嘉的一生是"学无止境"的一生。他常常教导学生："一个临床医生在他所从事的专业中一定有他不懂的或是空白的地方，就是因为这一点点空白没有搞清，有时会要了病人的命。"看书与翻看前沿论文，是他一生的习惯。他指导的学生学位论文题目都源于临床，致力于临床问题的基础机理研究，这在20世纪90年代的外科学领域具有非常超前的学术视野。80岁高龄时，区庆嘉的睡前读物仍是各类外科学术期刊，一有新的研究发现，便立刻与学生分享。他在从医生涯中，大大小小的手术做了不下万台。但进行疑难手术时，他仍然非常慎重，术前必翻解剖书，心里有底了才上手术台。

区庆嘉曾说，一个好的外科医生要熟练掌握3个工具：英语、电脑、照相机。他退休后，学生刘建平教授在探访恩师时发现，区庆嘉正在看美剧《实习医生格蕾》，便调侃道："您老也追剧？"区庆嘉则表示，回国多年，失去了

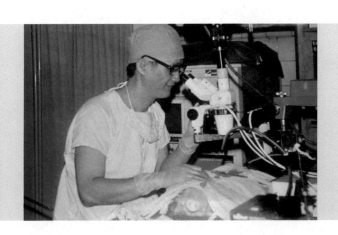

◁ 青年区庆嘉
在做实验

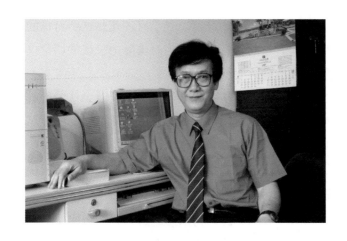

◂ 区庆嘉在工
作台前留影

语言环境，需要时常纠正英语医学词汇的发音。

为了在紧急情况下能够及时赶到医院，60岁的区庆嘉学会了开车。在电子产品方面，他56岁自学计算机，对iPad等智能电子设备的使用也非常熟练。正如他所说："天才来自勤奋，知识来自积累，懒人是做不好外科医生的。"

二、实验探索领先行业20年，他是享誉业界的"华南一把刀"

"做一个医生要很细心，就像侦察兵一样，要对患者进行全面的调查研究，再进行诊断。诊断越正确，疗效越好。"当年中山医学院副院长周寿恺教授在开学仪式上的这一席话，成为区庆嘉半个多世纪行医生涯的座右铭。

在广东外科界，区庆嘉是出了名的"区大胆"。别人不敢做的手术他敢做，而且做得精准、做得漂亮。

2020年，中山大学孙逸仙纪念医院副院长刘超接诊了一位病人。"医生，我32年前做了肝癌切除手术，切掉半块肝，想查查剩下的肝脏现在怎么样了。"当梁先生在诊室里说出这句话时，刘超愣住了。经过检查，梁先生

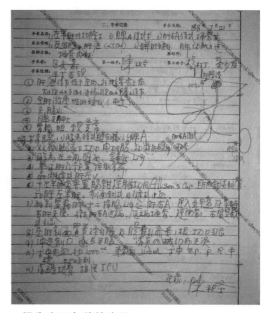

▲ 梁先生32年前的病历

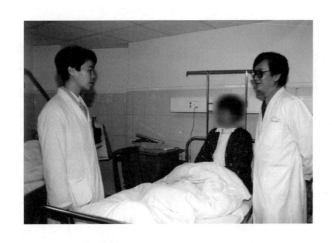

◀ 区庆嘉（右）在教学查房

体内剩余的半块肝脏健康如常，抽血检验显示肿瘤标志物的水平并未有异常。这对于一个32年前曾罹患"癌王"的患者来说，可以说是奇迹。当年为这位病人治疗的就是区庆嘉。

20世纪80年代，以务农支撑一家生计的梁先生时常感到肝区疼痛，因为家里积蓄不多，所以一直拖着没有治疗，直到全身皮肤发黄，消瘦了一大圈后，他才前去就诊。

1988年7月21日，区庆嘉在陈积圣教授的协助下，为梁先生细致、完整地切除了肿瘤所在的左肝叶，并对脾动脉进行结扎和肝动脉插管。手术7天后，梁先生开始使用抗肿瘤药——5-氟尿嘧啶进行化疗。

在区庆嘉的坚持下，梁先生接受了在当时尚属"新鲜事物"的肝动脉灌注化疗。采取这种治疗方式，对于肝胆外科专家来说是冒着极大风险的。肝动脉灌注化疗属于介入治疗的手段，通俗来说，相当于用药物就近给肿瘤组织"泡澡"，从而最大限度杀灭残存的肿瘤组织。一直到21世纪初，肝胆外科学界对"肝癌手术后是否配合采用肝动脉灌注化疗"，意见仍然不统一。为了给病人多一些希望，综合考虑后，区庆嘉力排众议，放手一搏，依然对梁先生采用了肝动脉灌注化疗。精准的手术加上区庆嘉的"放手一搏"，让梁先生平安度过了30多年。

"区爷爷给了我第二次生命。"患者聪仔20年前曾被多家医院诊断为胆管癌，这与被判"死刑"无异。区庆嘉接诊时，聪仔的胆红素很高，但做了胆汁引流后，肿瘤的指标却很快下降。区庆嘉考虑可能不是癌，而是一种自身免疫性疾病——肝门部胆管炎性狭窄，对于聪仔来说，肝移植是唯一根治的方法。区庆嘉便设法帮他联系完成了换肝手术，并亲自到手术室紧盯手术过程。

奇迹的背后，依靠的是区庆嘉精湛的外科技术、丰富的临床经验以及过硬的心理素质。这也让区庆嘉得以在患者的生死关头，抢下了一条又一条鲜活的生命。区庆嘉的手术技术精湛而全面，甲状腺、乳腺、疝气等手术也做得非常漂亮，被同行尊称为"华南一把刀"。

中山大学孙逸仙纪念医院原副院长王捷是区庆嘉的学生，在他心目中，区老师"不但医术精湛，还有战略眼光"。21世纪为各大医院主推的多学科会诊，"其实区老师在20世纪80年代就提出了，领先了20多年"。

20世纪80年代，区庆嘉留学归来后，就提出"肝脏病的治疗仅靠外科是不行的"，倡导多学科会诊，从不同学科层面为病患排忧解难。在实验室的筹备过程中，他将免疫治疗引入肝肿瘤的治疗范畴。

"我一入师门，就被安排去研究细胞。可我是外科医生，当时觉得有点委屈和不解。"刘超回忆起入门时恩师对自己的安排时不禁感叹，在那时区庆嘉就已经开始探索肿瘤精准医学，他的眼光早已超越了时代。"我们在一楼打基础的时候，老师已经在三楼五楼看风景了。"

三、仁心仁术：病人永远在第一位，他是医院的"消防队长"

"广州几乎所有大医院，都留下过区老师的足迹。""中山大学名医"王捷教授回忆。区庆嘉被同行称为"救火队长"，无论是本院还是外院，无论是高年资还是低年资，只要向他求助，他从不拒绝，就像消防队员一样第一时间赶到。

"广州某医院接诊一名胰十二指肠外伤病人，病人出现消化道大出血和胰瘘，生命垂危。束手无策的医生凌晨两点拨通区庆嘉的电话。年近80岁的区庆嘉马上赶到手术室，一站就是10个小时。"

"广州某医院一名病人在进行了腹主动脉瘤手术后，出现不明原因的呼吸困难，众多专家商量无果。在拨通区教授电话后，他二话不说，前去支援。最终确定是气管切开套管安置的位置出了问题。"

"2014年，陈亚进遇到一个病人3次术后大出血，已经开了两次刀。情况紧急，深夜12点多，他拨通了区教授的电话。区教授接到电话，当机立断：'别无选择，坚决做！'凌晨一点多，区教授已经换好手术服，走进手术室。"

"2016年区庆嘉教授肺部不适，靠吸氧缓解病情。当他远在内蒙古的弟子向他求教时，他毅然飞越千里抵达内蒙古参与会诊手术。"

……………

这些来自同事和同行的回忆，曾见诸媒体。类似的案例还有很多。"只要病人危急，一个求助电话，他半小时以内就会出现在手术台旁。"中山大学孙逸仙纪念医院肝胆外科主任陈亚进回忆道。

在区庆嘉的眼中，病人永远是第一位的。"老师常常告诫我们，世界上没有无缘无故的痛，病人的任何不舒服都是有原因的，医生一定要找到原因，原因没有找到，你就不能去安心睡觉。"陈亚进说，对于病人术后出现的并发症，部分医生会碍于面子拒绝二次手术。但区庆嘉始终告诫他的学生们，需要重新做手术的就要及时做，"该二次开刀就及时二次开刀，要以病人安全为先，医生不能把自己的荣誉和面子建立在病人的痛苦之上"。

"吃海鲜太多胆固醇高，有得吃记得叫上我呀！"坐诊、查房时，区庆嘉也会展示幽默。从医57年，他从未离开医院、离开病人超过3天，即便是节假日也会回来查房。王捷曾带着老师和师母去海南旅游，飞机在海南博鳌一落地，得知台风欲来，区庆嘉就要求返回广州，怕耽误自己的病人。王捷只好退掉酒店，将老师和师母送返广州。 区庆嘉曾说："一年365天，我天天都去看病人。过春节，我也要去看。因为有些时候，有很多意想不到的情况，你碰见就能够及时挽救病人的生命。"

"区教授不仅对病人好，对恢复健康的病人也会非常照顾，一有空就打电话问候，把病人当作朋友，时刻关心。"患者吴汝初回忆说。 在区庆嘉的眼中，他医的从不是病，而是一个个活生生的人，是朋友，是亲人。

四、倾囊相授传医术：他是将科研写在临床的好导师

1982年，区庆嘉刚刚接任医院普外科主任时，科室人才青黄不接。"人才培养非常重要，没有人，就啥都没有了。"区庆嘉心急如焚。拿到博士生导师资格后，他便努力栽培学生。

他爱才、惜才，竭尽全力培养人才。1991年，学生陈亚进回老家武汉后一周，接到了参加区庆嘉博士生考试的通知。在手机尚未普及的年代，这是区庆嘉通过人事科档案查到陈亚进父亲的单位，再通过武汉114找到单位电话，进而让陈亚进父亲的同事转告的消息。王捷的研究生名额，也是区庆嘉争取来的。只要有机会，区庆嘉总不忘扶植青年。

从医从教50余年，他培养了硕士、博士、博士后百余人，王捷、陈亚进、刘超、王颖、陈伟强、陈涛等国内外知名专家都是他的学生。

著名的"区八条"，正体现了他对后辈医生的严格要求。他让医生上手术台前必须回答8个问题："病人得了什么疾病？病灶跟周围的关系怎么样？

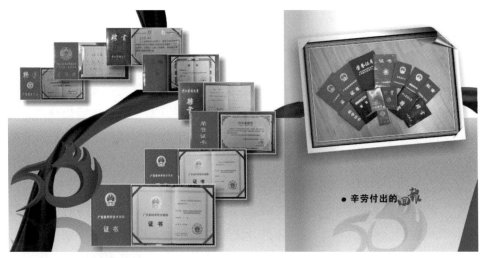

▲ 区庆嘉获得许多荣誉证书

对患者全身重要器官的功能状态是否有全面的评估？做这个手术是否会超出患者的支付能力？手术指征是否明确？手术能否延长病人的生命、改善病人的生活质量？术后出现并发症的几率和应对措施怎样？医生本人有没有完成这项手术？"这8个问题是区庆嘉对其临床经验的总结，在外科界广为流传，既是对病人负责，也能够督促年轻医生处理好与病患的关系，避免不必要的医疗纠纷。

中山大学孙逸仙纪念医院副院长刘超1992年拜入区庆嘉门下攻读研究生。在他眼中，恩师从不随波逐流，不做人云亦云的研究，永远将科研重心放在"临床"二字上，他的论文选题均来自临床结果。

区庆嘉曾笑谈自己对其他东西不大感兴趣，"唯独对病人，发现还有弄不清楚的问题时，喜欢寻根问底，'上蹿下跳'，查来查去，希望搞个明白，我对这一点情有独钟。多动脑筋，或许这会令我离阿尔茨海默病发作远点。"

他的一生都扎根于临床，用仁心、仁术、仁爱救死扶伤，以身作则，教育后辈何为医术、何为医德。他留给后人的是对"大医精诚"的解读与诠释。

2017年9月17日，区庆嘉于广州病逝。他的爱人陈文清说："他把一生交给了钟爱的医疗事业，毫无保留地将知识传递给学生，我想他的一生应当是无悔的，他不仅完成了对自我的高要求，也学会了博爱与宽容，我知道病患就是他一生价值所在，他做到了，也做得很好。"

中山大学孙逸仙纪念医院院长宋尔卫评价区庆嘉"爱院、敬业、仁心、智慧"。这8个字正是区庆嘉一生的写照。

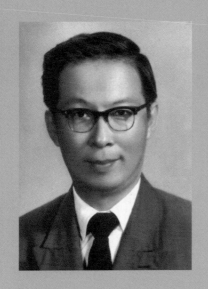

傅祖植

医人亦医心，治人亦育人

傅祖植（1938—2014），男，广东广州人，中共党员，中山大学孙逸仙纪念医院内分泌内科教授、主任医师、博士研究生导师，博士后及CMB（中华医学基金会）访问学者导师，享受国务院政府特殊津贴专家，历任中山大学孙逸仙纪念医院内分泌专科主任、内科主任、副院长及中山医科大学副校长等职。曾兼任中华医学会糖尿病学分会副主任委员、中华医学会内分泌学会常委、广东省医学会内分泌学会主任委员、广东省糖尿病防治研究中心主任、广东省卫生厅糖尿病专家咨询会主任、《中华内分泌代谢杂志》副总编辑及多个医学杂志常务编委，参编全国高等学校教材《内科学》第五、第六版。曾获教育部科技进步一等奖、广东省科技进步一等奖、柯麟医学奖及中华医学会内分泌学分会终身成就奖。

人的一生应该活成什么样？傅祖植给了我们一个平淡又不平凡的答案。他学问渊博、成就斐然，同时，也有极高的艺术文化修养和丰富的精神世界。仁心仁术是他的工作常态，知文达礼是他的生活写照。他不慕名利，淡泊处世，又恰恰是这种平静的心境助他攀登到普通人难以比肩的高度。

他曾在信中对老师说："你们之所以能把阳光给了无数

的人，是因为你们心中有太阳。"最终他活成了自己理想的模样，成为无数后辈眼中的太阳。心有太阳，照亮他人，傅祖植的一生，医人亦医心，治人亦育人。浸淫内分泌学科50余年，他像巍峨的高山，又像参天的大树，牢牢地立于大地之上，高达云天之间。

一、学海无涯苦作舟

20世纪50、60年代，国内医学亟待发展，傅祖植这一代年轻的医学苗子，是建构国家医学体系的重要力量。傅祖植不负期待，从未停止汲取知识的脚步。

傅祖植爱看书，大四时，他就已经沉浸在各类医学期刊中，追踪世界最新的医学研究成果。医学研究、医学教育动态、各个专科的新进展、医疗知识的大众普及，都是他涉猎的内容。广泛的阅读给了他开阔的视野，也让他后来在做医学研究时，总是敢于创新、敢于开拓，也敢于突破。

当时大学学习的第一门外语基本上是俄文，傅祖植也不例外。他在阅览国外的期刊文献时发现，俄文期刊刊发的医学研究成果不如英文期刊全面、前沿。为了读懂英文期刊，傅祖植从查阅词典开始自学，翻阅词典逐字逐句翻译英文版的《内科学》，一步一个脚印，凭借好学不倦的精神和日积月累，最终啃下了英文这块硬骨头。傅祖植的儿子傅军对父亲的英文词典印象深刻："父亲非常好学、认真，他有一本英文词典，空白的地方写得密密麻麻的。"傅祖植还抄录了很多精彩的中英互译的句子，一笔一画都见证了他的刻苦和努力。

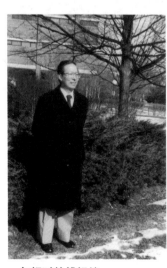

▲ 年轻时的傅祖植

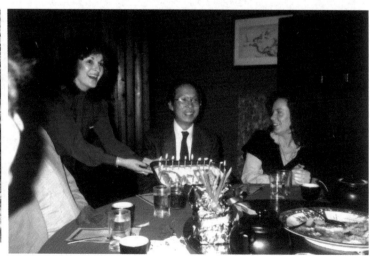

▲ 朋友为傅祖植庆祝生日

1961年，傅祖植从中山医学院毕业，被分配到中山医学院附属第二医院（今中山大学孙逸仙纪念医院）工作。正式成为医生，对他而言是学习和研究的新阶段、新开端。傅祖植认为医学基础知识和临床操作都不可或缺，知识只有通过实践才能转化为能力，有了能力又有利于获取更多的新知识。他坚持"书犹药也，善读之可以医愚"的观点，认为从事多年临床工作的医生也不能疏于读书，必须不断用新的理论知识来提高自己的临床诊断水平。

带着对新知识的向往，1982年，傅祖植前往美国密歇根大学研修3年。他将接触到的新理论、新知识引入中国的内分泌研究领域，最早在我国开展变异胰岛素的研究，将糖尿病的研究推进到分子水平。"变异胰岛素是糖尿病病因之一"的发现，进一步丰富了糖尿病发病学的异质性学说。

1995年，傅祖植率先在国内开展中国人肥胖基因CDNA克隆、序列测定和人肥胖基因原核表达体系的构建。锐意进取的研究精神，像不灭的火炬照亮了他的一生，也引领了后人的路。甚至晚年重病在床时，他也没有放弃阅读文献的习惯，有新发现还会分享给同事和后辈。

"Stay hungry, stay foolish"（求知如饥，虚心若愚），是傅祖植终其一生都在践行的信条。在他看来，他只是做了一个内科医生应该做的事。但长年坚持钻研，一直保持攀登的勇气和热情并不容易。而他做的事、参与的研究，真实地影响到无数同道和病人。

二、杏林桃李满园芳

如何对待病人，在傅祖植心中是一件严肃认真的事情。在他看来，医生的职责是治人，而不是治病那么简单。"沟通要注意使用病人能懂的语言，不能硬邦邦的。"在他病逝前两个月，他还在讲坛上向医院全体员工分享自己的行医心得，分享与病人相处之道。

他对病人和蔼可亲，设身处地为病人着想。他曾用十分廉价的处方为病人治疗糖尿病，被传为美谈，但他对此视若平常："为病人省钱不是应该的吗？"在他看来，该花的钱不能省，不该花的钱不能乱花，只要用药合适，为病人减轻治疗负担并不足为奇。

傅祖植理解病人，病人也信任傅祖植。他的学生、内分泌内科教授王川曾跟随傅祖植出门诊。当时接诊的病人多来自外地，相当一部分是长期跟着傅教授复诊的"老病号"。这既是对他医术的信任，也是对他个人品格的尊重。

为了那些信任他的病人，傅祖植一直到病重，还带着氧气筒去出诊。趁接

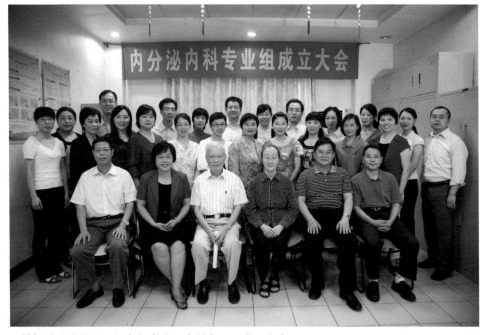

▲ 傅祖植（前排左三）参加内分泌内科专业组成立大会

诊间隙吸几口氧，待病人一进入诊室，他又立马进入状态，开始严谨地问诊。在他去世前两个月，他一早上至少看5个病人，问诊细致耐心。有病人见此情景，不禁感动流泪。在傅祖植病逝后，一些需要复诊的病人由程桦教授接手，病人们依然对傅祖植念念不忘，为他的病逝而难过。

"医教研"一体，每一位资深专家都身兼三职。傅祖植也不例外。他悉心呵护下一代医生的成长，对年轻人的专业表现和思想动态非常关心。现任呼吸内科主任、教授江山平至今铭记数十年前傅祖植对他的鼓励。内科有大查房的传统，查房时，各个专业将自己科室的疑难杂症拿出来讨论。年轻的江山平在一次讨论中认为某位胸部X线表现为肺动脉明显增宽的病人是肺血管炎，其他年资更高的医生则坚持是结核病。最后病原学结果证实了该病例的确是结核病。这次激烈的讨论后，傅祖植没有批评他思考不周全，反而单独鼓励他，肯定了年轻医生积极参与疑难病例讨论的态度，引导他思考为什么会错，也激励他坚持积累，逐渐成熟。

傅祖植还常常写信鼓励年轻医生。王川医生、崔丽萍医生都收到过他充满关怀的信件。傅祖植在给崔丽萍医生的信中说："淡淡地正直地做人，负责地努力做医生，对年轻人也会有影响的。"他以医德治人，以师德育人，以身作则，不仅将医学传授给年轻一辈，也亲身示范了如何做一个好医生。

面对其他教授的学生，傅祖植也不吝惜传道授业解惑。内分泌内科教授程桦回忆，内分泌科当时与傅祖植同辈的几个人，包括她，大家都相处得很好，从不拉帮结派，学生也不分派，他们同辈几位教授的学生都得到了多位名师的指导。这无疑是傅祖植最希望为年轻人创造的成长环境，既将医术传给下一辈，也将科室团结和谐的文化传承下来。"我们那个时代没那么多基金和论文的要求，更重要的是带动科室发展和临床工作。"回顾创科以来带领内分泌科前进的名医们，程桦不禁感慨："严棠教授为人平和，傅祖植教授严谨严格，他们都有高远的眼光和广阔的胸襟，为后辈医生们树立了为人和行医的优秀榜样，也奠定了科室团结、和谐、奋进的发展基调。"

三、留得清气在人间

在程桦看来，傅祖植不但待人平和友好，而且专业上"压得住阵"，令人心悦诚服。傅祖植不仅承担着科室的医疗工作和教书育人的责任，也曾担任过孙逸仙纪念医院副院长、中山医科大学副校长等职务。不过，他专注于医学领域，与世无争、淡泊无求，甚至在得知自己被任命为中山医科大学副校长后，特意联系当时省委组织部某位负责人，委婉推辞副校长的职位。

接受组织安排担任领导职务后，他从不搞特殊待遇。程桦回忆，傅祖植没有领导架子，在学生面前，他依然是"傅老师"。不管行政工作多忙，临床查房、病例讨论，傅祖植也少有缺席。

傅祖植总是给人留下"儒雅""绅士"的印象。他生活简朴，他的衣服不一定有多贵，但总是保持整洁得体。在医院旁边的旧房子住了多年，儿子傅军劝他搬到舒服一点的地方，他却说"习惯了"，依旧过着简单的生活。

在医学之外，傅祖植也有其他兴趣爱好，他喜欢看人文方面的书籍，与他熟识的人也无不清楚他对音乐的爱好。程桦与傅祖植是多年的同事，在她的印象里，傅祖植经常在科室内与大家讨论交流他喜欢的书和音乐。有一次，他在科室内组织了一场音乐分享会，向同事们介绍不同国家、不同年代、不同风格的音乐类型以及音乐背后的故

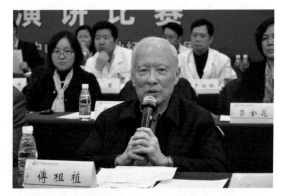

▲ 傅祖植在医院演讲比赛活动上做点评

事，共同鉴赏《今夜无人入睡》等著名歌曲。那时离他逝世不到一年。

岁月不但没有消磨傅祖植对生活的兴趣，反而不断为他镀上层层光彩。近30年前，他在简陋的实验室里抄下罗马·西塞罗的名言："正如我赞许一个老成的青年，我也喜欢一个老人有一个年轻的心，能够这样的人，虽然身体会衰老，但内心却永远不会老。"这段话他曾赠送给他的恩师，也曾赠送给他的后辈，同时也是对自己的勉励。

一直到老，他都不在乎自己的生命能有多长，他更看重这一生是否过得足够精彩。因此，他能够坦然面对自己的病情，也能够坦然谈起自己的葬礼。病危时，傅祖植身上插满管子，说不出话。但他没有焦灼，平静地写下"为了节约医疗资源，不主张过多的抢救"。对来探望他的同事，他会用眼神和手势和他们交流，用交握的手或一个简单手势，回应着来探望的人的关切。

傅祖植的学生、内分泌内科副主任李焱曾称他为"真正的精神贵族"，不受物质的诱惑，而有富足的精神空间。李焱表示："贵族精神的高贵之处，那就是干净地活着、优雅地活着、有尊严地活着，不会为了一些眼前的现实利益而不择手段。"这无疑是傅祖植精神的最佳写照。

人的生命不过百年，肉身是短暂的，精神是长存的。如今，傅老师已去世9年，他的音容笑貌或许会逐渐模糊，但他的精神却依然深深地烙印在每一个人的心中。时光走过一轮又一轮，东流逝水，叶落纷纷。我们仿佛还能看到青年时期的傅祖植勤学苦练、只争朝夕，只为不负韶华；人生暮年的傅祖植殚精竭虑、诲人不倦，又能不矜不伐。

傅祖植以精湛医术救治病人生命，以创新研究推进医学发展，也用高尚的人格感化着无数同道。他安静地来，安静地去，在世间留下了余韵悠长的回响。

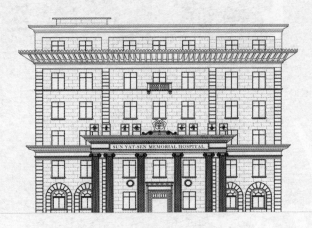

逸仙大医

陈镆铘
一生奉献病理事业

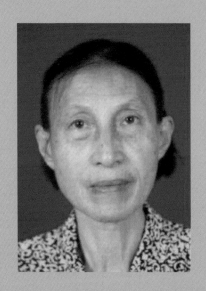

　　陈镆铘（1929—　　），女，福建福州人，中共党员，病理学家，教授。1953年毕业于福建医学院。结业于广州中山大学医学院第二届病理学高级师资班。1953—1973年在中山医学院病理教研室任教。1974年调往中山医学院附属第二医院（今中山大学孙逸仙纪念医院），首任病理科主任。历任助教、讲师、副教授、教授。

　　病理诊断是为疾病"验明正身"的金标准，病理医生更被视为"临床医生的医生"。著名病理学专家陈镆铘为这门学科的发展殚精竭虑，为临床业务专科解决临床诊断的困难不遗余力。这一生，她与显微镜相伴，用仁心慧眼帮助临床医生为病人验明疾病。

一、经历战火，艰辛求学

　　1929年正月初二，陈镆铘出生在福建福州市，在家里5个孩子中排第二。她的父亲早年随族兄弟以官费东渡日本留学，回国后怀着科学救国的思想，任教于福州市高级工业职业学校，希望培养更多的工业人才，为积贫积弱的祖国早日实现工业化尽一分力量。

自陈镆铘记事开始，父亲就在家里营造良好的读书学习氛围，跟子女一起读书、讲中外名人的故事，订阅时事报刊，要求子女专心学习、善于思考，长大做对社会有贡献的人。在五姐弟中，事业成就最高的是大弟弟——"何梁何利基金科学与技术进步奖"获得者、"飞豹"歼击轰炸机总设计师、中国工程院陈一坚院士。

1941年4月，在福州沦陷前夕，日军飞机经常进行狂轰滥炸。只要防空警报一拉响，孩子就跟着大人们一起拼命跑到附近的山上。为了安全起见，母亲带着孩子们逃难到闽北的南平县（今南平市），与跟随学校先期撤退到此的父亲会合，开始了一段艰苦的生活。当时，陈镆铘还有两年才小学毕业，留在家里自学功课。由于自身的勤奋，加上父亲的耐心辅导，陈镆铘的功课并没有耽误。第二年她直接参加升中学考试，并以优异成绩进入南平中学继续学业。抗战胜利后，全家迁回福州。父亲考虑到福州好的中学在沦陷时都迁到了闽北，建议陈镆铘留在当地继续学业。

陈镆铘听从父亲的建议，独自留在南平完成高一的学业。一年后，陈镆铘回到福州，经转学考试后进入文山女子中学学习。文山女子中学是教会举办的私立学校，各科教学水平高，尤其是外语，由美国老师执教，高二第二学期的课本是英文短篇小说，高三第一学期的课本是英文长篇小说，每天学一章，回家后用自己的语言重新写出来，高三第二学期的课本是各种题材的英文短篇报道。陈镆铘了解到当时的社会状况和原子弹等最新的知识，为日后阅读英语专业书刊打下了良好的基础。1947年高中毕业时，陈镆铘以全校前十名的好成绩考入福建医学院（今福建医科大学），学医6年。

二、病理为媒，牵手一生

大学五年级第二学期末，恰逢国家为加强医学基础学科的力量，号召学生报名参加基础学科高级师资班的学习。以往病理学老师讲课很生动、精彩，这让陈镆铘产生了极大的兴趣。她报名后被分配到广州中山医学院病理学高级师资班进行学习。1953年毕业后，她留在教研组当助教。在这里，她亲耳聆听梁伯强、秦光煜等著名教授的教导。教授们踏实严谨的工作作风，深深感染了刚踏入病理学大门的陈镆铘。1958年，陈镆铘晋升为讲师，并加入中国共产党。

在高级师资班，她遇到了携手终生的人——宗永生。宗永生是著名的鼻咽癌病理专家、人体病理学教授、享受国务院政府特殊津贴专家，曾任中山医学

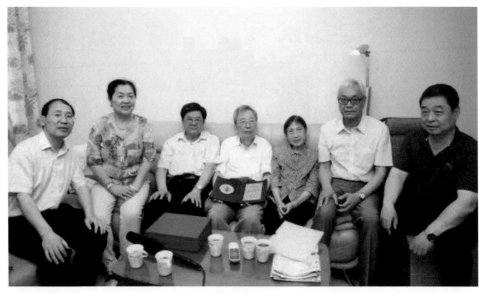

▲ 陈镇锵（左五）与韩安家（左一）、丁彦青（左三）、宗永生（左四）、丁华野（左六）、余力（左七）等教授合影（图片来源：公众号"病理人的足迹"）

院病理解剖学教研室主任、中山医学院基础部（今中山大学中山医学院）副主任、中山医学院肿瘤研究所所长、广东省计划生育研究所所长、汕头大学医学院院长等职务。

他们是病理学家，也是夫妻。一路走来，他们相濡以沫、举案齐眉，与病理为伴，共同见证了中国病理事业的发展，为我国病理事业的发展做出了历史性的贡献。

三、专注诊断，无悔今生

中山大学孙逸仙纪念医院病理科始建于1914年，时为临床病理检验室，秦光煜教授在1936年开始担任负责人，直到1953年3个院校合并为华南医学院时，全部业务工作转移到医学院病理教研组进行。

1961年，在临床尤其是外科何天骐等教授的要求下，中山大学孙逸仙纪念医院重新建立病理室，何天骐教授让出办公室和实验室的位置，把采光和通风最好的房间留作病理室用房。当时正式职工只有余肇芳技师一人，负责取材、病理制片，档案资料归入中山医学院病理教研室的系统，病理报告也由中山医学院病理教研室的老师签发报告。1963年3月20日，医院病理室开始建立独立的病理档案资料，签发医院现病理编号系统的第一份病理报告。20世纪60、70年

病理所见和诊断

送检（左颈部肿物）但小，统下为乳头状找有腺癌的统构，细胞多为柱层，分化较好。这种改逸道
在文献中有称为"例位异位甲状腺癌"的，现立义献将一般认为这是 甲状腺的乳头状末腺癌的颈部转移，其原发牡仍位扎甲状腺中，往往因原发癌太小而易被查到。(参致：anderson 氏病理学及紀anderson氏外科病理学有关甲状腺肿瘤部43)。

报告者：陈镇锣 日期：196 年 3 月 13

代，病理室一度被撤销，归检验科管理。数年后，为了更加适应临床需要和病理工作的开展，何天骐教授建议病理室从检验科独立出来，并从中山医学院的教研组派出专职医生负责诊断工作。

1974年7月，具有20多年病理工作经验的陈镇锣讲师正式从中山医学院病理教研室调任中山医学院附属第二医院（今中山大学孙逸仙纪念医院）病理室的负责人。在1982年病理科独立建科时担任科副主任、主任，并晋升为副教授、主任医师、教授，直到1994年5月退休。陈镇锣非常重视临床医生反映的问题，上任后让病理报告的时效性和准确性大幅提升，不论在医院内还是省内同行中都获得了较高声誉。1993年，她带领科室全部人员，经过艰苦努力，为医院顺利通过三甲医院等级评审，成为广州地区首家"三级甲等医院"贡献了一分力量。

陈镇锣几十年如一日一丝不苟地忘我工作，对于诊断上良性还是恶性等原则问题，为了得到准确诊断，总是不遗余力。20世纪80年代末，曾有一例肝细胞腺瘤与高分化肝细胞癌难以鉴别的病例。当时除了特殊染色，国内连免疫组化都没有开展，几乎就靠常规染色的细胞形态和组织结构来诊断，而对于形态结构的辨识，也存在很大的主观性。陈镇锣就把切片寄给北京、上海、天津等地的知名专家，请他们会诊。总共历时3个多月，最终才为病人做出明确的诊断。

虽然专注于病理诊断，但陈镇锣仍然会抽出宝贵时间，与临床科室合作开展科研活动，解决临床实际工作中的难题。与妇科郑惠国、陈学煌教授合作开展的"苯酚胶浆剂注入输卵管绝育的研究"，与外科区庆嘉教授合作开展的

精诚大医
JINGCHENG DAYI

"肝静脉在肝外科中作用的新概念"，与骨科何天骐、刘尚礼教授合作开展的"小儿股骨头坏死机理研究""骨肿瘤临床病理研究"等多项研究成果，分别获得国家教委科研成果一等奖、二等奖，广东省科技进步二等奖等国家和省级奖励。

四、追踪先进，力促发展

在互联网兴起的20世纪90年代以前，资讯相当不发达，很多外文专业参考书和期刊资料都是影印版，资料中图片的质量非常差。对于病理学这门形态学科来说，这是非常致命的。很多时候，病理医生只能根据文字描述进行猜测，这不利于追踪国际病理学的最新发展动态。

陈镆铘时刻关注着国际和国内病理学发展的动态。在医院图书馆购书资金有限的情况下，每年亲自到图书馆挑选病理专业书籍，坚持订阅病理学权威的杂志*American Journal Surgical Pathology*，了解病理学发展趋势和最新发现的病种。虽然国内订阅的外文期刊要在发行几个月后才能送到国内，但也能让医生们获得准确的学术信息。她与国内病理学科一流的单位和著名专家如中国工程院院士、北京协和医院病理科的刘彤华教授等密切交流，并提携后辈，促进学科交流和人才成长。

医院现任病理科副主任李海刚教授在1991年年初到北京出差时，由陈镆铘和宗永生教授推荐拜访了刘彤华教授和北京医院病理科主任马正中教授。得以亲耳聆听国内顶级老教授的教诲，李海刚获益良多。

在20世纪80年代末，病理学的主要手段仍然是常规染色和组织化学染色，这是基于组织细胞所含不同化学成分开发的技术。到了90年代初，基于抗原抗体特异性结合原理的免疫组织化学染色在病理学领先的欧美国家广泛应用，国内仅有少数医院引进该技术。陈镆铘敏锐地意识到这是病理学发展的新方向，便派出余肇芳技师赴上海肿瘤医院进行学习。那时只能做一个指标，就是雌激素受体（ER），且作为试剂的抗体并非直接抗雌激素受体，而是采用间接的方法，即先用雌激素中和还没结合雌激素的雌激素受体，再用抗雌激素的第一抗体（后来用的是抗雌激素受体的抗体）与雌激素结合，间接反映雌激素受体的数量。学习回来后，陈镆铘立即安排沈溪明技师、李海刚医师与余肇芳技师一道进行试验，使得这项技术很快就被应用在乳腺癌和子宫内膜癌的病理诊断上，为医院乳腺外科的崛起做出了贡献。

在陈镆铘的领导下，当时医院病理科诊断水平高，开展的项目也较为齐全。当时较为先进的手术中冰冻切片病理诊断，因冰冻切片使用的是二氧化碳干冰的冷冻技术，不但费时，而且切片质量也不好，不能适应多块组织同时送检的要求，亟待改进。于是，陈镆锣借助一台骨科用于科研的AO牌冷冻切片机开始了探索，让科室骨干掌握了冷冻切片及相关染色技术。AO牌冷冻切片机虽然较二氧化碳干冰技术制片的时间缩短了不少，但仍然需要较长时间，且操作者的手只能在-20℃温度下进行切片，常常一张还没切好，手就已经冻僵了。陈镆锣看着眼里，急在心上。到20世纪90年代初新型冷冻切片机面世时，她立即向医院申请购买。这为不久后乳腺外科苏逢锡教授开展乳腺癌保乳手术，为同时开展多块淋巴结转移癌和切缘是否受累等情况的手术中快速检测，准备了必要的物质条件和技术保障。

五、胸襟广阔，支持友科

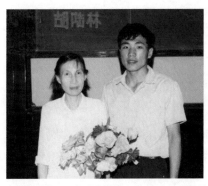

▲ 1990年，病理科第一位硕士研究生胡陆林毕业

陈镆锣一向重视人才培养，打破学科藩篱，不但为病理科培养人才，还为其他兄弟临床科建立病理室，培养病理人才。

1959年，医院皮肤科首次建立了皮肤病理室，但到了20世纪60年代便解散了。1975年，许德清教授担任医院皮肤科主任后，考虑到皮肤病的特殊性，其病理诊断需要结合皮肤病变的肉眼改变才能做出，提出恢复皮肤病理室的要求。尽管当时已有参加过进修的病理诊断医师，但因经验不足，每当在诊断中遇到困难时，都会来请教陈镆锣。陈镆锣耐心讲解，手把手地教皮肤科林宝珠教授、许春英医生辨别切片中的组织学改变和如何进行鉴别诊断，使她们的诊断水平不断提高。

消化内科出于当时学科建设的需要，在20年代70年代末提出了建立消化病理室的要求，但没有对应的技术员和做诊断的病理医生。陈镆锣同样响应了消化内科的要求，为消化内科培养切片制作的技术员。技术员把制作好的病理切片送到病理科进行诊断。1990年之前，胃镜、肠镜活检组织病理制片和诊断均由病理科协助进行。陈镆锣对医院骨外科、普外科、妇产科、放射科等学科的发展也给予了无私的帮助，刘尚礼、梁碧玲等知名教授都得到过她的悉心指导。

六、提携后辈，甘为人梯

精诚 大医
JINGCHENG DAYI

陈镆铘自1974年担任医院病理科（室）主任以来，一直重视科室的发展和人才培养，她是科里第一位硕士研究生导师。1993年，董书堃教授从中山医科大学病理教研组调入病理科，并担任科室第二任主任。在医院和董书堃主任的盛情挽留下，她返聘3年才离开心爱的显微镜正式退休。病理科第三任主任李海刚教授、第四任主任曾韵洁教授都是

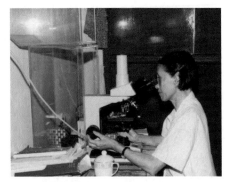

▲ 陈镆铘1996年工作照

在陈镆铘手把手的悉心教导下一步一步成长起来的。

20世纪80年代时，病理科的条件比较差，只有供单人使用的双目显微镜，没有能够用于示教教学的双人共览显微镜，更不用说用于集体多人教学的多人共览显微镜。为了准确地向医生们示教某个特定的细胞、组织结构，陈镆铘就用一根头发固定到目镜上，利用头发作为指针，准确定位特定细胞。对于一些病变中特定细胞的识别，如神经鞘瘤里的肥大细胞，除了用指针指示外，还利用特殊染色甲苯胺蓝显示肥大细胞。

这种教学和学习方法让当时科室最年轻的李海刚医生受益匪浅。现在他仍沿用这一教学方法，鼓励年轻医生利用免疫组化、特殊染色等手段，识别特定的细胞，进而确立或排除某些病变的诊断。

陈镆铘对年轻医生严格要求。1988年7月，李海刚医生刚到医院时，陈镆铘就专门制订了培养计划，让他在技术室学习3个月，要求他掌握组织处理和各种染色的原理，熟识病理切片质量不佳的原因和改进方法，重新做出一张合格的切片。进入病理诊断工作后，她要求李海刚医生通过训练提高形态记忆力。刚开始取材看片时，陈镆铘就会考问病变在肉眼检查的表现，教导其如何与镜下改变结合起来，两者不相符甚至有矛盾时怎么处理，让他练就了较强的图像记忆能力。陈镆铘还教导他，在取材时养成良好的习惯，这样就不会漏检和漏取病变点位，可以避免出现原则性诊断问题。在诊断时，要养成良好的临床思维习惯，首先考虑常见病变，要在典型中找不典型、在不典型中找典型，在确立一个诊断时要反复衡量不支持点，只有这样，才能做出合理的病理诊断。

时至今日，陈镆铘仍然心系着医院和病理科，时常回医院和科室看看。她希望医院和各科室有更大的发展，能够更好地为患者服务。

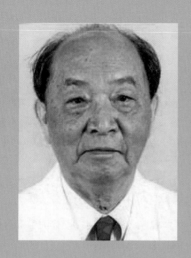

许德清

砥砺前行，志在为民

许德清（1929—　），男，海南人，中山大学孙逸仙纪念医院皮肤病学教授、主任医师，享受国务院政府特殊津贴专家，曾任皮肤科主任，中共党员。

主要从事胶原病（红斑狼疮）的医疗与科研工作。曾任中华医学会广东省皮肤病学会副主任委员，现任常委顾问。主要著作有《红斑狼疮》《中医皮肤病学精华》《皮肤病诊疗》，发表有关红斑狼疮、皮肤病的研究论文40余篇。科研课题曾3次获得国家自然科学基金资助，科研成果获国家教委科学进步二等奖等多次奖励。

他是千百红斑狼疮患者眼中的好医生，被媒体誉为"擒'狼'之人"；他是麻风病防治的骨干之一，见证了麻风病从四处肆虐到有效防控的历程；他总是战斗在国家最需要的地方，防治流脑、支援也门……

许德清，一位"只做分内事"的医生，却得到学界的赞许、学生的敬重和无数患者及其家属的感谢。是什么让他孜孜不倦地奉献？他又如何成为"擒'狼'之人"？

一、求学之路："严谨"二字时刻高悬

1929年，许德清出生在海南。1938年日军占领海南岛，烧杀抢掠无恶不作。"我们当时住在沦陷区，白天生活在日军的淫威之下，晚上经常听到宪兵司令部传来同胞被拷打的惨叫声。"许德清就是在这样恶劣的环境下度过了他的少年时代。这段经历对他而言，既留下了心灵的阴影，也造就了他坚韧的性格。

受到在解放区生活经历的影响，他对中国共产党的认识逐步清晰，更加坚定了追求进步与继续求学的信念。家境清贫但学习成绩优异的许德清，举全家之力凑足了前往广州的路费，而后成功考入中山医学院（今中山大学中山医学院），开启了他的医学生涯。

在医学院的日子，"严谨"二字时刻高悬在他头上。许德清还记得当时老师的要求："约好了8点到，你就不能早到，更不能迟到。早了教授还有别的事没做完，迟到你就耽误教授做别的事。""准时"二字由此铭刻在许德清的心中。

医学院的老师们凭借精湛的学术与实践能力，成为学生最好的榜样，尤其是对教基础医学的叶鹿鸣、何凯宣等老师，许德清始终心怀感恩与敬畏。"叶教授上神经解剖课的时候，在黑板上画从脑到脊髓的神经的路线图，一条条非常清楚，很细致，一点都不错，一边画一边讲。"神经学有记忆量大、对精准度要求高的特点，从神经元到第二代神经元，再到脊髓，最后到神经分支，各个环节的功能都贯穿在叶教授的图画中。这种对基础知识严苛到分毫不差的高标准，给许德清留下了深刻的印象。

20世纪50年代，全国上下谈麻风色变，人人自危。为及时控制病情、防治麻风病，在领导与老师的启发下，许德清毅然放弃心仪的妇产科专业，远赴山东齐鲁大学医学院，跟随尤家骏教授学习麻风病防治。在山东的日子，尤教授的学术研究与为医风范对许德清产生了极大的影响。

"我们实习的时候把身体捂得严严实实的，就怕被传染，但是尤教授却丝毫不害怕。他说，如果医生都害怕疾病，那这个病肯定没法治。"他曾向同事回忆跟随尤教授实习的日子。在尤教授的带领下，许德清也放下了对麻风病的恐惧，走近麻风病人，医治病人，关怀病人，向公众解释说明麻风病的传染机制。

"谨慎""负责""奉献"，这3个词正是许德清优秀品质的写照。翻看他的履历，每一篇论文都具有重大的影响和意义，一字一句都是他于病案室伏案仔细翻阅琢磨病历后的心血结晶。他对病状的细致分析、对病人负责到底的信条，至今深受同道和后来者敬重。

二、胸怀国家："我要到国家最需要的地方去！"

许德清这辈子说得最多的一句话大概是，"我要到国家最需要的地方去"。从专业方向的选择，到义无反顾地奔赴基层、也门，从麻风病防治到挑起红斑狼疮研究的大梁，祖国哪里需要许德清，许德清就在哪里。

1955年从中山医毕业后，许德清先后在韶关、东莞的基层慢性病防治院扎根。在新洲麻风院工作期间，许德清一边治疗病人，一边在麻风病医士培训班任教，培养中级麻风病医生。后来麻风病防治处又设置了研究区，他最经常做的事情就是翻阅中医文献，寻找可供参考的治疗方子，兼采中西医之长，探讨麻风病与麻风反应的治疗。在秦光煜教授的指导下，许德清还发表了有关界线类麻风、反应性结核样型麻风的研究文章。

在药物匮乏、设备简陋的年代，许德清要深入麻风病人聚集的村庄去访问调查，但他从不退缩。他一心想的是怎样做好麻风病的防治工作，减轻病人的病痛，让他们免受旁人冷眼。在全国参与麻风病防治的诸位同仁的共同努力下，到了20世纪70年代末，麻风病病例数在我国已经奇迹般地迅速减少，在世界麻风病防治史上留下了光辉的一页。

1958—1961年，卫生部将许德清调往也门支援公路建设。当地气候恶劣，常年气温为40℃～50℃，放眼望去都是沙漠。"那个地方雨量很少，只能种玉米高粱。也门工人的生活很苦，他们吃的是玉米面和一点水，做成饼，然后在瓦锅、瓦片上用火烤熟，好像石头那么硬，一个人大概一天就吃一个。"提起当时的工作条件，许德清无比感激国家的照顾，使他们能够在如此恶劣的环境下圆满完成任务。

在公路修建过程中，许德清所在的医疗队一路为工作人员看病治伤，也为

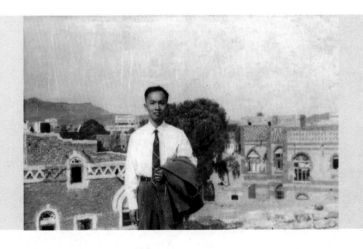

◄ 1961年，许德清在也门王国首都沙那亚中国援也公路工程处留影

沿线的当地居民免费看病、派药。3年里，他勤勤恳恳地做好医疗队的工作，造福他国百姓，诠释了救人不分性别、种族、国籍的医者仁心。

1966年，流行性脑脊髓膜炎（简称"流脑"）在全国暴发。接到任务通知后，许德清二话没说，就带队到灾情严重的电白县（今电白区）抢救流行脑膜炎患者，直到疫情被控制，才回到医院工作。1975—1976年，他带领医疗队到海丰县，致力于计划生育工作，并培养"赤脚医生"，为增强基层机构的医疗力量做出了贡献。

到了20世纪70年代，新的挑战出现，许德清发现，越来越多的红斑狼疮患者前来求医，且大多病情极其严重。由于当时医学界对该病认识不足，面对面有红斑伴随发烧的患者，以为只是得了皮肤病，未认识到该病会出现肾、心、肺、关节、骨头甚至大脑等全身的病变。当时国内尚未设立风湿科，红斑狼疮患者都由皮肤科接治。由于缺乏经验，患者两年内死亡率高达80%，因而该病一度被视为"绝症"。

"那时，我们医院皮肤科设30张病床，收治的大半是红斑狼疮病人。"许德清回忆，在国内医学界对红斑狼疮研究近乎空白、社会被疾病恐惧感笼罩的环境下，研究麻风病的自己被"赶鸭子上架"，担起了"擒'狼'"重任。

当时，皮肤科领域介绍红斑狼疮的书籍不多，内科的相关文献和记录也不够详细。许德清只好靠查找日文和英文文献进行研究。一周6天，许德清基本都耗在病房，跟同事们一起会诊、救治病患。许德清曾总结，一个病患，看上去是股骨头出现了问题，但根源可能是激素治疗导致的骨质破坏。这就需要请骨科、外科、内科医生一起会诊，寻求治疗方法，积累经验。

作为一名医者，眼睁睁看着病人病情越来越重，心里很不是滋味，他总希望自己能看更多文献、找到更多办法，早点解决这种病。由于一心扑在钻研红

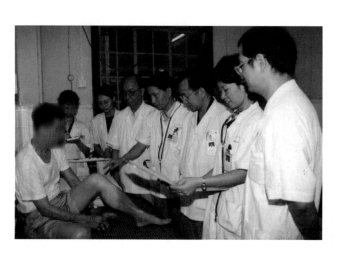

◀ 许德清（左四）毕生挑战红斑狼疮，他带领的皮肤科是国内最早从事红斑狼疮研究的单位之一

斑狼疮治疗方法上，许德清顾不上陪伴家里的两个孩子。但最终，他的不懈努力与团队的通力合作开花结果：他发现狼疮性肾炎是重要病变。然而，当时治疗该类炎症仍毫无经验。

皇天不负苦心人。许德清几经查找，终于在一份国外文献里查找到了狼疮性肾炎的治疗方案，即用环磷酰胺静脉注射治疗。在20世纪60年代末期，许德清开始采用这种治疗方式，走在了国内红斑狼疮治疗的前列。由于效果良好，1976年他在《广州医学》上发表文章，向同道"广而告之"，以救治更多病人。他将外国理论变为医学实践，成为当之无愧的"擒'狼'之人"。直至今日，治疗红斑狼疮性肾炎，环磷酰胺仍然是不二之选。

三、心系患者：陪伴病人战胜病魔与生活艰辛

"前几天那个12岁就得了红斑狼疮的小姑娘发微信跟我说，她要出国读书了。"在许德清的手机里，收藏着一位8年前求治的患者最近给他发的消息。每当提到这个病人，他都是满脸骄傲。

在20世纪70、80年代，由于红斑狼疮疗效不佳，在人们眼里，患上红斑狼疮就等于被命运判了死刑，"红斑狼疮患者不能成为结婚对象，结婚了也不能生孩子"。很多患者因为受到歧视，从而自暴自弃或放弃治疗，引发悲剧。即使患者能坚持治疗，但治疗的过程非常漫长，这对家庭经济也是极大的考验。

许德清的爱人张曼华教授回忆，在红斑狼疮病人大量入院的那段日子，"常常是一通电话，许德清就要冒着大风大雨骑着车跑十几里的路，从白云区三元里的家到越秀区沿江西路的医院去抢救病人，一周可能就回家一次"。

随着医学的进步以及新药的出现，到了20世纪90年代，红斑狼疮不再难以医治，社会对该病和患者的态度也开始转变，社会歧视减少了，消极放弃治疗的红斑狼疮患者也少了。但是，新的难题又出现了。

"之前有个患者，病情已经好转。但住院的时候，她老公就一直在说家里没钱不想治了。她回家后没多久，我们就听到了她自杀的消息。"谈起往事时，许德清依然忍不住叹息。只要患上了红斑狼疮，即使治愈，也不能立即停药，至少要维持治疗多年。对于家境贫寒的患者来说，生命依旧得不到保障。

为了更好地救助这群病人，20世纪80年代，许德清在病友的支持下成立了红斑狼疮的"春之家"病友会。病友会一年开一两次会，请正在治疗的与已经康复的病友共同叙话，互相鼓励、互相帮助、互相扶持，在帮助患者战胜病魔之后，再次陪伴他们战胜生活的艰辛。

医病医身医心，"春之家"的创办得到了患者的赞赏。许德清与患者之间的情谊在"春之家"嘘寒问暖中长久延续。"我有个病人如今都70多岁了。她年轻时患病，我治好她以后，她结婚了，生了两个儿子，娶了媳妇生了3个孙子，祖孙三代来找我吃饭。"聊及和患者之间的情谊，许德清有说不完的故事。

妻子张曼华教授同为皮肤病专家。她笑称在家里也常与许德清探讨病人的治疗情况，逢年过节也经常有病人登门拜访。医生与病人建立起了实实在在的友情。

多年来，许德清奋战在红斑狼疮理论研究、病人抢救的第一线，他尽心尽力医治病患、无微不至为患者着想，无数人深受感动。许多患者的感谢信甚至直接寄到《羊城晚报》《南方周末》等媒体，以彰其德。

但许德清从来只认为自己做了分内事，他明白"擒'狼'"不是个人的功劳，而是集体努力的成果。为了更精准地治疗患者，从1986年到1988年，他申请了科研基金与国家自然基金，为了探讨发病的原因，进一步对红斑狼疮DNA含量开展了研究，获得了全国科技研究二等奖，并获得国务院政府特殊津贴。1997年退休后，他仍带领大家总结经验，收集各国资料，编写《红斑狼疮》（中国医药科技出版社，2003）一书。2008年，他在上海国际红斑狼疮大会上宣读多年治疗红斑狼疮并发感染的研究文章。

时至今日，90多岁高龄的许德清仍坚持每周坐诊，他说，看病已经不是工作，而是一种心灵鸡汤，与病人的交流让他感觉到存在的意义。

"我得到的实在太多了，我想做点事情，尽点余力，报答人民的恩情，我希望做到老骥伏枥，鞠躬尽瘁。"许德清如是说。

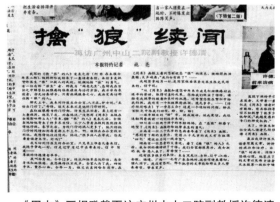
▲《周末》画报登载再访广州中山二院副教授许德清的报道《擒"狼"续闻》

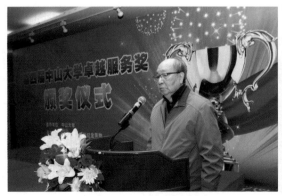
▲ 许德清荣获第四届中山大学卓越服务奖

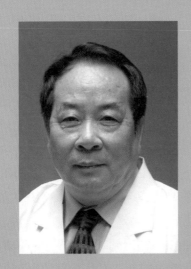

林吉惠

为患者殚精竭虑，为医院呕心沥血

林吉惠（1937—　　），中共党员，主任医师、教授、硕士研究生导师，获国务院政府特殊津贴。1964年毕业于中山医学院（今中山大学中山医学院），曾担任中山大学孙逸仙纪念医院副院长、外科党支部书记、神经外科主任、离退休一党支部书记。

曾兼任广东省神经外科学会常委、学会名誉顾问等多项职务。参加多项国家、省及高校自然科学基金课题研究工作，获广东省高校科研及学校医疗成果奖多项。参与编写《颅颌面外学》等专著，在国家级、省级医疗杂志发表论文多篇。曾获原广东省卫生厅"白求恩式先进工作者"和"广东省高等学校优秀党员"称号。

"风餐露宿宁非苦，且试平生铁石心。"在林吉惠几十年的医、教生涯里，他一直保持着"全心全意为人民服务"的初心。在中山医学院附属第二医院（今中山大学孙逸仙纪念医院）工作期间，林吉惠与同事一起创立医院神经外科，创建广州市第一家三甲医院，并建成20世纪90年代广州市唯一一栋自筹自建的医疗大楼——岭南楼。回顾半生，林吉惠苦心造诣，为解决患者的疾苦殚精竭虑，为医院的建设呕心沥血。

一、深受柯麟老院长影响，医者为"仁"刻入心中

1958年，林吉惠考入中山医学院（今中山大学中山医学院）医疗系，是中山医学院招收的第一届六年制大学生。当时中山医学院院长是1926年加入中国共产党的著名"红色医生"柯麟，他同时兼任学院党委书记。多年以后，林吉惠还记得，曾留学海外、医术过人的柯麟院长在教学管理方面也很有一套，他提出的"三基三严"教学方法（即"注重基本理论、基本知识、基本技能的学习和训练；在教学医疗和科研中，坚持严肃的态度、严密的方法、严格的要求"），受到国内医学界的赞誉，至今仍被奉为医学教育的圭臬。

柯麟院长对学生的关心，给林吉惠留下了极为深刻的印象。当时有出身农村的学生没有鞋穿，只能赤脚入学。但是，进实验室做实验，如果不穿鞋的话，可能会因踩到化学液体而受伤。上实验课时，柯麟就搬一张凳子坐在实验室门口，看到有学生没穿鞋进入实验室，他就登记其姓名，然后把名单交给年级主任或者秘书，请学院有关领导买鞋给这些学生穿。

平时柯麟院长常到学生宿舍去巡查。学院里蚊虫多，柯麟看到哪位学生没有蚊帐，也会记下来，由学校购买蚊帐。柯麟还经常到饭堂去，了解学生们的伙食情况。"他这样关心学生，很多学生都很感动。"林吉惠回忆，柯校长一进饭堂，全体学生就会停止用餐，自发鼓掌欢迎他。

更让林吉惠难忘的是，五四青年节时，柯麟还会跟学生们讲述他学医时期与国民党特务斗争的故事。他的革命魄力鼓舞了很多学生。

老院长对学生学习的高要求、对学生生活无微不至的关心，深深感染了林吉惠等一大批学生。这段求学经历也让林吉惠感受到了医者为"仁"的精神。

二、没有条件就创造条件，从无到有建起神经外科

从一名医学生到一名神经外科专家，林吉惠最感谢的是两位"领路人"。一位是启蒙老师蔡纪辕教授，他是中山医神经外科创始人，后来担任中山医学院附属第一医院（今中山大学附属第一医院）院长、中山医学院副院长。蔡纪辕教授不仅带领他走上神经外科的专业之路，年逾70岁之际还多次应邀上手术台亲自指导，为他保驾护航。另一位则是他转入中山医学院附属第二医院（今中山大学孙逸仙纪念医院）时的大外科主任、后来的神经外科主任黄大祥。黄大祥主任带领他一同进行显微外科技术的创新探索，两人一同创建了中山医学院附属第二医院神经外科。两位恩师技术精湛、品德高尚，令人敬佩，让他受

益终生。

林吉惠1964年大学毕业后，从1965年起在中山医学院附属第一医院外科进行轮转工作。1967年开始，由于神经外科人手不足，蔡纪辕教授将林吉惠调到神经外科。

到了1971年，林吉惠被调到中山医学院附属第二医院，在外科三区担任区长，兼管外国海员病区（外科病种）。外科三区收治的主要是普外科、泌尿外科和神经外科病人。当时医院还没有神经外科的建制，蔡纪辕希望林吉惠能做神经外科的拓荒牛。医院大外科主任黄大祥1958年毕业于中山医学院，技术非常全面，脑科、普外科、泌尿外科等很多手术都能做得很好，他既是林吉惠的领导，也是他的良师益友。

1971—1974年，黄大祥与林吉惠一起组建神经外科，开展脑血管造影、脊髓造影、脑室造影等辅助诊断工作，诊治颅脑损伤、脑肿瘤等病例。整个过程可以称得上"从无到有"。1974年以后，神经外科又增加了两名医生。

1976年以后，神经外科整个科室的专业性才得以逐步加强。当时黄大祥当主任，林吉惠是副主任。神经外科的手术器械跟其他科不一样，要添置手术床、头架配置手术等器械。在没有CT和磁共振的年代，神经外科医生做脑血管造影的时候，做颈动脉穿刺要和放射科合作完成。

"我们的神经外科就广州地区来说筹建较早。1977年，我们在黄大祥的带领下开展小血管吻合术动物实验，同年在广东省进行第一例显微外科大脑中动脉-颞浅动脉端侧吻合术治疗缺血性脑血管病。"林吉惠说。

没有条件，林吉惠和同事们便发挥主观能动性创造条件——养动物做实验，因为血管很细，对手术的要求非常高，他们先在动物身上练习，先吻合小鼠的腹主动脉，成功后再在狗身上练习，熟练了以后才进行临床手术。

"1977年12月，我们开始做广东第一例显微外科大脑中动脉-颞浅动脉端侧吻合术治疗缺血性脑血管病。我们将颞浅动脉和大脑中的动脉进行吻合，那个时候叫颅内脑血管搭桥术。"林吉惠回忆说，一共4个医生参加手术。这一显微外科手术当时接连做了17例，研究成果在全国外科学会上发表，产生了巨大的影响，曾荣获广东省高等学校科研成果三等奖。

当年创建神经外科还面临如何招揽人才的问题。一开始，被分配到神经外科的医生，先后有4人去了香港或出国发展，有两人选择了转科。这是因为神经外科手术操作特殊、死亡率高、术后并发症多，很多医生都不太愿意到这个成立不久的科室。后来经过林吉惠等人耐心地做工作，队伍才慢慢壮大起来。

三、全院齐心奋战3年，创建广州市第一家三甲医院

从1987年开始，林吉惠担任医院副院长，主要分管医疗及绩效管理方面的工作，任期持续了9年多。1989年年底，原国家卫生部出台了关于实施医院分级管理的文件，要评审及创建三级甲等医院（简称"三甲医院"）。文件下来后，原广东省卫生厅召集各家医院有关领导开了一个会，定下了由广州3间医院参加第一批三甲医院的评审，其中就包括当时已更名的中山医科大学孙逸仙纪念医院。

医院对评审工作非常重视。1990年年初，张旭明院长做动员，要求全院奋战3年争取通过三甲医院的评审（简称"三甲评审"）。医院专门抽调医生、行政管理干部、护士组成了创三甲医院办公室。为了达到评审要求，医院在院长张旭明、副院长林吉惠等领导的带领下，在3年时间里做了大量工作：第一，修订医疗规章制度，健全落实医疗查房、病历书写、病例讨论、行政后勤管理制度等，编写各科各种疾病诊疗常规；第二，按三甲评审要求新建立肿瘤科、康复科等医疗科室和行政管理机构，新成立了信息科、药事委员会、病案管理委员会等部门；第三，开展新的医疗技术项目，积极引进人才；第四，购买先进的大型医疗器械，提高医疗水平；第五，1990年年初院务会决定建造医疗大楼，解决医疗用地严重不足的问题。

林吉惠回忆说，为了迎接三甲评审，医院在1992年购买了当时广州市第一部全身核磁共振仪（MR）。其他医院的很多病人得知这个消息后，都选择到中山医科大学孙逸仙纪念医院排队做检查。

这些先进的大型医疗器械的引进，对提高中山医科大学孙逸仙纪念医院的医学水平、经济效益和社会效益起到非常重要的作用。1993年8月，广东省评审团一行30余人利用4天时间进行评审。当时，三甲医院评审达标分为900分，中山医科大学孙逸仙纪念医院得到的分数是949.25分，成为广州市第一家三甲医院。

回忆起当年为创建三甲医院付出的艰辛劳动，林吉惠感慨万分："在达标建设的过程中，我们全院职工白天上班，晚上加班，这3年里全院职工都做出了贡献。"

评上三甲医院对中山医科大学孙逸仙纪念医院的日常工作起到了巨大的促进作用，让广大职工备受鼓励。评上三甲医院后，医疗收费标准得到提高，医院的经济收入随之增加，进而为岭南楼的建设提供了资金。1993年医院收入为9400万元，1994年收入为1.4亿元，增加了48.94%。在三甲评审结束后的半年内，广州市和省内各大医院同仁多次前来参观交流。

四、千方百计开源节流，自筹自建医学大楼

岭南楼是当时广州市唯一一栋自筹自建的医学大楼，筹建过程相当不容易。中山医科大学孙逸仙纪念医院位于广州市内的繁华地段，病人较多，从1990年开始就面临着病床数量严重不足、医疗用地不够的问题。医院曾申请卫生部的拨款，但没有获得批准，要建新的医学大楼，只能自己想办法。林吉惠回忆说："我们只能压缩奖金，每个月从全院职工的奖金里拿出一部分，用于大楼建设。职工们都理解、支持这项工作。"医院想尽办法节约开支。新老院长8个人一起挤在中山楼二楼集体办公，共用30多平方米的办公室，走廊则成为接待室。医院接待来宾，统一安排在19楼医院饭堂用餐，无论对卫生部的领导，还是其他地方的领导干部，都一视同仁。医院还通过开展出国体检、外国旅行团体检、夜诊等新业务，千方百计增加医院业务量。

按照当时的设计，新大楼能够安置500～600个床位。岭南楼开始建设后，其中一个插曲让林吉惠印象深刻。1992年，岭南楼开始打地基，打到18米深时遇到流沙层，再往下打到23米深才到岩层，整个地下工程就花了不少钱。但从1994年10月开始地面工程建造，到1995年11月，只用了一年多时间，岭南楼就顺利封顶。

岭南楼的建成为医院的长期发展打下良好基础。林吉惠说："这个大楼如果不建起来，医院的医教研学科发展都会受到限制。"百年医院，为了发展，使出浑身解数。医院床位长期紧张，为了帮助慢性病老病号解决住院难的问

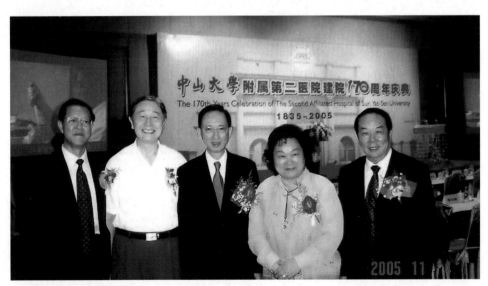

▲ 参加建院170周年庆典

题，医院探索开展家庭病床、家庭氧疗等业务，根据病人的需要，医护人员利用业余时间送医送药上门。到1992年时，医院已经开设150～160张家庭病床，相当于几个病区的规模。这项工作当时在社会上产生了良好影响。林吉惠评价说："跟我们加班开诊、夜诊一样，家庭病床一方面方便了病人，一方面增加了医疗收入。"

五、寄语后辈：保持为患者着想的初心

2003年，林吉惠退休了。退休后，他依然无比关心医院的发展和对年轻医生的培养，他出任中山大学神经外科联合学术顾问、中山大学孙逸仙纪念医院医疗质量督导专家。作为一名老党员，他还担任医院离退休一党支部书记。从2006年至今，林吉惠仍坚持每周开诊两次，前来就诊的病人络绎不绝。

从医几十年来，面临过各种挑战，林吉惠以自己的执着与能力，与同事们一道迎难而上，解决了一个又一个难题，现在回想起来，勇气、智慧、毅力，缺一不可。几十年来，林吉惠也见证了中山大学孙逸仙纪念医院不断发展的历程。而对于后辈和青年医生，他一直寄予厚望，希望青年医生们要保持尊重生命、时刻为患者着想的初心。

"当今社会发展得越来越好，但一些年轻医生在刻苦钻研医术、对患者进行系统性观察以及对患者进行人文关怀等方面还有欠缺。"林吉惠希望青年医生能珍惜现在来之不易的幸福生活，在学习的最佳时段，抓住机会，不怕吃苦，好好努力，不断提升自己的理论与实践能力，"同时要强健自身体魄，这样才能成为一名对患者、对人民、对国家有价值的医生"。

"一点浩然气，千里快哉风。"这两句话正是林吉惠几十年来从医生涯的真实写照。

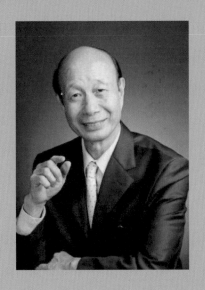

黄绍良

医海人生

黄绍良（1937—　），广东梅州市平远县人，中共党员，中山大学孙逸仙纪念医院儿科教授、主任医师、博士生导师，血液病专家，曾担任广东省卫生系统"五个一兴医工程"学术带头人，作为有突出贡献专家享受国务院政府特殊津贴。

黄绍良1962年毕业于中山医学院（今中山大学中山医学院），1998年赴美国杜克大学医学中心做访问学者。其研究成果获教育部科技进步一等奖及广东省科学技术二等奖。主编《小儿血液病临床手册》《现代小儿血液病学》《小儿内科学》《实用小儿血液病学》。曾任广东省抗癌协会第一、第二届小儿肿瘤专业委员会主任委员等职务，获广东省细胞治疗学终身成就奖，曾被评为广东省白求恩式先进工作者，获中山大学杰出教师桐山奖及柯麟医学奖，2016年获第四届中国儿科医师终身成就奖。

从一个家境贫寒的农家娃，到备受病人和同道敬仰的名医生，黄绍良61年的从医路，可谓是从荆棘中开出鲜花。他苦心锤炼医术救治患儿，在条件匮乏的环境中想方设法地开展科研工作，努力地为血液病患儿破解病因之谜并实现治愈。

他曾在国内率先提出"G6PD缺陷是广州地区新生儿黄疸

的主要病因"。在黄绍良等人的努力下，广东省多家医院的儿童血液病团队蓬勃发展，目前小儿急性淋巴白血病（简称"小儿急淋"）的无病生存率达到了国际先进水平，挽救了许多小生命。

一、农家娃渴望知识

黄绍良出生于梅州地区平远县一个比较贫困落后而又山清水秀的小山村。他回忆说："我在这个美丽的山村度过了快乐幸福的童年及少年时光，但是我的人生也有不幸。两岁时父亲因病去世，祖父也死得早，留下祖母、母亲和我，一家祖孙三代务农为生，这样的家庭在解放前是受人欺凌的。"

客家人有耕读传统，所谓"万般皆下品，唯有读书高"，这也是黄绍良母亲唯一的期盼。初中毕业后，按黄绍良的家庭背景，应该是考取就近的中学。但年轻人都喜欢新生事物，渴望走出小山村。1954年，广东省在文化比较发达的县（市）设立了多所完全中学，梅县高级中学便是其中之一。梅县是有名的文化之乡（侨乡），该中学师资雄厚，黄绍良便慕名报考。高中寄宿，苦读3年，黄绍良受益匪浅。然而，梅县离家五六十公里，由于家境贫困，为了省钱，返校时他常和七八位同学走山路，天没亮就出发，到学校时已是日落西山。为了省钱，黄绍良的母亲每一两个月挑五六十斤大米送到学校。母亲的辛劳圆了黄绍良人生的第一个梦！

祖母十分疼爱黄绍良，而祖母的一言一行也深刻地影响着他。祖母是一个勤劳、刻苦、受尽苦难的老人，也是一位心地善良、助人为乐的"赤脚医生"，她懂一些草药功效，会刮痧，更是义务接生婆。无论三更半夜、刮风下雨，还是寒风刺骨的冬天，她都随叫随到。除新生儿"洗三朝"时带回一个用过的咸蛋算是酬劳外，别无所求。当然，那也是黄绍良高兴的时刻，祖母为民服务、默默奉献、无怨无悔、不求索取的精神，获得了村民的敬重，也多多少少影响了黄绍良的人生，使他走上了医学的道路。

二、五年寒窗中山医

1957年高中毕业时，黄绍良如愿考取中山医学院。作为享誉港澳地区及东南亚的高等医学院校，中山医师资力量雄厚，有许多国内名教授及名医，更有当时德高望重的教育家柯麟老院长，医学教育管理为国内一流。"当时中山医学习安排是'一二九制'，即劳动一个月，放假两个月，学习9个月。一个月的劳动是安排校外体力劳动,譬如到东山沼泽地挖湖(该湖成了今天的东山湖),到芳村修铁路,到旧白云机场旁的白云山脚种树,去郊区公社下农田插秧等重体力劳动,这样可以接触农村、了解社会。"黄绍良回忆,专业学习上要求"三基三严",除了上课、做实验,他所有的空闲时间都用在复习功课上。医学专业学的专业课共32门,每门课结束都要考试,分笔试和口试,口试最紧张,面对3位老师,抽题,当即回答,老师提问,同学们"如临大敌"。为了准备考试,不少同学还会通宵复习功课。

返家不易,加上经济拮据,黄绍良跟一群同样在寒暑假回不了家的同学一起参加学校有报酬的劳动——推大板车运沙。求学生涯中这些难忘的经历,让他铭记至今。回忆过去的学习时光,黄绍良说:"我是认真的、刻苦的,没有虚度宝贵的大学时光。"

三、临床与科研之路

1962年,大学毕业的黄绍良被分配到中山医学院附属第二医院(今中山大学孙逸仙纪念医院)工作,开启临床与科研之路。

对于临床和科研,黄绍良有深刻的思考:"作为医者,面对形形色色的患者,不能为病人解除痛苦,祛病延年,甚至无法救人一命,眼睁睁地看着鲜活的生命离去,看着病人家属焦虑、悲伤,医者显得多么无奈!这是临床医生时刻面对的现实。你可以按常规已有的诊治方案,也可以做得更好一点。医学是一门经验科学,在实践中慢慢积累经验,发现问题,把问题作为临床研究对象(课题),不断解决问题。"

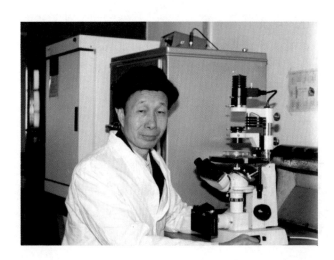

◄ 黄绍良在实验室

黄绍良20世纪70年代初开始研究小儿血液病，第一个研究课题就是"新生儿黄疸病因"。当时住院的新生儿黄疸病例不少，但除了"ABO溶血病"外，对其他病因知之不多。新生儿黄疸重症者可能会患上可致死的"核黄疸"，哪怕侥幸逃脱一死，也会留下脑瘫后遗症。

黄绍良经过临床及有限的实验资料，在一次广州市的学术讲座上，提出G6PD缺陷是广州地区新生儿黄疸的主要病因，并为更多的实验调查所证实。该课题获得1978年"文革"后首次全国科学大会奖及1979年广东省科学大会奖。黄绍良也由此扩宽了临床研究视野，将研究范围扩至广东地区常见的遗传性溶血性疾病（小儿地中海贫血及G6PD缺陷病）。他与同事进行了一定规模的流行病学调查及临床研究，基本认清了小儿G6PD缺陷与感染（特别是病毒）相关的溶血表现特征，以及与G6PD相关的慢性非球形细胞溶血性贫血的不同临床类型。同时在中山市进行血红蛋白病（含地中海贫血）流调及本院出生新生儿脐血α-地中海贫血的实验普查，血红蛋白E病的临床及结构分析。与中科院合作，发现了首例中国人HbRuss。上述研究成果获卫生部甲级科技进步奖，"广州地区溶血性疾病临床与实验研究"获1988年国家教委科技进步二等奖。

临床工作是科研的最大平台，即使门诊工作也不例外。20世纪80年代前后，黄绍良发现，儿科门诊病种比较单一，90%以上是呼吸道疾病。小儿喘息性疾病是在门诊常见却又难以根治的疾病，给患儿及父母带来许多困扰。因此，黄绍良及同事决定从这种"小切口"的课题入手，设立小儿哮喘门诊。他与基础学院李树浓教授合作，进行小儿喘息性疾病的免疫机制及免疫治疗临床研究，先后有4个课题获原广东省卫生厅基金资助，也将多个学生培养为呼吸专业的骨干。由此，黄绍良开始了与李树浓教授近30年的科研合作，实现了临床与基础的优势互补。

黄绍良说："在科研道路上，我要感恩的第一人是李树浓教授，他知识渊博，基础厚实，科研创新思维活跃，平易近人，诲人不倦，他既是我的老师，又是科研路上的合伙人，是我实验血液学、免疫学领域的引路人。"

四、执着追求，勇往直前

"在科学道路上没有平坦的大道，只有那些在崎岖的小道上不畏艰险、勇于攀登的人才有可能到达光辉的顶点。"黄绍良常谦虚地表示，自己没达到那个"顶点"，但对这句话深有感受。20世纪70—80年代，科研的大环境、小环境都不大好，荆棘暗礁，令人防不胜防。"我很羡慕今天的科研工作环境！"

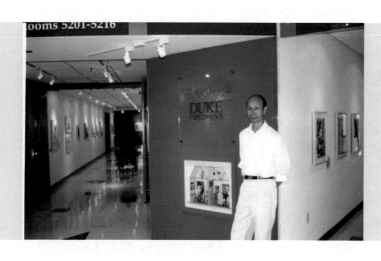

◁ 黄绍良在美国杜克儿童医院

"在临床工作中，我不断积累经验，逐渐了解、认识了许多疾病的表象，掌握处理疾病的临床能力，但如果不了解某种疾病的本质，治疗便无能为力！" 黄绍良发现，血液病领域常见的地中海贫血，患儿死亡率极高，然而当时的儿科医生苦于既不了解其发病机制，更无有效疗法可以挽救孩子的生命。看到孩子们在忍受疾病的折磨，生命力逐渐流失，作为一名负有救死扶伤天职的医生，他时刻想的就是能为患儿做点什么。

在20世纪80年代初的中国，小儿白血病的治疗正处于探索阶段，北京儿童医院及上海儿童医学中心处于国内领先地位。黄绍良所在科室也在用一些国外化疗方案治疗小儿急淋，但疗效不好，患儿都活不过2～3年。当时黄绍良接诊了一名急性淋巴细胞白血病的小男孩。为了防止复发，黄绍良决定试用经化疗诱导缓解后大剂量氨甲蝶呤清扫治疗，但当时在国内还未普遍使用，更多的是实验研究资料，因此在同行中争议较大。

黄绍良先了解该疗法在国内外的相关资料，权衡对患儿的利弊，然后做好家长的工作。在临床工作中，要做到既对患儿有益，又有科学依据，在实践中细心医护。凡事都有第一次，关键是要做到风险可控。当时他承受着极大的精神压力，让患儿接受了治疗。经过一段时间的维持治疗，患儿最终完全治愈。这是中山大学孙逸仙纪念医院儿科首例经化疗治愈的急性淋巴细胞白血病患儿。目前，大剂量氨甲蝶呤冲击清扫也已是小儿急淋化疗方案中极为关键的组成部分。

这次成功增强了黄绍良的信心，也让他和同事看到了希望。从此，黄绍良与同事在借鉴国内外经验的基础上，开始了对小儿急淋治疗的探索，挽救了不少患儿的生命。为了扩大临床研究，黄绍良组织了中山医科大学附属多个儿科同行协作组，制订小儿急淋治疗方案，进行多中心的临床前瞻性研究。从20世纪90年代中期一直到现在，协作单位不断增多，从广州市扩展到广东省有小儿血液专科的省市医院。

研究方案也在实践中不断修正，从"98方案"到"02方案"再到"08方案"，极大地促进了广州市乃至广东省小儿白血病的诊治水平。至今，广东省一共建立了11个儿童血液病专科，专业人才不断增多、学术交流气氛活跃。在黄绍良等人的努力下，广东省目前小儿急淋的无病生存率达到了国际先进水平。这不仅挽救了无数病孩的生命，还使他们获得了新生，拥有了梦想！

黄绍良说："我要感恩的第二个人是香港中文大学威斯亲王医院的血液病专家李志光教授，他是化疗协作组的科学顾问和合作伙伴，参与了临床研究的全过程，为广州地区小儿血液病学术水平的提高做出了很大的贡献！"

儿童再生障碍性贫血（以下简称"再障"）也是小儿比较常见、死亡率极高的难治性疾病，是血液病同行关注的热点之一。在20世纪70年代，人们对其发病机制了解不多，治疗更是无的放矢，因此患儿最终都无法逃脱死亡的命运。生命的逝去总会触痛医生的内心，使之产生探索再障这一无情杀手的冲动。

黄绍良说："我们对当时比较公认的'种子—土壤'学说做了研究，试用了一些治疗方法，一些轻症病例可获得治愈，在探索中总会遇到人为阻力。"为了应用当时已初步证实有一定疗效的胎肝细胞混悬液输注治疗再障，黄绍良从产科收集引产胎儿获取制备原料胎肝细胞。一旦胎儿引产成功，无论何时，黄绍良都会亲自去取，随后立即在实验室无菌制备，给需要的患儿进行输注治疗。

随着人们对再障了解的不断深入，"获得性再障"被认为是一种自身免疫性疾病。黄绍良及同事对此进行了免疫发病机制的实验探讨，并引入国外免疫抑制治疗方案，该成果获得广东省科技进步奖，近十多年来更多地应用同胞或非同胞造血干细胞移植，取得90%左右的治愈率，实现了变不治之症为可治之症的目标。

五、梦想，创新的动力

血液病学是一门实验性极强的学科，可分为实验血液学与临床血液学。干细胞在血液病的治疗当中起到重要的作用。从1987年起，黄绍良开展了造血干细胞培养实验研究与临床应用。没有实验室工作经验，设备不足，实验条件要求高，黄绍良只好亲自动手干技术员、清洁工的工作，亲自洗试管和培养皿，准备消毒实验用品，观察实验结果，到兄弟医院实验室及基础学院李树浓教授实验室请教学习。

黄绍良说："实验工作既累又费时，中午也休息不了，做实验需几个钟头，看结果也得花一个多钟头。细胞培养特别'娇气'，需要反复试验，不知失败了多少次，差不多花了半年功夫，我才掌握了稳定、可复制的细胞株培养技术，掌握了以后科研工作必需的实验手段。"

骨髓移植是治愈地中海贫血、白血病及再生障碍性贫血等疾病的有效治疗手段，但由于供体来源受限，该项技术的发展受到了制约。寻找造血干细胞供源是研究造血干细胞移植的同行的梦想。20世纪80年代末，中山医图书馆一份"医学信息"中一条不显眼的仅300字的译文——"输入脐带血液可代替移植骨髓的实验报道"引起了黄绍良的注意。他认为，若此项试验可经过进一步研究证实，则既可获得一个不错的造血干细胞供源——脐带血，又能变废为宝。为此，黄绍良进行了体外临床前实验研究（含动物实验），他的"胎盘血移植特性的研究"成为获国家自然科学基金资助的首个课题，"脐血生物学特性研究"获1999年广东省医药卫生科技进步三等奖。

1996年黄绍良与李树浓教授团队合作的"Umbilical Cord Blood Transplantation"项目获得了CMB（美国中华医学基金）35万美元的资助。在学校、医院的支持下，约300平方米的实验室及中山医科大学岭南脐血库得以建成，这加快了脐血移植的临床前研究。

1998年1月，黄绍良借用中山三院骨髓移植病房进行了我国首例同胞脐血移植手术，成功治疗了β-地中海贫血患儿，这引起了国内业界的强烈反响。他随

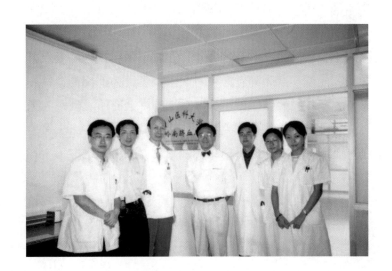

◂ 1996年建立的中山医科大学岭南脐血库

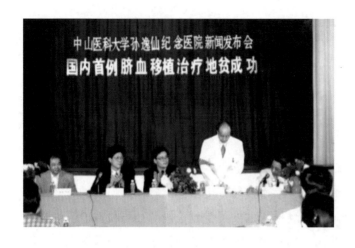

◂ 黄绍良成功进行
我国首例同胞脐血
移植治疗

即将这项技术扩展至小儿白血病,由同胞脐血到非同胞脐血移植。在此基础上,又建立儿科造血干细胞移植中心,以适应病孩移植需求,同时开展外周血干细胞／骨髓移植。

为了解决脐血移植中供体细胞植入的问题,黄绍良在多年实验研究的基础上与国外保持同步（在国内处于领先水平）,试用人骨髓间充质干细胞（MSCs）与脐血联合移植促进脐血造血干细胞植入成功,这为以后MSCs输注治疗急／慢性移植物抗宿主病、自身免疫病等临床研究提供了应用范例。经过近25年脐血移植的系列实验及临床研究,2004年"提高儿童脐血造血干细胞移植临床效果的实验与临床研究"被列入卫生部临床重点项目。同年,"脐血造血干细胞移植的基础和临床系列研究"获教育部科技进步一等奖,提名国家科技进步奖。

六、科研育人结硕果

1988年,黄绍良开始招收硕士研究生。1999年,儿科申请获批为博士点,黄绍良为首位博士生导师。他说:"为师者必须对学生负责,为他们创造良好的学习、科研环境,研究生都是科研团队的一员,在工作中会有所发现,为老师的科研工作做出应有贡献。"绝大多数研究生毕业后都需要回到临床干医生的本行,在学期间主要在血液专科病房进行临床实践,培养临床思维,积累一定的临床经验。

黄绍良要求他的学生在前1／3学期结合临床选定研究课题,从中培养其科研思维及实验动手能力,毕业后可在临床工作中独自进行临床科研。选题前的相关文献综述、毕业论文,老师都得多次与学生探讨如何修改,如何对实验数据或样本资料进行分析、整合，从而发现问题，去粗取精，加以提炼，获取正反方面的数据、结论，最终完成一篇有质量的毕业论文。

黄绍良还资助每一位研究生参加一次国内血液病学术会议的学术交流，让研究生扩大知识面，结识学术上的新朋友。他让比较优秀的学生参与编写他主编的《小儿血液病临床手册》《实用小儿血液病学》《小儿内科学》等书的部分章节，锻炼他们的写作能力。得到如此悉心的栽培，黄绍良的学生们都进步得很快，不少毕业生后来成了所在科室的骨干、研究所的学术带头人，或当地医学院校的领导。多个研究生在学期间或在本单位都独自申请国家自然科学基金课题或省级科研项目，且获得批准。

年青一代的成长，使得小儿血液学领域后继有人。黄绍良始终认为，只有通过一代代医师的传承与创新，小儿血液学研究才能取得更大的成绩。

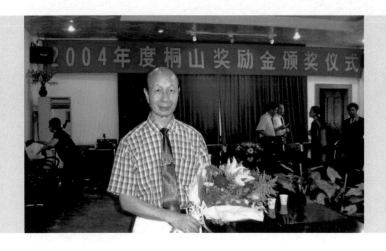

◂ 黄绍良作为医科杰出教师代表获得2004年度中山大学桐山奖励金

朱昌国
倾满腔热爱，行一世仁心

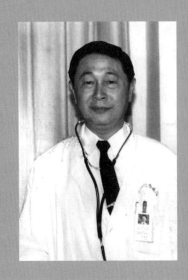

朱昌国（1937—　），男，出生于广州。1962年毕业于中山医学院（今中山大学中山医学院），被分配到中山大学孙逸仙纪念医院工作，任副主任医师、副教授。曾担任中山大学孙逸仙纪念医院工会副主席，岭南医学院办公室主任、副院长等职务。

广州市竹丝村的一处寓所，内饰朴素，环境整洁。着装同样简朴的朱昌国，嘴边常常挂着和蔼的微笑。一眼看过去，似乎并不容易将朱昌国的形象与妙手仁心的济世医师、带领中山大学孙逸仙纪念医院取得累累硕果的重要功臣联系在一起。

回首朱昌国的职业生涯，如同翻开中山大学孙逸仙纪念医院的峥嵘史诗，鲜活丰满，波澜壮阔，充满着艰难与荣光，尽管历尽艰辛，却始终精进不息。

一、力学笃行，迎难而上

1937年，朱昌国出生于广东省广州市的一户医师家庭，家中共有8个兄弟姐妹。"最初走上学医这条道路，家庭因素的影响很大。"父亲是儿科医生，朱昌国自幼便成长于浓厚的医学家庭氛围之中，妙手仁心、悬壶济世的医生梦悄然间在年幼的朱昌国心中生根、发芽。朱昌国的兄弟姐妹中共有4人在日后成了光荣的医护人员，朱昌国自己也放弃了最初读工科学习建筑的梦想，决定成为一名为国为民、治病救人的医生，投身医学事业。

1957年，正值新中国第一个五年计划顺利结束，朱昌国迎来了人生中第一次重要的考验——高考。回忆起考大学时的情形，朱昌国对当时自己所面对的困难与挑战仍历历在目。"我们那一年考大学难度特别大，我高中全班54个人只有10个人考上大学和大专。"最终，品学兼优的朱昌国顺利考入中山医学院，在全级400多人中名列前茅。

中山医学院前身为创办于1866年的博济医学堂、创办于1908年春的广东光华医学堂以及创办于1909年春的广东公医学堂，师资力量雄厚，是受到国家重点关注与培养的知名医学院，享誉海内外。一年一个月放假，两个月下乡，9个月读书，在当时中山医学院"一二九制"的大学学习生活中，朱昌国不仅仅是读书的学生，还是经历了农村医疗卫生运动等一系列运动的"运动员"。在每年两个月的下乡中，朱昌国的足迹遍布广东多处，也因此进一步了解了农村的真实情况。丰富多彩的大学生活增长了朱昌国的学识与能力，更坚定了他以医学为每一个有需要的人带来光明与希望的从医理想。

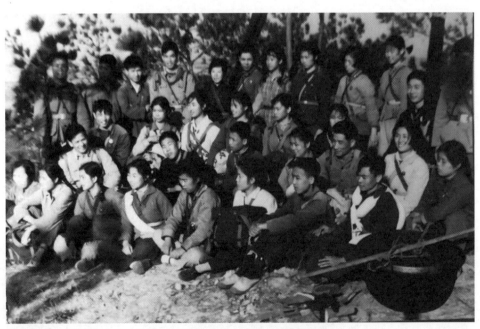

▲ 1964年，朱昌国（第三排右二）参加医院青年组队和送医送药下乡

二、妙手仁心，为民无我

1962年毕业以后，朱昌国被分配至中山大学孙逸仙纪念医院儿科担任助理住院医生。从此，朱昌国的人生轨迹与医院的发展紧紧联系在一起。中山大学孙逸仙纪念医院对医生"三基三严"的严格要求，即"基本基础、基本训练、基本技能，严肃态度、严格要求、严密方法"，让朱昌国铭记了一辈子。当时医院实行住院医生24小时制，即24小时内，助理住院医生和住院医生管理的病人无论出现任何事情都要回院亲自处理。朱昌国作为助理住院医生，经常在夜深人静的时刻被叫醒去处理临床的医疗问题。这虽然影响了朱昌国的正常休息，但却丝毫没有动摇他慈悲为怀的医者仁心。在朱昌国看来，关心每一位病人的健康状况，是每一个合格的医生义不容辞的职责。

当时医院对助理住院医生和住院医生实行导师制，朱昌国遇到了他的导师李鸿汉教授。回忆起导师，朱昌国至今仍然感怀导师的知遇之恩。"李鸿汉教授医术精湛，平时十分忙碌，但是每周都会关心我们阅读中外文的书目和数量，叮嘱我们好好学习，还时常给我们分享医术方面的经验并给予指导。"由于在中学和大学均学习俄文，但任职后晋升考核需要考英文，朱昌国只能从零开始自学英文。在李鸿汉教授的悉心指导和关怀下，朱昌国克服了从俄语到英语的外语学习困难，终于在第二年顺利通过了助理住院医生的晋升考试，转正成为住院医生。

在朱昌国担任住院医生后不久，1963年的夏秋之交发生了一件大事：河南省东部的商丘地区遭遇了重大洪涝灾害，灾民流离失所，生命安全受到严重威胁，河南省的医疗卫生系统面临着巨大的压力。为了保证灾区人民的生命安全，广东省积极响应党中央的号召，迅速组建河南救灾医疗队奔赴河南商丘灾区前线进行救援。在中山医学院深造的日子里，下乡的经历让朱昌国深爱着这片土地和人民。因此，当医院安排朱昌国前往河南支援时，他二话不说，服从命令立即前往。"救死扶伤是我们做医生的天职，"朱昌国说，"哪里需要我们，我们就应该去哪里。"

河南救灾医疗队组建完成后，朱昌国扛起了队长的大任，带领其他医生向灾区进军。历经一路的艰辛坎坷，救灾医疗队到达后当即进入了马力全开的紧急救灾模式。朱昌国身为队长，一边深入一线救援现场救助灾民，一边统筹救灾医疗队的工作安排。繁重的工作并没有压倒朱昌国。在朱昌国的坚定信念与全体医疗队成员的团结之下，救灾医疗队顺利完成了使命，获得灾区人民群众的一致好评。

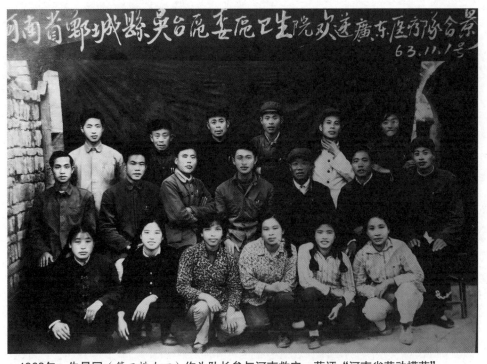

▲ 1963年，朱昌国（第二排左四）作为队长参与河南救灾，获评"河南省劳动模范"

　　1963年11月8日，在救灾医疗队完成任务离开河南前，当地为医疗队举办了欢送大会。中共商丘地委、商丘专员公署更是为医疗队送上了一封真挚的感谢信，感谢他们在河南的无私奉献与付出。作为队长，朱昌国被评为"河南省劳动模范"。对于荣誉与褒奖，朱昌国只是微微一笑。在他的心里，个人的名与利，永远要让位于人民群众的生命安全，让位于人民群众的根本利益。

　　从河南回到广东，朱昌国并没有满足于自己已有的成绩。为了将自身之所学用于人民群众，朱昌国积极参加下乡活动，履行自己作为医生的职责。下乡讲课培训医生、和当地医生一起查房、带学生进行实习、帮助提高当地医生的业务水平和专业素质，朱昌国马不停蹄，与学生们分散到当地农民家中同吃、同住、同劳动，足迹遍布韶关、肇庆、顺德等地。朱昌国的学生张幼伦忆起老师昔日的谆谆教导，往事历历在目。"朱老师真的帮了我很多，当时还常常和我谈心。"时至今日，张幼伦都不忘时常去探望朱昌国，延续与恩师谈心的优良传统。

　　"现在还有很多以前的病人会来联系我。"让朱昌国印象最深的，是一个曾患哮喘的孩子。每年这个孩子和他的父母都会专门来探望朱昌国，而且平时这个孩子也会打电话与朱昌国聊天。看到原来虚弱的患儿摆脱疾病的困扰健康成长，朱昌国感慨道，这可能是做儿科医生最大的满足了。

回忆起自己的行医岁月，朱昌国坦言自己从中收获颇多。为工作付出的汗水、因患者身体痊愈而感到的欣喜，共同构成了朱昌国这段终生难忘的峥嵘岁月，并在后来的日子里始终激励着朱昌国百尺竿头，更进一步。

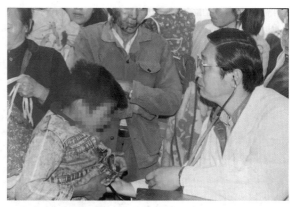

▲ 朱昌国为群众义诊

三、春风化雨，育人不倦

1984—1987年，朱昌国从主治医生、讲师调任为儿科和儿科教研室、血液室副主任，负责科室管理工作。1988年，朱昌国调任办公室主任。自此，朱昌国逐步深入接触医院行政管理工作。

一所优秀的医院必然离不开行政管理工作与医学治疗工作的完美配合。朱昌国深深知道做好医院行政管理工作的重要性，知道自己身上担负着医院所赋予的重要使命。

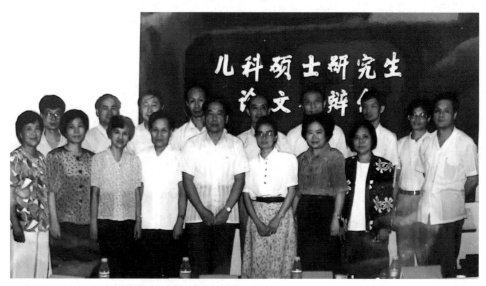

▲ 朱昌国（后排左三）参加儿科硕士研究生论文答辩会

朱昌国所在的办公室隶属于中山医科大学,主要工作包括对学生的德育教育、宿舍管理、教学秩序的建立与维护等。这些工作看似细枝末节,但事实上是医师教育中不可或缺的重要一环。每批学生进入医院实习、工作前,朱昌国都会亲自安排对学生的学前、岗前教育,安排好工作后还会多次检查,以避免出现纰漏,事事亲力亲为。"医德和医术同样重要,没有好的医德,是没有办法成为一个合格的医生的。"

为了加强对学生的德育教导,朱昌国在医院提出了"以德育为主导,加强教育行政管理"的口号,在做好日常德育教育工作的同时,在学术理论层面总结了前人对医学生德育教育的经验、归纳并提出了新的医学生德育教育工作的理论与方法。在朱昌国的带领下,医院的医德教育风气为之一新,朱昌国及其所在办公室发表的《以德育为主导,做好临床管理育人工作》《适应学校医学模式转变,抓好临床医学生医德教育》两篇论文,获得了1993年学校教学成果奖三等奖,并先后登载在《中山医科大学学报》1993年第2期和1994年第2期上。朱昌国在医学教育上的突出贡献与成就,在推进医院医德教育工作开展的同时,还获得了国家的肯定。1995年9月,朱昌国被评为国家卫生部教书育人、管理育人、服务育人先进个人。

四、服务医院,鞠躬尽瘁

1994年,摆在刚担任副院长的朱昌国面前的第一个问题就是员工的住宿问题。在当时物质条件仍然匮乏的情况下,员工住房数量十分紧张,有些员工兢兢业业工作多年仍然没能分配到住房,员工们对住房问题呼声强烈。为了妥善解决员工住房问题,朱昌国使出了他的"三板斧":彻底改造全院单身宿舍的居住环境、解决新宿舍楼产权归属问题、为刚毕业的硕士和博士在新楼增修单间。在朱昌国的努力下,许多员工终于在偌大的广州有了自己与家人的容身之所。至今,他们依旧感谢朱昌国为之所做出的贡献。

医院岭南楼的建设,也离不开朱昌国付出的努力。岭南楼建设前期,资金不足的问题让医院领导们头痛不已。钱究竟应从何来?医院找到了香港企业家林百欣。经过一轮又一轮讨论与磋商后,医院终于成功向林百欣贷了款。

朱昌国负责具体工作的落实,节流开源,双管齐下,成功解决了岭南楼建设资金不足的困难。为了最大限度地提高岭南楼的医疗服务能力,朱昌国多次召开岭南楼手术室设计专题会议,邀请社会各界有关专家参与讨论,并最终成功邀请华南理工大学设计室和香港棱镜公司合作完成设计、装修工作,建成了

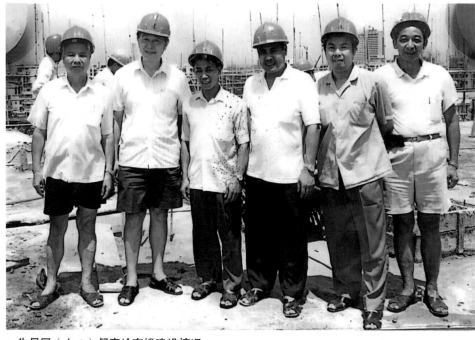

▲ 朱昌国（左二）督察岭南楼建设情况

空气层流净化消毒的手术室。在当时，如此规格的手术室仅中山大学孙逸仙纪念医院一家独有。

原卫生部特派遣专人前来调研与考察岭南楼的建筑特色。岭南楼建成的短短一两年间，全国范围内便累计有20余个单位前来参观学习。

在朱昌国看来，能建成岭南楼，是全体医院员工团结一心通力合作的结果，他不过是医院中的一分子。岭南楼的建成，是朱昌国在副院长任上交出的答卷的一部分，此外，还有南院区的建成、后勤工作的社会化推进……短短数年间，医院日新月异，朝气蓬勃。朱昌国是让医院发展壮大的参与者，更是医院成长的见证者、记录者。

1993年，中山大学孙逸仙纪念医院获评为广州第一家三甲医院。在此之前，为做好评审工作，全院职工投入紧张的准备工作。朱昌国接受了医院给予的任务，组织并和全院各科室147位专家、教授和医护人员编写了《疾病诊断治疗常规》（上下册）一书。该书成为医院医疗质量管理的基础和依据，为提高医院医疗技术质量、顺利通过三甲医院评定添砖加瓦。

自朱昌国来到中山大学孙逸仙纪念医院工作，他发现医院仅有简单的历史概述，缺乏一部完整的院史。完善院史的想法逐渐在朱昌国的脑海中成形。恰逢医院150年院庆，医院准备创办院史室、编撰院史。朱昌国接下这一光荣任务，在他的组织下，他和他的最佳拍档们走遍省人事档案馆、中山图书馆、中山大学图书馆、中山医档案室等各大馆寻找资料，联系老一辈中山医人和他们的后代，先后完成了建院150周年《院庆纪念画册》的制作、第一代院史室的建设，还完成出版了第一本《中山医科大学孙逸仙纪念医院院志》，记录下了每一代逸仙人的精神与医

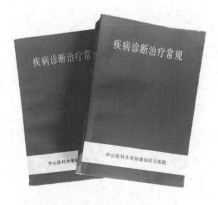

▲ **朱昌国和刘惠生主编书籍**

院的峥嵘岁月。退休以后，朱昌国仍然坚持投身于院史修订完善事业。如今，医院的院志再版，正是一代代逸仙人一步一个脚印追根溯源而成的。一代代逸仙人的优良精神传统，也因此得以赓续。

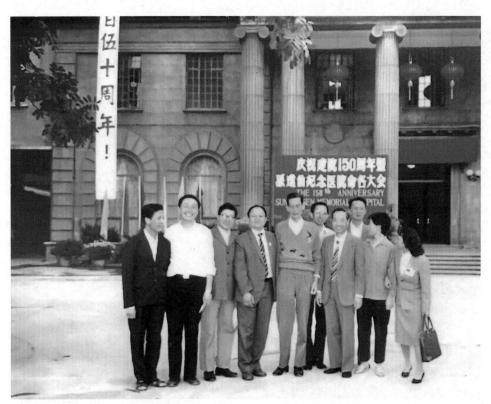

▲ **朱昌国参加建院150周年活动**

范侠

质量是医学检验的生命线

范侠（1940—　），男，中共党员，广东广州人。中山医科大学主任技师、享受国务院政府特殊津贴专家。曾任中山大学孙逸仙纪念医院检验科主任，现任广东省医学会检验分会顾问。

范侠从事医学检验工作近50年，曾担任《中华检验医学杂志》《中国检验医学与临床》常务编委、《岭南医学检验与临床》主编。曾任中国国家认可委员会ISO15189专家评审员、中华医学会医疗事故鉴定专家、广东省医学会医疗事故鉴定专家、广东省医学会资深专家。中华医学会检验分会第四届委员和第五届常务委员、广东省医学会检验分会第六届和第七届主任委员、第八届名誉主任委员、广东省职称晋升高级评委、广东省三甲医院评审专家、广东省卫生厅继续教育评审专家。科研工作获中国国家教委科技进步三等奖，广东省卫生厅科技进步三等奖。

在人生的十字路口，一个人的爱好、兴趣、习惯等，有时能主导其对人生方向的选择。中山医学院附属第二医院（今中山大学孙逸仙纪念医院）的检验科主任范侠，用自己过往数十年的经历诠释了这一点，且以此证明其价值所在。

回首往事，耄耋之年的范侠把目光投向20世纪50年代的求学经历，那是他与中山大学孙逸仙纪念医院缘分的开始，也是他日后几乎所有专业成就的起点。

一、一路"破格"，以努力突破学历限制

学生时代，范侠做出的选择，在其他人看来有些不可思议。20世纪50年代，因喜欢实验类型的工作且实在不适应北方的生活，他放弃了在北京学工科的机会，回到日思夜想的故土——广州，并很快参加了私立岭南大学孙逸仙博士纪念医学院（即私立岭南大学医学院，下称"岭南医学院"，中山医学院的前身之一）举办的检测人员培训班。

医学院教学认真，要求也很严格。范侠回忆道："学员必须经过两年的培训之后才能考取技术员，技术员考核通过后才能申请进检验室工作，然后经过3～5年才能考取检验士，再经过3年或更多的时间才能考取检验师。"

正是经过这样的锻造，范侠和他的同学们在检测专业上有了长足的进步，并在毕业后获得了中专学历。此后，他们并没有止步，而是力求更上一层楼。有些同事会继续深造，比如通过周末和晚上上课，学习4年后获取大专学历。

范侠读的是广州市第一业余学院，拿到了大专学历。在同龄人中间，这已经很不错了，但他还是有些遗憾："我这辈子都没有取得本科学历，这一点给我以后的工作带来了不少困难。每次想要晋升都需要更加努力。"

只是时间不饶人，进入高等学府"补课"已无机会，范侠只能通过自己的专业成就及附加的考核和答辩一步步"破格"，才突破了学历的局限，最终取得主任技师的职称。他不无感触地说："'破格'需要努力，而你的努力最终还是有回报的。"

如果用两个关键词概括范侠的这段历程，就是"破格"和"努力"，前者是时代给了他机会，后者是他为此的付出。

二、重视质量把控，检验科迅速发展

我院检验科的实力，在广东省内声名远扬。早在20世纪50年代，就在生化检测方面开展了很多工作，在全国也有一定的地位。检验科发展到20世纪90年代，已经成为广东省检验学会的主任委员单位。

踩在"巨人"的肩膀上，加上自己的天赋和努力，范侠逐渐登上了事业的

精诚 大医
JINGCHENG DAYI

高峰。1996—2003年，他担任了广东省医学检验会两届主任委员，接着又当了4年荣誉主任委员。医院检验科每个实验室每日都坚持开展室内质量控制工作，同时参加了全国医院和全省医院的检验科室间质量评价，每个季度一次的质量评价成绩都很好。生化、微生物和临床血液的检验都能拿到很好的成绩，经常受到表彰。

随着医院的不断发展，当年的检验科逐渐成了高学历人才荟萃之处，科研成果也越来越多，有些项目还拿到了国家各级科研资金的支持。范侠在此起到了承上启下的作用，特别是在人才培养方面。与他此时在学术上承担的角色相对应的是，自20世纪90年代，检验科的地位日益重要，如三甲医院评选有一个条件，就是要求医院检验科的本科生要占一定比例。湖南医学院、湛江医学院、广州医学院、中山医科大学（今中山大学中山医学院）等先后开设了检验系，越来越多检验专业的本科生来孙逸仙纪念医院检验科实习。作为有数十年经验的专家，范侠理所当然地成了他们的老师，应邀担任广州医学院检验系的授课老师，并被聘为广州医学院教授，在一期又一期的检验专业进修班上传授自己的知识。

三、检验进入电子化时代，确保监测数据"真准全"

与范侠初入行的时候相比，检验专业的工作条件已经今非昔比了。以前基本上以人手操作为主。大多数时候临床检验靠的是显微镜，生物化学靠做实验的反应来检测成分。范侠回忆："改革开放后，那些先进的仪器才开始引进来。那时检验医学在世界上的发展很快，我们引进了一批仪器，比如说血球计算仪、生化自动分析仪、微生物自动培养仪等。这是里程碑式的发展，从那时开始仪器就代替了大部分的手工。"

与人工检测相比，仪器的精确与效率是不言而喻的，但质量控制（简称"质控"）过程更为复杂，因为仪器跟仪器连着，所谓"模块化"，检测量很大，要是质控做不好，那么整批检验样本就会出错。

肩负重任的范侠要求每个检验人员都要做好这个工序，定期对仪器进行维护；每天做标本之前，要做好质控，要是质控结果出现偏离了，就要找到原因，然后才能开始做当日的标本。

正是凭借电子时代的高科技和这种精益求精的态度，检测专业在医院的临床治疗中扮演了越来越重要的角色。以前检验科的工作是把检验结果发出来就行了，除非医生怀疑结果与病人情况不符，检验科才会给出反馈意见。范侠认为："这样的做法缺乏沟通。临床医生是根据检验结果和病人病情综合做出诊断的，而我们做出来的结果又是有实物依据的，这样有时候会产生一些矛盾。有时候我们觉得临床医生太主观，总认为是我们检验做错了。"

针对这种现象，范侠一方面抓室内质控，避免因仪器和试剂引起的错误，保证检验结果不会出现系统的误差；另一方面，加强跟临床医生的沟通，一旦发现检验结果异常，就主动打电话给临床医生，确定需不需要复查、这个标本有没有弄错，从而消除了很多不必要的误解和差错。

范侠并不认同"循证医学，检验说了算"这个观点。"我个人始终认为，检验是临床的辅助。因为对病人的诊断只是一个方面，整个病的治疗主要还是在临床。我们做检验的只是辅助给出一个诊断的意见，给出一个正确的意见。"这或许可视为一个经验丰富的专家对自己最准确的定位。

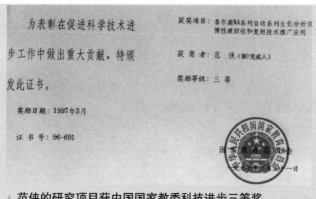

▲ 范侠的研究项目获中国国家教委科技进步三等奖

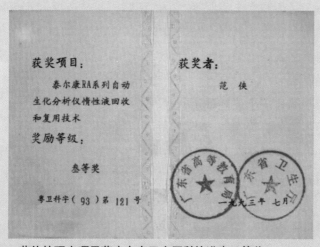

▲ 范侠的研究项目获广东省卫生厅科技进步三等奖

四、创办医学杂志，提供科研交流平台

为了带动医学检验专业的水平整体提升，1998年，范侠所在的专业学会获准创办《岭南医学检验与临床》杂志，拥有资深专业履历的他成为杂志的主编。

杂志主要关注检验相关的学术问题和内容，比如研究生的课题、一些典型的工作经验。设置了论述、综述、交流、学习园地和提高等板块，内容很丰富。《岭南医学检验与临床》的创办，为同行提供了一个交流科研和展示临床成果的平台，更为检验学科的后续发展奠定了良好的基础。

"做杂志我不是很在行，为此专门请教了《中山医科大学学报》《广东省医学杂志》的编辑。"这本检验专业期刊是季刊，一年4期，一个季度印3000册，出了5年。后因中央整顿期刊的出版，这本期刊遗憾退场。

范侠还积极推动科研。他的科研成果获国家教委科技进步三等奖、广东省卫生厅科技进步三等奖。其中"自动生化分析仪泰尔康RA系列惰性液体回收和应用"课题的推广，为分布在全国的几十个用户节省了大量的费用，每年为国家节省上百万美元的外汇，获得了巨大的经济效益。

五、重医德教育，嘱后辈要与时俱进

从事医学检验工作近50年的范侠，除了曾为中山大学孙逸仙纪念医院检验科主任外，还拥有广东省医学会检验分会顾问、中山大学附属第五医院检验科主任和顾问、广州医学院检验系教授的身份。

从一个由于兴趣和水土不服等原因而南归广州并选择进入岭南医学院检验人员培训班的年轻学生，到一个在检验专业方面拥有重要分量的专家和长者，中间的跨度何其之大！这里面包含着天赋、努力、坚韧、实力以及机会、际遇等各种复杂因素。

他深知经手的每一个检验数字的背后，都是一个鲜活的生命。在对后辈人才的培养中，他格外重视医德的培养和检验质量的管理。作为广东省数一数二的三甲医院，孙逸仙纪念医院每天都会收到海量的检测任务。在庞大的工作量面前，范侠格外强调保证检测质量，"质量永远是检验科的生命线。尤其是在检验科，容不得半点马虎"。他要求学生严格遵守流程，在检验前、检验中、检验后都要核查，以保障检验结果的可靠性、准确性。

2002年，范侠从当时的中山大学附属第二医院（今中山大学孙逸仙纪念医

院）退休，之后返聘到位于珠海的中山大学附属第五医院担任检验科主任和顾问，一直到2010年才离开工作一线。现在，他仍担任广东省医学会检验分会的顾问，经常参与各种研讨会，贡献自己的经验和智慧，继续为检验科的发展贡献余热。

心系专业发展，范侠盼望医院的年青一代发扬传统。随着时代的变迁、技术的进步，检验科大量采用新式仪器代替手工检验。然而，即便机器更高效、更好用，检验科的工作人员依然要将责任心摆在第一位，兢兢业业地把工作做好，认真做好机器保养和检验的质控等工作。在技术的迭代中，医学检验工作者必须不断学习，力求先进，否则就会落后于时代。

张旭明

践行医道，仁心不改

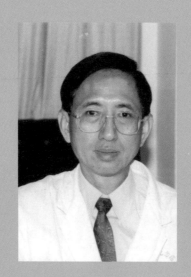

张旭明（1940—　），男，心血管内科教授、博士研究生导师。1962年自中山医学院（今中山大学中山医学院）毕业，1984—1985年在美国纽约爱因斯坦医学院蒙德菲尔医院和医学中心进修。曾任本院院长、内科主任、心血管内科主任，澳门镜湖医院院长，中华医学会内科学会委员，为广东省卫生系统"五个一科教兴医工程"学科带头人。主要研究方向是心律失常与心脏电生理。承担卫生部、省级科研基金课题多项，发表学术论文近50篇，曾获得省级自然科学奖、科技进步奖3项，厅、市级科技进步奖3项。参编著作多部，包括《内科学》（全国高等医药院校教材）。已培养硕士研究生10多人，博士研究生7人。获卫生部突出贡献的中青年专家称号，享受国务院政府特殊津贴。1992年被评为广东省优秀院长，1994年被评为第四届全国医院优秀院长。曾任国内学术团体、各级学会职务和各级杂志编委。

张旭明出身于医学家庭，勤耕于医学领域，在志学之岁为习医救人远赴国外，在盛年之时应邀赴任于澳门镜湖医院。今至耄耋之年，仍仁心不改，继续以己之学传道育人。

医海漫漫，其路艰也。作为医道的践行者，他始终谨守初心，笃行不息。他是病患的良医、求学者的良师，也是我国医学发展与进步的见证者。

一、求学之路：行医之心，矢志不移

张旭明与医学很早就结下了缘分。他的父亲毕业于中山大学医学院，母亲毕业于中山大学助产士学校。在父母的影响之下，一颗学医救人的种子在少年张旭明的心中悄然埋下。1957年，他如愿跟随父亲的求学轨迹，进入中山医学院学习；1962年毕业后，他踏上成为一名医师的征程。初出茅庐的他心怀理想，以梦为马，行走于修学之途。

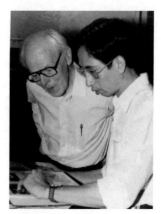

▲ 张旭明与国外学者探讨交流学术

在中山医学院学习的日子里，让张旭明难忘的老师有很多，柯麟院长的风范令他印象尤为深刻。在校的5年间，多次运动都未中断中山医的专业教学，柯麟院长功不可没。柯院长作为革命前辈与医学教育家，在中山医的办学过程中，坚持原则，掌好医学教育方针的舵，令学生学到知识和本领，为社会服务。柯院长认真严谨的教学态度与进退有度的处世方式，为张旭明的从医生涯树立了光辉典范，让这位年轻的医者能追随前人的脚步，探索尚未明晰的医学道路。

1962年毕业以后，22岁的张旭明被分到我院内科任住院医师，随后便一直于医院任职。1984—1985年间，他获得世界卫生组织的奖学金，远赴美国纽约蒙德菲尔医学中心研修心律失常与心电生理，在此期间撰写了两篇学术论文，发表于美国心电生理与心律失常核心杂志上。在美国的这段研修经历，对他来说颇为重要，不仅让他拓宽了专业知识领域，更让他实地了解了国外现代医院的运作，对他日后回国开展科研、指导研究生，以及从事医院管理都大有裨益。

"学向勤中得，萤窗万卷书。"张旭明的求学道路看似一帆风顺，背后却蕴含着不懈的努力与无尽的汗水。作为学生，他渴求知识；作为医者，他全身心投入救治病患。而为人行事上，他则低调谦逊。

二、走马上任：尊重传统，修复医院历史原貌

张旭明在1985年7月完成国外研修，回国后便接到学校任命，担任医院副院

长。相较于他热爱的医疗工作，医院行政管理并非他个人的意愿，初次涉猎行政工作令他深感力不从心。当时正值筹备建院150周年庆典和恢复孙逸仙纪念医院命名，他随即投身于繁忙且紧迫的准备工作中。

在此期间，有一件事令张旭明印象尤为深刻。在国外研修的两年里，他感受到无论是大学还是医院都十分珍重自身传统。在美国期间，他查阅了医院首任院长伯驾（Peter Parker）当年发回纽约长老会的年度报告，并将资料复印后交给医院。

出于对医院传统的重视以及对历史的维护，他提议借庆典的机会，努力恢复医院的历史原貌，帮助后人了解国家文明延续的真实印记。在他的引领下，医院在入口拱形门楼和大楼医院名称下方恢复了英文院名。医院大楼前广场的纪念孙中山先生开启学医和革命活动的纪念碑，其英文部分在20世纪60、70年代遭到破坏，在张旭明的努力推动下亦得以复原。

在复原碑文的过程里，医院职工与老教授热心翻查资料和寻找旧图片。他们珍惜这片热土，对其历史与传统都抱有敬畏、珍重之心，希望尽量复原医院的原貌，展露医院在历史长河中的沉淀与底蕴。张旭明尊重医院传统，努力将医院的原貌展现在众人面前，让后人能从医院的一砖一瓦、一草一木中，了解到国家医疗卫生事业历史发展的轨迹。

三、科系建设：重视科研，培养人才

回国后，张旭明先后出任副院长和院长，当时的心血管内科主任是朱纯石教授。朱教授出国后，谷小鸣教授接任内科主任，他兼任心血管内科主任。

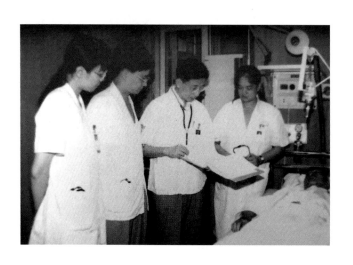

◄ 张旭明（左三）
带教心内科博士生

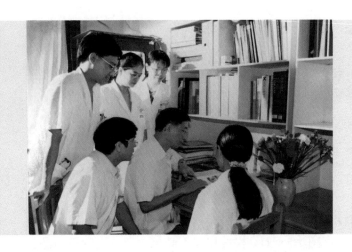

20世纪70年代，张旭明（前排中）带领心血管内科开始人工心脏起搏器的研制

　　"我是先当院长然后再当心血管内科主任。我的工作方式是尽量让大家分担工作，自己不要管得太多。只有依靠大家，才能把众人的事情做好。"张旭明带的研究生比较多，主要的精力放在培养心血管内科中青年骨干上。此外，他还负责全英班本科生心律失常等课程的英语授课。

　　在张旭明上任后的几年里，心血管内科取得了不俗的成绩。"心血管内科的成绩是大家的功劳。"每当张旭明说出这句话时，眼里总会流露出满足与自豪，他谦虚地将成绩归功于科室几代医生的齐心协力和医院多个专科的通力合作。

　　当时，心血管内科的团队梯度有序，团结奋进。教授们带领着博士研究生，在发展心血管新科技方面干劲十足。经验丰富的老教授与年轻有为的博士研究生打成一片，团队就像大家庭一样温暖。

　　心血管内科确立以心律失常为主要研究方向，包括电生理和心脏起搏。20世纪70年代，张旭明、朱纯石及梅伯英教授等带领心血管内科开始人工心脏起搏器的研制，获得多项省级基金资助和成果奖。

　　张旭明回忆，当时学校尚未建立心血管博士点，1996年他被广东省学位委员会批准为广东省心血管病研究所心血管内科博士生导师，协助培养博士研究生，他倡议学校三所附属医院心血管内科联合申报成立博士点，结果第一次申报便成功了。此后，中山医便建立了心血管内科博士点。

　　张旭明虽然身兼医院与心血管内科职务，但仍然不辞辛劳，从培养青年人才到确立团队主要科研方向，无论是决策管理，还是学术指导，在他能力范围内所及之事，从来不吝于亲力亲为。他的动力和担当来自同事和学生的支持，以及对专业的热忱。

精诚大医
JINGCHENG DAYI

四、医院改革：建设岭南楼，推进医院发展

　　建岭南楼之前，医院领导班子将一处非医疗用地引入外商经营，通过友好合作，成功引进省内首台现代化MRI设备，促进了医院影像学科的发展。"岭南楼的建成完全得益于国家改革开放之风，绝非谁拍脑袋想做就做成的。" 在学校领导的支持下，医院与香港著名实业家、友好人士林百欣先生紧密合作，并获得市政府领导和相关部门的有力支持，建成新的住院大楼，解决了我院发展空间不足的难题。

　　岭南楼的兴建过程十分顺畅，医院如常运作，广大员工充分配合、毫无怨言，相关职能部门的同事都很干练，为大楼的建成不懈努力。令人欣慰的是，岭南楼对医院标志性的历史建筑与景观没有造成不良影响。新落成的岭南楼与原有的拱形门楼建筑比肩屹立于日夜奔流不息的珠江河畔，成为医院从久远的过去步入发展的新阶段，努力实现现代化的鲜活写照。

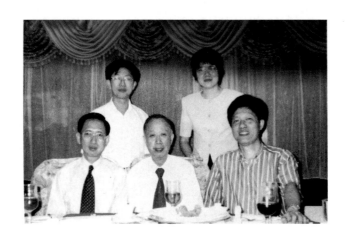

◂ 张旭明（前排左）与时任医院领导班子一起，与林百欣先生（前排中）交流座谈

　　张旭明任院长期间，医院领导深感医院空间不足，职工住房紧缺成为束缚医院发展的难题。基建科同事四处寻找，终于在海珠区找到合适地块，通过不断努力，终于获得市政府批准征用，购得该地块作为医院发展之用。医院领导班子当时的设想是："首先兴建职工住房，解决职工的住房紧缺问题。其余部分作为医院发展预留用地。"

　　在初步解决了医院发展空间不足的难题后，为了推进医院的发展，努力跃居全国前列，医院党政领导决定为比较有基础的学科尽可能地提供支持，使其争取成为省、市重点学科，并鼓励优秀中青年骨干去国外研修，推荐学有所成的专才回国担任专科的支柱。

1993年，原卫生部提出医院分级管理，医院被选为广州市试点。医院领导班子认为这是推进医院管理、医院建设的好机会，于是动员全院上下齐心协力，夜以继日为迎接评审做好充分准备。最终，医院成功被评为广州市首家三甲医院，还被评为广东省文明医院。

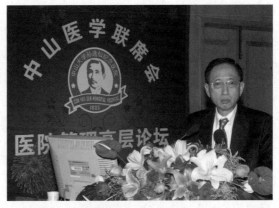

▲ 张旭明在中山医学联席会上发言

"医院历史的沉淀是非常宝贵的财产，这是我们的优势。乘着开放改革之风，符合形势的要求，我们才能办好医院的事。"

张旭明回顾开始接任院长时总担心自己经验浅薄，难以胜任，因为自己是个行政管理"素人"。任职以来，与医院党政领导一起，推动医院的发展，绝非易事，但他始终保持谦逊的态度，探索前行。他的这份坚毅，极为可贵。

五、职业生涯的转折：任职镜湖，开启全新挑战

1997年，张旭明离开院长岗位，回到心血管内科工作，不久便接到澳门镜湖慈善会的邀请担任镜湖医院院长。

镜湖医院与我院渊源颇深。孙中山先生曾在医院的前身博济医学堂学医，又是镜湖医院第一位华人西医。柯麟老院长曾长时间担任镜湖医院院长。镜湖医院又是中山医的教学医院，医院负责派医生指导在镜湖医院的中山医实习生。他感慨道，自己求学于中山医学院，服务于孙逸仙纪念医院，现在又赴镜湖医院工作，深感庆幸，要倍加珍惜。

不过，镜湖医院与孙逸仙纪念医院毕竟多有不同：澳门医院的管理模式不同于内地，镜湖医院隶属于慈善会，管理模式的不同决定其运作方式也有所不同。

在镜湖担任院长10年，张旭明感受最深的是要重新学习不同的管理模式，做好院长的本职工作。借助在孙逸仙纪念医院积累的管理经验，汲取现代医院管理理念，博采众长，反复摸索和实践，张旭明尽力把医院管理做好。

张旭明坚守医学理想，脚踏实地走好每一步。他感激母校、医院给予他成长和服务的机会，感恩师长和同事对他无尽的厚爱与扶助。回顾他的职业轨迹，或许能让年轻的医生从中得到一些有益的启示。

陈积圣

专注肝病30余年的坚守与创新

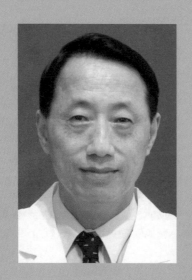

陈积圣（1941—　），男，海南海口市人，肝胆胰外科主任医师、教授、博士研究生导师，享受国务院政府特殊津贴专家。1965年北京医学院（今北京大学医学部）医疗系毕业。曾任中山大学孙逸仙纪念医院副院长、普外科主任，中华医学会全国外科学会常委，中华医学会全国脾功能与脾外科学副组长，广东省外科学会副主任委员，广东省"五个一科教兴医工程"学术带头人。

长期从事肝、胆、胰、脾疾病的诊治、研究工作，尤其着重于肝癌、肝硬化门静脉高压症、肝胆管结石等疑难病的诊治及消化道（胰、胃肠等）肿瘤的外科治疗。在国内外首创"自体脾移植及食管横断吻合术治疗肝硬化门静脉高压症"，研究成果曾获广东省科技进步二等奖、教育部科技进步二等奖、广东省科技进步二等奖等。承担多项国家自然科学基金项目研究。发表论文160多篇，出版专著《原发性肝癌的治疗》等6部。

他数十年如一日，心系临床、科研、教学工作，兢兢业业耕耘在临床一线。即使到了退休年龄也还是闲不住，坚持每个星期出两次门诊，为患者的康复不懈努力。后因身体原因，不能继续从事临床工作，他便将多年主编和阅读的专业书籍捐献出来，供青年医护同事阅读学习，希望把毕生宝贵的诊治经验传承下去，去救治更多的病人。

他就是青年医生们的榜样——肝胆胰外科医生陈积圣。

一、"医三代"以济世为良，眼里只有病人

陈积圣出身于医学世家，外祖父、父亲、母亲都毕业于医学院校。陈积圣从小受到医学熏陶，学医的种子就在他内心深处悄悄发芽。当看到敬爱的外祖母患上宫颈癌，在痛苦中去世时，他幼小的心灵受到很大刺激，因此立志学医，长大后要当一名医生，尽全力救治像外祖母这样的病人。

要成为一名优秀的医生，天赋和努力都不可或缺。

1959年，陈积圣以广东省第一名的好成绩顺利被北京医学院录取。学医是一件很苦的事情，要背诵的内容特别多，很枯燥乏味，如果不是真心喜欢，很难积极地去学习。

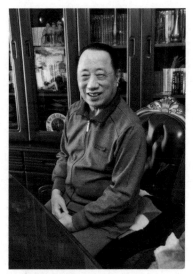

▲ 退休后的陈积圣

"学校对基础理论非常重视，授课老师对医学的'三基'——基本理论知识、基础技能、基础技术要求非常严格。现在看病有B超、CT、磁共振各种医疗设备和辅助检查，而那个时候只有听诊器和血压计，诊断病情主要靠问、靠手摸。"

陈积圣说，基础知识如果没学好，门都没入，谈何精进医术？

当时主要的医学院校，住院医师、实习医师都实行24小时制。尤其是实习医生和住院医生，根本没有个人时间，要成天泡在病房里面，参与病人抢救、学习医患沟通、做课题……这样的磨炼，让陈积圣得到迅速成长，专业知识信手拈来，对临床病例烂熟于心。

1965年，陈积圣毕业被分配到四川的泸州医学院（今西南医科大学）普外科。他安心地扎了根，跟着"四清"医疗队上山下乡。过去普外科的分科没有现在这么细，老一辈普外科医生都是多面手，遇到什么手术都要上。凭借一把柳叶刀，陈积圣做手术能"从头做到脚"。

"我当时主要是做全科医生，内、外、妇、儿，包括接生，什么活儿都要干，农村缺医少药的状况远远超出我们的想象，这对我们年轻医生是很大的锻炼。"陈积圣目睹了四川农村落后的医疗状况，还有老百姓的贫苦生活，异常强烈的使命感和社会责任感在他内心深处涌动。这段深入农村进行巡回医疗的经历，让他一辈子铭记在心底，也更加坚定了他从医的志向。

"四川医学院人文地理和广东有明显的不同，我最高兴的是，回到这里还可以继续做我热爱的科研工作，而且我们医院还是中国最古老的西医院，是孙中山先生学医的地方。在这样一家历史悠久的医院工作，让我充满自豪感！"说到这里，陈积圣不由得嘴角轻轻上扬，眼睛笑成一条缝。

在随后的数十年行医生涯中，陈积圣用实际行动诠释了"精医术，懂人文，健康所系，性命所托"的医者之侠义。陈积圣的学生——中山大学孙逸仙纪念医院张磊教授表示，陈积圣只要是在医院里，每天早晚两次查房，风雨不改，而周末只要有空，也一定会回医院看病人。这种以身作则、以患者为本的理念，为一代又一代外科医生树立起为人师表的典范。

平易近人是学生对他最诚挚的评价，经世致用是他给学生最生动的示范。陈积圣始终秉持严谨求实的态度，言传身教，带领学生感受外科学的魅力。陈积圣在教学中严谨求实、生活中平易近人，无论是年轻的实习医生，还是外院的进修医生，学生们遇到问题都会找他聊一聊，都能从他这里获得建议、指导和鼓励。陈积圣在讲课时会从简单易懂的方向入手，用通俗的简单的语言去剖析晦涩难懂的原理，将抽象的原理通过生活中的实例化难为易。他经常对实习医生讲："这可能是你这一辈子接触外科的唯一机会啊，一定要好好珍惜。"

二、30年潜心研究，独创术式破解百年之争

"学识渊博，勤于阅读和思考，严格自我要求"这是陈积圣留给学生最深的印象。

20世纪70年代，在普外科领域，各种新思潮涌现，新的技术开始在世界上被广泛应用。但当时的中国普外科与国际先进水平存在较大差距，很多理念还很落后。学校图书馆经常有医学外文杂志的影印本，如获珍宝的陈积圣就算再忙也要抽空去学习，通过阅读外文杂志来更新对脾脏的认知，打开新的视野。他是国内最早对脾切除、自体脾移植进行系统研究的专家之一。

脾脏在过去很长一段时间被看作是一个可有可无的器官，只要脾脏发生破裂、受损伤，就一切了之，这个做法直到20世纪70年代才出现根本性转变。

当时，切脾的小孩往往会引发一种非常凶险的感染综合征（OPSI），死亡率为80%以上，没有任何抗生素能够控制。后来医学界才搞清楚，是因为把患者的脾切掉了以后，患者就失去了最重要的能对抗感染的"脾因子"。自此，外科大夫普遍开始重视如何在外伤脾破裂手术中保留脾脏。

三大难治性肝病——肝硬化门静脉高压、肝癌、肝内胆管结石，陈积圣大半辈子的时间都是在与它们打交道。这三个世界肝病难题的相互关系非常密切：肝内胆管结石可以引起局部肝硬化，严重的话甚至可引起肝癌；肝硬化控制不好会发展为

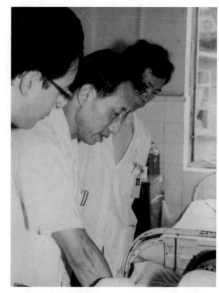

▲ 陈积圣在查房

肝癌；肝癌病人95%以上都有肝硬化门静脉高压问题。

"过去的传统做法，只要是肝硬化门静脉高压患者都要切脾。现在发现，切脾对患者有害无益。"陈积圣从研究创伤性脾破裂保留得到启发，进一步想到肝硬化门静脉高压下的脾脏是否也可以保留。

国内第一例手术在1979年开展。当时四川华西医院的一个病人肝硬化门静脉高压引起大出血，内科治疗手段已经完全无效了，病人命悬一线。"在危急关头，我们唯有放手一搏，被迫实施'脾移植加上食管横断吻合术'（此前已做了动物实验）。"

从那时候起，陈积圣用了30年的功夫潜心研究，另辟蹊径在国内外首创"自体脾移植及食管横断吻合术治疗肝硬化门静脉高压症"。

关于对门静脉高压症的处理，一直存在断流与分流两种截然不同的观点，而两派之争存续了近百年。这一回，陈积圣独创的手术方式，打破了几百年来"肝硬化、门静脉高压出血要切脾"的观念，既不属于断流，也不属于分流，是一种全新的治疗方法。而且，实践证明它既不会引起脾亢复发，也不会带来其他不良后果。

这一创新性研究成果很快在国内引起轰动，无论断流派还是分流派，都纷纷对这一技术表现出浓厚的兴趣，还有人主动给陈积圣介绍病人做保脾手术。中华外科学会的肝硬化门静脉高压学组的学者也认识到，断流、分流都是治标不治本，继而采纳了陈积圣的观点。

不仅如此，陈积圣曾多次走出国门，应邀在国际会议上做专题报告，得到了国外众多专家的认同与肯定，推动了业界对保留脾功能（尤其是病理脾）的重要性和具体方法的重新认知。

当被问及做科研的体会时，他语重心长地说："大家不要把科研和临床对立起来！要想在学术道路上为人所知、被重视，必须通过科研来取得进步。而跟在别人屁股后面跑，永远只可能是第二，不可能是第一，所以一定要有独创性的东西。另外，做科研肯定是有风险的，因为要打破常规、打破传统，因此必须要用严谨科学的态度对待科研。"

三、注重"外引内培"，强化学科建设

中山大学孙逸仙纪念医院普通外科在华南地区一直享有较高的声誉，在东南亚有较高的知名度，是教育部国家重点专科、卫生部国家临床重点建设专科。

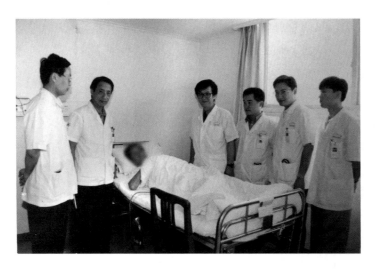

◀ 陈积圣（左二）
在病区查房

陈积圣自1986年调入中山大学孙逸仙纪念医院，先后做过普外科主任、医院副院长。任副院长期间，主要负责科研、学科建设以及对外学术交流工作。在他任内，医院与德国埃森大学建立了学术交流关系，与香港的明爱医院建立了院级的交流关系；在学科建设上解放思想，大胆探索，把乳腺科从普外科独立出去，还专门配给了病床。

"当初为什么要设立乳腺外科？因为乳腺病人很多，也是学科发展的必然趋势。"陈积圣解释说，以前的旧观念认为患乳腺癌的中国妇女远远比西方要

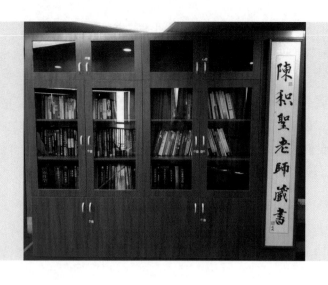

▲ 陈积圣为肝胆胰
外科捐赠图书

少，但随着人民生活水平的提高，乳腺癌患病率越来越高，所以很有必要设立这个专科。

陈积圣的前瞻性判断确实是明智的。当时乳腺外科的两位专家堪称强强联合：苏逢锡教授在临床上专注于保乳手术，宋尔卫教授则专注于研究乳腺癌的转移机制、发病机制，两人都是能独当一面的难得人才，他俩一结合就把乳腺外科打造成了医院的拳头专科。在陈积圣看来，这就叫作"山不在高，有仙则名；水不在深，有龙则灵"。

随着外科技术水平的发展，专科越来越细分，作为华南地区规模最大的普外科，我院普外科被陆续拆分为肝胆胰外科、乳腺外科、胃肠和疝外科、甲状腺血管外科4个专科。细分使得专科医生的专科学术水平得以提升。肝胆胰外科自2003年成功开展腹腔肝切除术，现已成为华南地区开展例数最多、手术方式最全的腹腔镜肝切除中心，同时，也是国内极少数、华南地区唯一能全方位开展各种肝胆胰高难度微创手术的专科。

"医院的学科建设、医院的知名度、医院的排名，最重要的实际上就是靠人才。拥有人才的关键，一是靠引进，二是靠自己培养，必须两条腿走路。"陈积圣深深认识到，不搞科研，将难以提高医院的学科水平，而搞科研最重要的就是人才，以及给人才搭建一个好的平台。所以在实际工作中，他非常重视引进人才，积极推动医学研究中心的建设。

"我们医院是一家既古老又有光荣历史的医院。我国在近现代医学史上的很多'第一'都在这里诞生。"陈积圣说起院史如数家珍：第一个招收女子学生的西医学堂、创办第一份中国医学杂志、第一个发现华支睾吸虫病……陈积圣相信，只要医院肯在引进人才、培养人才方面花大力气，坚持走科研和临床结合的路，学科建设一定能够迎头赶上，实现学科地位与辉煌历史相匹配的目标。

针对目前一些年轻人在学术上比较浮躁的情况，陈积圣提醒道："搞科研做学问都讲究一个'专'字，必须目标明确，坚持不懈，才能得到成功。何天骐教授、严棠教授等前辈给我们打下了良好的基础，他们严谨求真的科学家精神影响着一代又一代逸仙人，我们需要将其好好传承下去。"

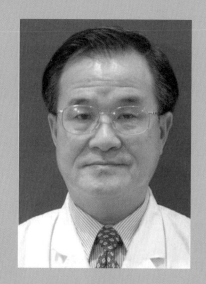

朱兆华

乐业丰富人生，敬业成就事业

朱兆华（1942—　），男，广东东莞人，内科教授、主任医师、博士研究生导师，享受国务院政府特殊津贴专家。

1966年毕业于中山医学院（今中山大学中山医学院）医疗系本科，1981年消化内科硕士研究生毕业，先后在美国南卡罗来纳州大学医学院、耶鲁大学医学院访问研究。曾任中山医科大学学术委员会委员、教学委员会委员，医科教学督导，中山大学孙逸仙纪念医院内科教研室主任、内科主任、消化内科主任和诊断学教研室主任，广东医学会消化病学会副主任委员，消化内镜学会常委，广东省医学会资深专家委员会委员，广州市第九届政协委员。

主要研究方向是消化性溃疡和消化道肿瘤。1989年以"消化性溃疡的病因、发病机理和临床诊治综合研究"获国家教委科技进步二等奖。在国内外医学杂志和学术会议上发表论文100多篇，参与编写著作4本，曾承担国家自然科学基金等多项科研项目。

一、四代从医，恩师指引求医路

1942年，朱兆华出生于广东省东莞县（今东莞市）石龙镇一个医学世家，到他出生时，家里已经四代从医。受家庭的影响，从小他就认为医生是一个崇高的职业。当时，中山医学院是全国有名的医学院，朱兆华立志将此作为求学的地方。

1960年，朱兆华考入中山医学院6年制的医疗系本科。中山医优良的教学传统——"三基三严"（即注重基础理论、基本知识、基本技能的学习和训练，以及严肃的态度、严密的方法、严格的要求），让他在此后的从医生涯中获益匪浅。柯麟院长始终坚持正确的教育理念和教育方法，对于一些新的意见，他提出"思想要积极，行动要稳妥"这十字方针，使得中山医的优良教学传统得到更稳定的发展，让朱兆华敬佩不已。

他在中山医学到的，不仅仅是医学的知识和技能，更重要的是做人应有的道德、品质。

我国消化病学的奠基人和先行者陈国桢教授和刘世强教授是朱兆华的恩师，也是他的道德楷模和学科领路人。朱兆华至今仍清楚记得，他写毕业论文期间，陈国桢教授一字一句地帮他修改，还约他到家里详谈。研究生毕业时，陈教授代表消化科赠送给他一支钢笔作为纪念品。这支笔陪伴了他几十年，他到美国留学时也带着，如今出诊依然会将它端端正正地别在白大褂的口袋上。

刘世强教授长期在临床第一线工作，他知识渊博，观察敏锐，思维缜密，经验丰富。朱兆华跟他查房，参加病例讨论，从中学到了很多在书本上学不到的东西。有一次，他们查看一个病人，这位女患者的关节和骨骼痛了十几年。每一次都被诊断为风湿性关节炎，用激素治疗，症状能够得到缓解，但是一直都没办法治好，到后来发作得越来越厉害。刘世强教授查房的时候，仔细地翻看那个患者的病历，翻到肝功能检查报告时，发现这位患者的球蛋白异常增高到80毫克。丰富的学识和经验让他马上警觉起来，他判断这位患者可能不是风湿病。当时他就启发在场的朱兆华和同学们："球蛋白主要是由浆细胞产生的。引起球蛋白这么高的疾病，首先应想到浆细胞的疾病。可能是什么病呢？例如传染性单核细胞增多症、多发性骨髓瘤，等等。"刘世强教授引导学生说出各自的想法，根据这种思路开展相关检查，最终确诊患者是多发性骨髓瘤并给予相应的治疗，让患者得以康复。

二、基层创业，全心全意为人民服务

1968年，朱兆华大学毕业后，被分配到海南岛儋县（今儋州市）白马井中心卫生医院工作。他一边融入当地渔民的生活，一边为群众防病治病。在极其艰难的情况下，朱兆华经受了许多磨难，最终独当一面，成为一个真正的全科医生。"内、外、妇、儿、五官科，什么病我都要处理。"艰苦的条件让他飞速成长。

白马井中心卫生医院的条件非常简陋，在朱兆华的带领下，该院有史以来的第一个手术室、第一个X光室、第一个超声检查和心电图室先后建成，使得原来非常简陋的医院慢慢地成了一个比较正规的医院。

当地的群众对朱兆华的付出看在眼里，十分关心他。当时他的居住条件非常简陋，连厨房都没有，只能置个炉在走廊煮饭。"当地的群众自发地在附近的林场砍了木材，到山上割了茅草，帮我盖了一个厨房。"时至今日，朱兆华想起这些事情，仍十分感动。

离开白马井中心卫生医院的时候，当地的领导、群众都自发到车站送他，彼此都十分不舍。一直到现在，朱兆华回广州几十年了，海南乡亲的后代们还会专门过来找他看病。他的医者仁心影响了一代又一代人。

1978年，国家恢复大学考试和研究生招生。当时朱兆华正在田地里劳动，同事拿着报纸跑过来告诉他："报纸登了，又招研究生了，你可以去报考了。"这一好消息唤醒了他深藏多年的心愿。

于是，他白天工作，晚上挑灯夜读，努力抓住这个来之不易的机会。靠

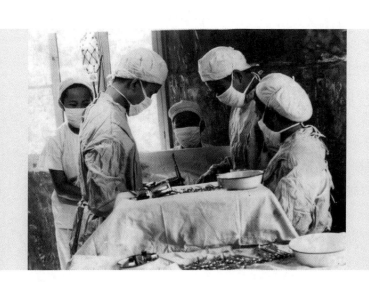

◀ 朱兆华在白马井中心卫生医院的手术室为患者做手术

着随身携带的大学时期的教科书、上课做的笔记、从医的经验，朱兆华克服困难，一路通过初试、复试，终于接到研究生录取通知书。

"在当时，有很多事情是超乎寻常的，是不合常理的，但是每个人必须顺应、适应历史潮流和社会现实。我当时的思想非常单纯，就是好好地接受再教育，好好地为群众服务，尽我作为一个医生的本职——救死扶伤，解救病人的痛苦，尽管当时生活得非常艰苦。"回忆往昔，朱兆华十分平静。

重新进入课堂，朱兆华先在学校集中上了半年多的理论课，之后到我院消化内科进行临床方面的学习和训练，进行毕业课题的研究，最终以优异的成绩完成了学业。

三、赴美访学，归国报效

改革开放后，我院与国外的交流合作日益增多。凭借着突出的能力，朱兆华以公派自费的方式到美国学习。在美国4年的时间，前两年他以访问学者的身份在美国南卡罗来纳州大学医学院的消化内科学习，后两年则在耶鲁大学以博士后的身份进行研究工作。

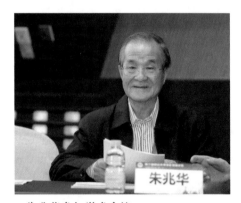

▲ 朱兆华参加学术会议

在美国，朱兆华主要从事急性胰腺炎、胃黏膜的药物毒理学、胃癌等方面的研究。耶鲁大学浓厚的学术氛围、自由开放的探索精神深深影响了朱兆华。"当时我的指导老师提出一个科研的课题任务，具体怎么做、整个研究的设计、器材的准备等，全部由你自己去策划，这就培养了一种独立进行科研工作的精神。"

接到课题任务的朱兆华不负众望。凭借自己在研究生阶段积累的知识和长期临床工作积累的经验，以及在耶鲁大学图书馆阅读的大量文献，成功地完成了承担的科研项目，并在美国发表了多篇学术论文。

访学结束后，朱兆华决定回国。美国同行劝他留下来做研究，他这样表示："我很感谢你们对我的指导和帮助，但我还是要回自己的国家工作。"朱兆华觉得，虽然在美国工作和生活的条件都很好，但始终不是自己的国家，不是自己的根，总有种"寄人篱下，替人打工的感觉"。他迫不及待地回到"自己的家"，为祖国奉献知识与才华。

从美国回来以后，朱兆华在我院任消化专科主任和内科副主任，后成为内科主任。这让他倍感压力，因为这副担子早先主要是由我国消化病学的奠基人陈国桢教授担负的，他开创了一个非常辉煌的事业基础。后来又有一大批年富力强的医生，例如黎锦芳、游远涵、余道智、袁世珍、刘健波等加入。这些老师为消化科的发展做出了重大的贡献，我院消化内科因此在全国很有名，现在轮到他来接这个班，这是承前启后、继往开来的工作。

"一个学科的发展，不是依靠少数个人的才能，而是要发挥整个学科团队的力量。所以我首先要让整个消化科团结起来，精诚合作，发挥每一个人的作用。"他在第一次召开各专科主任会议的时候开诚布公地说："科主任这种职务只不过是一个岗位、一种责任、一种义务，绝对不是一种权力、一种利益。科主任是为大家服务的。"

朱兆华希望让每一个人都感觉到他们是有能力的，是被尊重的，是被需要的，根据学科发展的需要，让每个人在专业方面有所侧重地发展。

"以前我们消化内科的消化内镜只由少数几个医生来操作，其他的人没有机会做。我当专科主任以后，觉得不可以这样，这应该是我们每一个专科医生都要掌握的基本专业技能，并且根据我们学科发展的需要，以及每个人的特长，让他们每个人在专业方面有所侧重地发展。"朱兆华表示。

在任期间，他尽量向医院方面争取支持，希望能够在设备方面得到一些改

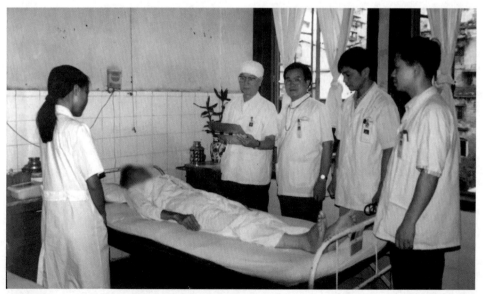

▲ 1997年，广东省重点学科消化内科博士导师袁世珍（右四）、朱兆华（右三）等教授在临床查房

善。在大家的共同努力下，我院的消化专科被评为广东省"五个一"重点专科。

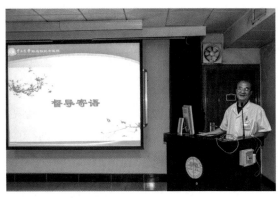

▲ 朱兆华寄语毕业生

"长江后浪推前浪，一代新人胜旧人"，这是朱兆华最喜闻乐见的事。他说在已培养的学生中，有很多人在很多方面都超过了自己，甚至成为他敬慕的人。他内心感到十分高兴，常说："能够培养出超过自己并值得自己敬仰的学生，是作为老师最大的成功和快乐。"

在培养研究生时，朱兆华格外注重发挥学生的主观能动性。选题、设计、操作都尽量让他们自己去做，他只是给学生指引方向，在商讨关键问题时给予启发。他认为，培养一个人科学的思维能力、创新能力才是最重要的，而不是局限在某个具体的知识点上。"做科学就是要不怕失败。"他对学生说，"就像一些实验，不管结果是阳性还是阴性，只要遵循科学的方法去做，那都是一个成果。"

在学生程树红的眼中，恩师朱兆华一生淡泊名利，永不随波逐流，永不趋炎附势，为学生树立了良好的榜样。"医生是人类身体的拯救者，教师是人类灵魂的工程师，而朱老师兼而有之。"

四、大医精诚，医生要敬业乐业

医学的本质是人学，是以人为本，生命至上。如果从医学中抽去了人文本质，医学就失去了灵魂。

作为一名医生，朱兆华常常强调，要永远把人放在第一位。"做出医疗决策时必须遵循科学原则和人文原则"的理念深深影响着他。

学生时代，时任妇产科主任的林剑鹏教授曾给他上了终生难忘的一课：妇产科面对的是一个孕妇，两条生命，"我宁愿要一个没有子宫的活着的妇女，也不要为了保留一个子宫而牺牲一个妇女的生命"。后来他在海南岛基层医院工作时，曾面临同样的选择：对于一个子宫先兆破裂和死胎的产妇，在产妇出现持续大出血并导致严重休克，生命垂危的情况下，在缺乏转院可能和没有输血条件的危急关头，经与产妇家属充分沟通并获同意后，他果断给产妇切除了子宫，挽救了她的生命。

从医60多年，朱兆华认为，医生和病人的关系，主要在一个"诚"字，正所谓"大医精诚"，即"精于专业，诚于品德"。

"作为医生，病人只要有百分之一的希望，我就会尽百分之百的努力去挽救他。"朱兆华时刻铭记从医的宗旨，遇到危重病人时，朱兆华会明确告知家属治疗存在的风险和局限性，征求他们的意见，与患者家属建立良好的互信关系。

在人才培养中，他格外重视用智慧和良心塑造学生的心灵。在朱兆华看来，一个人的成长过程和培养学生的顺序应该是"做人，做事，做学问"。做人比做事更重要。如果培养出来的学生只成才，不成人，只能培养出精致的利己主义者，那就是失败的教育。他高度提倡医德教育的建设，要求医疗工作者要有人文关怀，把医疗"疗入人心"。要把"医病医身医心，救人救国救世"铭记于心，身体力行。朱兆华谨记严棠教授的话："当医生是很辛苦的。只有在你做医生做到不再觉得辛苦，而是一种享受的时候，你才成为一个真正的医生。"

退休之后，他仍没有停下救治病人的脚步。年近80岁，他依然在临床一线工作，哪怕刚做完白内障手术两周，也要坚持到医院坐诊。他始终牵挂着前来求医的病人，希望自己能为他们再做一点事，再尽一份力。

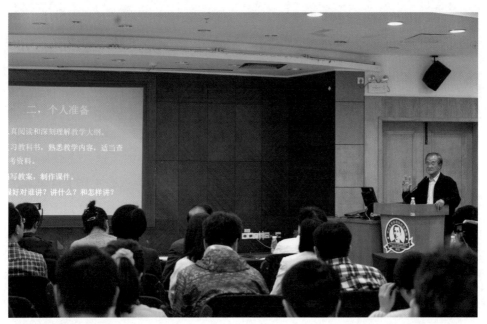

▲ 朱兆华做专题讲座

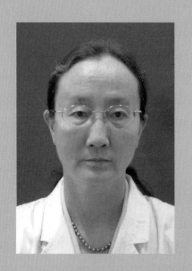

程 桦

医路60年

　　程桦（1943—　　），女，一级主任医师、二级教授，博士生导师，"中山大学资深名医"，获国务院政府特殊津贴专家。曾任我院内分泌专科主任、内科副主任、医学研究中心主任和医院副院长。曾任中华医学会内分泌学分会常委、广东省医学会内分泌学分会主任委员，现任多种医学杂志编委及通讯编委。先后发表文章300余篇，参编全国高等学校教材《内科学》，主编专著《内分泌代谢系统疾病》。主持研究课题曾获广东省医学科技进步一等奖、广东省科技进步三等奖、教育部科技进步二等奖，参与研究课题曾获教育部科学进步一等奖、广东省科学进步一等奖。

　　内分泌专家程桦的从医之路并非一帆风顺。大学毕业，适逢动荡岁月，她在公社卫生院、县人民医院工作了11年，在艰苦的环境下为基层群众解除病痛并锤炼医术。直到35岁，她重启"学术青春"，以极大的热情、高度的专注，在内分泌代谢系统疾病的诊疗领域取得了丰硕的成果。

　　对医学挚爱和坚定、对人生专注而坚韧，让她注定不凡。

一、学医时光：幸逢"群星闪耀时"

程桦出生在四川，新中国成立前夕随父母来到广州。1960—1966年，程桦就读于中山医学院。热爱医学的她带着浓厚的兴趣学习每一门功课，学习专业知识和技能。

入学后没多久，学生们就下乡到一个很穷的农村去劳动，后来还参加过巡回医疗、防病治病等一些短期的上山下乡活动。"深受我们敬爱的柯麟院长对这些活动安排得比较好，并没有过多地影响我们的专业学习。现在回想起来，劳动量不算很大，还培养了我们吃苦耐劳的精神。"程桦回忆，求学时正值中山医学院教学的全盛时期，群星闪耀，学院拥有8位国家一级教授，还有一大批极其优秀的中青年医生、教师，如讲授人体解剖学的陈以慈老师，病理学的朱小曼老师，药理学的潘启超老师、赵香兰老师，卫生学的王志谨老师等，同学们都非常崇拜这些老师，对他们带教的过程、授予的知识，印象极为深刻。

程桦印象最深的是外科陈国锐老师，他对工作非常热情，精力非常充沛，经常晚上值完夜班、通宵手术，第二天一早就来带学生见习。陈国锐老师讲急腹症的临床思维，首先要区分是内科还是外科急腹症，外科急腹症再分为出血性、梗阻性和炎症性，最后还要分析病因。后来她在乡下公社卫生院工作时，诊断急腹症靠的就是陈老师的授课笔记。那时公社卫生院没有手术条件，急腹

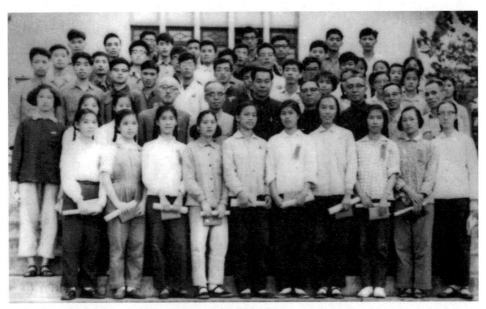

▲ 1963年，柯麟院长、学院领导与优秀学生合影（前排右一为程桦）

症病人要上送到县人民医院，路程60多公里。如果将不需要上送的病人送到县人民医院，就会加重农民的负担；如果该送的病人不及时上送，则会耽误病情。程桦说："我们没有漏诊、误诊过一例。"

中山医学院浓厚的学术氛围、名师群集的教育环境，为程桦的医学生涯奠定了坚实的基础。

二、扎根基层：锤炼医术11年

1968年8月，她和所有同学都被分配到了基层医院，即所谓"一竿子插到底"。她去了阳春县（今阳春市）基层医院，先在公社卫生院工作了5年，后来被调到县人民医院，工作了6年。

"最初我被分配到八甲公社卫生院，我是那里的第三位西医生。当时这个卫生院包括医生、护士、收费等在内总共10个人左右。我去的时候公社卫生院就在一个小小的破庙里，直到几个月后建好公社卫生院，才从庙里搬了过去。"她回忆，当时卫生院一位年轻的中医曾在背后议论："程桦肯定坚持不下去，过不了多久就会逃跑。"可是程桦在八甲公社卫生院一待就是3年，之后工作调动至丈夫所在的河朗公社卫生院，又工作了两年。

回想起来，那段经历对程桦的临床工作能力锻炼很大。在公社卫生院，可以接触到各种各样的病人，内、外、妇、儿、五官科，甚至包括拔牙，什么病都看。公社卫生院没有X光机，也没有检验室，只有一台显微镜，但是缺乏试剂，没有人用。后来湛江医学院的老师和学生经过公社卫生院时，她跟一位儿科的梁晏青老师讲起这件事，梁老师就托人带来了一些试剂。凭借这些试剂，程桦开始为病人做血常规、尿常规检查。当时农村的医疗条件非常差，然而单靠询问病史、体检，综合判断分析，程桦和同事们一起诊断和治疗了大量常见病、多发病和极其危重的病例，如流行性脑膜炎、流行性乙型脑炎、结核性脑膜炎、病毒性脑炎、狂犬病、小儿肺炎、白喉，等等。能够成功抢救危重病人，程桦很有成就感。

在公社卫生院，常常有小孩的手被打禾机打烂了、脚给自行车后轮绞烂了，需要进行扩创缝合。程桦说："手脚背面皮肤很薄，对合后采用褥式缝合，伤口能愈合得比较好。"除了看病，常常还要出诊，跋山涉水，有时好几个小时，但程桦觉得，"生活很简单，但也很快乐"。

当时政治学习比较多，常常有贫下中农、工宣队进驻到公社卫生院。有一位叫黄敦优的贫下中农讲的话让程桦印象非常深刻，他说："你们现在来到公社卫生院，不要以为就到了最差的地方。公社卫生院下面还有很多大队卫生所，有的大队卫生所在深山里，要走好几个小时。你们要好好珍惜现在的工作。"后来程桦也确实体会到，无论在什么地方、在什么工作岗位，都要踏踏实实做好工作。

20世纪70年代，一度停刊的《中华医学杂志》复刊了，《新医学》也开始发行了，程桦闻讯欣喜不已。虽然当时工资很少，但是程桦从第一本就开始订阅了。通过这些杂志，她了

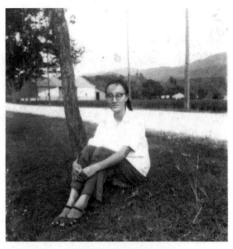

▲ 1972年，程桦在阳春县河朗公社

解了当时国内的医学进展和新技术，并在公社卫生院按照最新理念开展休克抢救，按照《中华医学杂志》上面讲的入针角度做颈静脉穿刺等。程桦还在大学知识的基础上，为公社卫生院制订了各种儿科补液方案。

"我们有些好朋友在县人民医院工作，我每次都趁着进城参加征兵体检的机会向他们借书，一叠一叠地借《中级医刊》，回来后一本一本地看，结合自己的病例和经验体会写了很多笔记，如液体疗法、坏死性肠炎、各种脑炎和脑膜炎等。"程桦回忆，对病种逐一进行总结，让她收获颇多。

1973年，程桦被调至阳春县人民医院内科。在这里的6年，她遇见了一群志同道合的好同事、好朋友，大家在一起读书，进行病例讨论，诊断了不少罕见病，救治了不少疑难危重病例。程桦说，后来能考上中山医学院内科硕士研究生，也跟这一时期打下的坚实基础有关。

三、重返校园：35岁重启"学术青春"

1978年3月，全国科学大会在北京隆重召开，邓小平同志发表了重要讲话，中华大地迎来了科学的春天。1979年，程桦准备参加研究生入学考试，当时她已经35岁，是两个孩子的妈妈。但是，程桦充满信心，安排好日常工作和生活，经过半年的奋战，如愿以偿考上了中山医学院附属第二医院的内科内分泌专业硕士研究生，重启了自己的"学术青春"。

她师从国内著名的内分泌专家严棠教授、陈玉驹教授。"严棠教授非常威严，非常受国内同行尊敬。他并不苛求学生，对学生的要求就是要老老实实工

作、踏踏实实学习。大家在他面前都是该做什么做什么，不敢偷懒。"

严棠教授认真细致、一丝不苟，内分泌科的许多优良传统就是自他传下来的。每次专科查房他都重新仔细询问病史，亲自体检，先要看化验单相关的方法学对不对，没有问题再分析化验结果。严棠教授观察病情很仔细。酮症酸中毒休克病人的尿量很重要，他会蹲在地上看病人导尿管出来的尿液排出情况，分析病人病情。他非常敏锐，经常发现临床诊断、处理中的关键问题，每次查房都让大家耳目一新，收获颇丰。正是在这样严谨认真却不拘束的工作氛围下，程桦可以放松大胆地全身心投入医学知识的学习中。

在基层医院工作了11年，程桦回校后深感学习和工作环境的优越，如饥似渴地学习各方面的专业知识。研究生一共3年，第一个学期在学校上基础课，然后在临床待了一年，做研究一年半。她做研究并不顺利，最初在苦瓜里面提取降糖物质，这个题目做了10个月，发现难度太大了，做不出来。虽然这个题目没有做出来，但是熟悉了口服降糖药、胰岛素、糖尿病动物模型和多种实验室技术，整个过程收获很大。

当时做糖尿病动物模型用的是四氧嘧啶，国内买不到，需要自己合成，严棠教授介绍她到学校生化教研室找徐晓利教授。徐教授带她到中山医学院图书馆地下室找到一本很旧很小的书，然后按照书上的方法自己合成。那天下午一点多钟，四氧嘧啶合成出来的时候，白花花的很漂亮。严棠教授闻讯，激动地从楼下一口气冲上四楼的实验室，喘着气看自己合成的四氧嘧啶，非常高兴。后来，程桦在国外的同学朱昌仁从英国买到了四氧嘧啶，寄来给她。"我打开一看，我自己合成的四氧嘧啶比同学寄来的还漂亮。"程桦说，海外寄来的试剂因时间长了已经开始氧化变黄了，她便用自行合成的四氧嘧啶成功制作了糖尿病动物模型。

后来程桦的研究生毕业论文方向选择了糖尿病病人的血脂研究。程桦说："现在做血脂很简单，全部用机器自动化操作，但当时检测方法尚不成熟，要摸索方法，我曾先后向自己医院和其他医院多位检验科老前辈请教。"

在实验过程中，很重要的一个问题是质量控制，那时的玻璃吸管很不标准，50 μL、100 μL、1 mL、5 mL、10 mL的各种吸管，全部都要一根一根地校正。动物实验用的老鼠是自己养的，笼子也是自己设计的。她每天一早来打扫卫生，给老鼠记尿量、测血糖、换饲料，满身大汗，衣服都湿透了，然后再去查房，门诊一次都没有落下。

程桦回想起这些藏在往日岁月里的细节，满怀对老师、同学、同事和朋友们的感激，满载着一个医生对专业的热爱。

四、为医之道：认真看好每一个病人

一眨眼，程桦从医已60余载，到中山大学孙逸仙纪念医院学习、工作也已40年了，在这里，她成长为一级主任医师、二级教授、博士生导师、"中山大学资深名医"。

她的心得十分简单，就是"认真看好每一个病人"。但其实，要做到这一点并不容易，需要有对专业的热爱和专注，以及对病人尽责、关爱。她专长于内分泌代谢系统疾病的诊治，包括糖尿病、甲状腺疾病、垂体—肾上腺疾病等，也成功诊治过不少疑难危重病例。她曾经为一位患有"呆小症"（原发性甲状腺功能减退，先天性异位甲状腺发育不良所致）伴巨大垂体瘤、继发性垂体性侏儒症以及高催乳素血症的女孩治疗，最终使患者避免了垂体手术，且身高从10岁时的92厘米长至143厘米，并恢复了月经，结婚生育。每当提及此事，她都由衷地感到高兴。

来诊的病人有贫有富，有不同的身份地位，有辗转其他医院后慕名而来的，也有普通简单的病例，她都认认真真、一丝不苟地诊治。

为了能有多一些时间和病人交流，看得仔细一些，遇到一些比较复杂的病例时，程桦会要求病人将病历、联系方式留下来，待门诊结束后，仔细查看病人所有的资料，再与病人联系，给予答复。这样做可以减少其他患者等候的时间，也能与患者交流得更详细一些。在她的带动下，科内其他年轻医生也开始采用这样的工作方法。程桦认为，看病的过程，也是对患者进行疾病基本教育的过程；不但糖尿病患者需要教育，甲状腺、肾上腺等其他疾病患者都需要教育。"认真看好每一个病人，和病人交流好，做医生就应该这样。"

说不清究竟是工作需要自己，还是自己需要工作，这位热爱治病救人的资深名医，珍惜和享受目前在医院工作的每一刻。

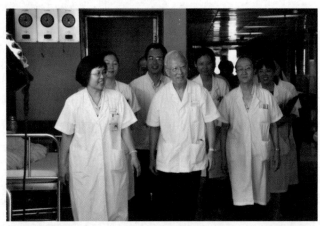

▲ **2012年，严励**（前排左）、**傅祖植**（前排中）、**程桦**（前排右）**等教授开展查房工作**

刘尚礼

做敢为人先的技术开拓者

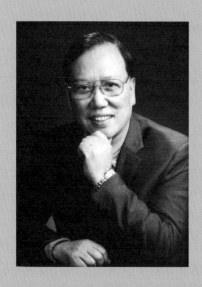

　　刘尚礼（1943—　），男，一级主任医师、二级教授，中共党员，中山大学孙逸仙纪念医院骨科教授，博士生导师。曾任中山大学孙逸仙纪念医院副院长、党委书记、大外科主任、骨科主任。曾任广东省康复医学会副会长，原国家卫计委脊柱内镜专家组组长，中国康复学会骨科和风湿科专业委员会副主任，广东省康复学会骨关节与风湿康复专业委员会主任委员，广东省医学会骨科分会主任，中华医学会骨科分会常委、微创学组组长，中华医学会骨质疏松分会常委中南六省骨科协作组组长、脊柱非融合技术学组组长，在《中华骨科杂志》等多种刊物担任编委、常务编委、副主编或顾问等职务。获得国家各级基金20多项。已发表论文近400篇，主编专著6部。其论文曾获得1993年广东省自然科学优秀论文第一名。主编专著教科书4部并参加国内多部骨科教科书的编写。曾荣获国家教委科技进步一等奖、二等奖等十多项省部委以上奖项。丹麦哥本哈根大学骨科客座教授、美国南伊州大学客座教授。享受国务院政府特殊津贴专家、卫生部突出贡献专家、中央保健局专家，获"中山大学资深名医"称号。2018年被中华医学会骨科分会授予"突出贡献奖"。2020年被授予"中国康复医学会终身成就奖"荣誉称号。2023年，获得中国医师协会颁发的"微创脊柱外科特殊终身成就奖"，以及广东省科技进步一等奖。

作为中山大学评选出的首批13名资深名医之一，著名骨科专家刘尚礼从医55年来，心怀救死扶伤的热忱，敢为人先，不断突破专业领域的边界，改写医学记录。

作为广东省第一位骨科专业的医学博士，刘尚礼在小儿股骨头坏死、骨巨细胞瘤的研究上取得突破进展，首次在我国报告了原发性骨恶性纤维组织细胞瘤、骨膜型骨肉瘤和原发性骨血管瘤病等。他是我国人工椎间盘技术和脊柱非融合技术的开创者，使我国成为亚洲最早应用人工椎间盘技术的国家。他还是中国脊柱微创治疗的奠基人之一。

一、"有朝我为神农氏，不叫病魔害人寰"

刘尚礼是在1943年抗日战争最困难的时期出生的。他的父亲在他3岁的时候去世，母亲一个人挑起抚养4个孩子的生活重担，刘尚礼的童年生活十分艰苦。新中国成立后，他的生活才稳定下来。1958年，刚刚上初中二年级的他决心把自己的一生献给共产主义。他对毛主席非常崇拜、敬仰，坚持学习毛主席著作。从初中三年级起，他便开始申请入团，成为班里面的积极分子。每年，他都获得学校"三好学生""三好民兵""五好学生"等荣誉。上高中后，刘尚礼因身体不适去医院看病，没想到给他看病的医生态度极其傲慢，只是简单地翻看了一下病历，就不耐烦地下了一个肝炎的诊断。这次看病经历给刘尚礼留下了深

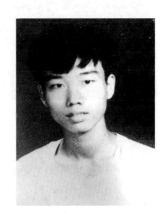

▲ 1960年，中学时期的刘尚礼

刻印象，回去后他就作了《立志》一诗，立志将来从医。诗曰："求医难时医更难，青春无力病骨残。有朝我为神农氏，不教病魔害人寰。"

1962年，刘尚礼以优异的成绩考上了中山医学院（今中山大学中山医学院）。本以为考上中山医学院，前途将一片光明，不料命运却跟他开了个玩笑。1968年，他一毕业就被分配到博罗县石坝卫生院，下派到黄山洞大队卫生站。然而，从医学院的高才生，到基层卫生站的医生，如此大的反差并没有让刘尚礼陷入低迷。在黄山洞的大山深处，他牢记从医初心，独立救治了他的第一个病人。

1969年1月9日，有两名家属跑到山区的小诊所里请他出诊。从夜晚到凌晨，他连续跑了7个多小时，翻了一座又一座高山，直到凌晨4点多，他才抵达

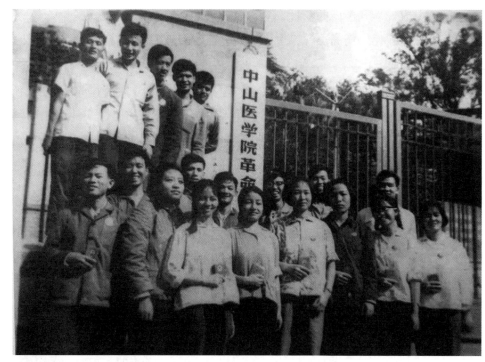

▲ 1962年，刘尚礼以优异的成绩考上了中山医学院（第二排左一）

病人家中，此时病人已奄奄一息。料峭冬雨刺骨寒，雨水与汗水浸湿了他的衣衫，但他顾不上自己，立刻对病人进行检查。那个年代医疗条件有限，在仅有一根穿刺针的情况下，他进行了人生第一次高难度穿刺。中山医学院的"三基三严"训练为他打下了扎实的基础，在十分紧急的情况下，他牢记老师所说的"扎错血管的血会很快凝固的，腹腔的血是不凝固的"，抽出来的血过了15分钟仍未凝固，印证了"腹腔出血"的判断。之后再扎两次，结果都一样。他判断病人脾破裂，属于凶险的急腹症，便立刻将病人送往县医院就医。

彼时正值特殊时期，县医院外科主任知道该病人牵涉到阶级斗争，出于自保，不愿为其做手术。刘尚礼心急如焚，四处为病人活动，找到革委会主任，才让医院同意手术，最终成功挽回一条生命。"我觉得做医生，看病、解决病人的痛苦，是我们最崇高的职责，因为人的生命是世界上最宝贵的。"

二、"踏入杏林五十年，悬壶济世德行先"

1978年，刘尚礼进入中山医学院攻读骨科硕士学位，师从著名骨科专家何天骐。何老师严谨的治学精神给刘尚礼的学术研究生涯带来了重要的影响，至今他尚能清晰回忆起二三事。一次，何天骐教授为刘尚礼修改论文，一篇就改了30多遍，连标点符号都不马虎。刘尚礼形容老师修改过后的论文"就像迷宫一样花花斑斑"，让他想起鲁迅笔下的藤野先生。也正是这种严格的要求让刘尚礼在专业领域进步迅速，为未来的研究打下坚实的基础，"何师这种严谨的学风，影响了我一辈子"。

何老师是个一丝不苟的人，一次，一名年轻住院医生做股骨骨折髓内钉固定术，因钉尾长了，需要重新拍片，要求刘尚礼去放射科帮病人摆体位，因为骨科医生必须亲力亲为，取得第一手材料。彼时老师已年逾70岁，还是不放心，跑下来亲自指导技术员拍片。老师用自己的一丝不苟言传身教，如今80岁的刘尚礼仍活跃在医学事业第一线，正是先师在他身上留下的影响。

1988年，刘尚礼在中山医科大学继续攻读骨科博士学位，成为广东省第一位获得硕士与博士学位的骨科专家，在骨肿瘤、小儿骨科、脊柱外科和关节外科等方面都取得了重要的研究成果。

20世纪80年代，小儿股骨头坏死研究在国内还有很大空白，刘尚礼在导师的指导下潜心研究，对小儿股骨头坏死的发病机理有了突破性发现，其论文发表在著名的美国骨关节杂志*The Journal of Bone & Joint Surgery*上，还被各种英文版的小儿骨科学教科书引用，成为经典文献，也因此获得了1992年广东省自然科学论文一等奖和1993年国家教委科技进步一等奖。

除了股骨头坏死研究之外，刘尚礼还在骨巨细胞瘤的研究上取得突破进展，在我国最先报告了原发性骨恶性纤维组织细胞瘤、骨膜型骨肉瘤和原发性骨血管瘤病等，提出用临床、X线和病理三结合的综合标准预测骨巨细胞瘤的生物学行为，并对复发性的骨巨细胞瘤采用综合评定方法，免除了大部分患者

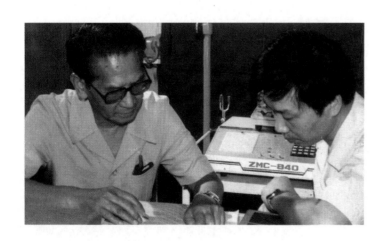

◁ 何天骐（左）指导刘尚礼（右）写论文

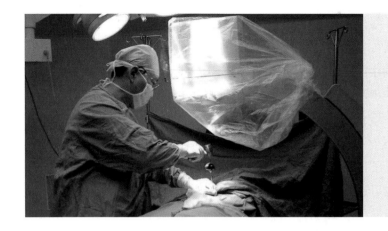

▸ 1999年，我国首次开展微创椎体成形术，由刘尚礼主刀

的截肢之苦，还提出了多核巨细胞有肿瘤性多核巨细胞和一般性破骨细胞两种，对医学界的既定命题表示了异议，这一重大突破为学者们进一步开展研究开辟了全新的方向，他也因此在1986年荣获国家教委科技进步二等奖。

自20世纪90年代开始，他率先在国内运用CD三维矫正脊柱侧弯技术，把青少年特发性侧弯矫正率从30%左右提高到60%～70%，个别达到90%以上。1998年，刘尚礼率先在临床上应用了自行设计的人工椎间盘，开创了我国最早应用人工椎间盘的先河，使我国成为亚洲最早应用这一技术的国家，比美国应用人工椎间盘还早了3年。2005年，获得广东省科技二等奖。

刘尚礼不仅是人工椎间盘技术和脊柱非融合技术的开创者，还是中国脊柱微创的奠基人之一。2003年，他发起创立了中华医学会骨科分会微创学组，并担任组长，其专著《脊柱微创外科学》于2007年出版问世，得到广泛认可。美国脊柱微创学会中国分会邀请他担任主席，世界脊柱微创学会邀请他担任常委。2016年，刘尚礼获得"托马斯奖"终身成就奖，是当年唯一一名获此殊荣的中国专家。该奖项旨在表彰在微创脊柱外科领域取得巨大成就和贡献突出的医学精英，在脊柱外科领域具有广泛而深远的影响力。此外，2020年，刘尚礼还因在我国康复医学事业中做出重要贡献而获得"中国康复医学会终身成就奖"荣誉称号。2023年，获得中国医师协会颁发"微创脊柱外科特殊终身成就奖"，以及广东省科技进步一等奖。

刘尚礼在1989年到美国讲学工作，当时美国政府容许他长期居留在美发展。但是，他毅然回国，不忘初心，为党和人民的事业贡献力量才是他的理想。回国后，他马上开展三维矫正脊柱侧弯，创立了骨科脊柱专业外科专业，又在我院最早开展全髋关节置换，建立了最早的关节外科专业。小儿骨科、骨科肿瘤外科专业都是由他一手创办的。为了骨科事业，为了医院骨科的发展，他贡献了青春，贡献了一切。

可以说，他国首创的脊柱侧弯的三维矫正法、人工椎间盘置换术、脊柱微创等先进技术得以在全国推广，给患者带来福音，刘尚礼功不可没。"踏入杏林五十年，悬壶济世德行先"，他以一颗悬壶济世的医者仁心，带领着一大批中青年后起之秀砥砺奋进，为国家的骨科事业不断注入活力。

三、"做永不拒绝病人的医生"

"一切为病人着想"是刘尚礼从医的第一条"军规"，他决心要"做永不拒绝病人的医生"。刘尚礼从医55年，救人无数，其中有不少家境贫困、手术风险极高的患者。对这部分患者，刘尚礼总是尽心尽力为其考虑最优的手术方案，也因此留下了许多感人至深的医患故事。

16岁的乐仔脊柱侧弯170多度，正常人肺功能为40%，而他因肺部被挤压，肺功能不到20%。乐仔的病历被在佛山中医院做特聘专家的刘尚礼看到了，刘尚礼把他接回中山大学孙逸仙纪念医院治疗。评估过后，刘尚礼感到有些棘手："这么差的肺部功能，如果按常规的手术方法，他很有可能下不了手术台。"刘尚礼决定用"蚂蚁啃骨头"的方法，选择用脊柱牵引来改善肺部功能，分步实施手术。手术方案确定下来了，可高达30万元的手术费又让乐仔一家犯了愁。刘尚礼获悉后，马上自掏腰包，还发动科室的同事们捐款，最后凑出数万元，加上乐仔学校的募捐款项，才算凑齐了手术费用。术后，乐仔脊柱侧弯的情况得到改善，肺功能稳步上升。为了感谢刘尚礼，乐仔一家每年都把田地里收获的第一袋番薯从珠海带到广州送给刘教授，这一送就是8年。"每年不管多忙，我都要来看看刘教授。他是我的再生父母，祝愿他长命百岁，救治更多病人。"

11岁的女孩小芽自幼就因神经纤维瘤病导致脊柱侧弯，刘尚礼曾为她切除巨大的神经纤维瘤，又考虑到孩子的骨骼还在生长，便给小芽安装了有"生长阀"的脊柱固定器，并叮嘱家长每年都要带孩子到医院调整"生长阀"。但因家境困难，小芽两年未按时复查，导致脊柱侧弯已发展到120多度，肺功能不到20%，走路上气不接下气。此时，小芽脊柱侧弯的幅度太大，要把她"扶直"，对医生来说是一个巨大的挑战。若是采用流行的截骨矫正，不但瘫痪的风险很大，手术费用还很高。

当时73岁的刘尚礼还是毅然决然收下了这个小病人。"我做骨科医生这么多年，如果袖手旁观、置之不理，眼睁睁看着这个孩子受苦，心里实在过不了自己这一关。"经过深思熟虑，他和唐勇副教授及叶记超博士组成专门治疗组进行了深入的研究，最后决定采用安全、廉价的"头盆牵引"。刘尚礼团队花了约两个月时间，把侧弯矫正了约80%，才用常规钉棒矫正固定，这样既保障了孩子的生命安全，又大大降低了治疗费用。但20万元的治疗费还是令小芽一家望而却步。刘尚礼再次自掏腰包，并发动医护人员爱心捐款，共筹款33200元。医护人员又帮忙向广州慈善机构申请，为小芽减免了十几万元的"内植物"费用，终于为小芽一家解决了治疗费问题。

"我爱刘教授，我爱护士姐姐。"术后，小芽认真地在白纸上一笔一画写下这句话。她还说："医生爷爷是我的偶像。长大后，我也要做一个像刘尚礼爷爷这样的医生。"

四、"桃李天下话传承，下自成蹊创新篇"

刘尚礼从医50余年来，育人无数、诲人无数。他兼任国际内固定研究学会中国培训基地主任，培训了一批国际一流的脊柱外科医生。

说起刘尚礼，学生们总能一一细数出老师的各项卓著成就：最早在国内引进三维矫形、最早把CD THRS技术引入国内、最早在国内开展椎间盘镜……"在他老人家的激励下，我们这些弟子也一直朝着传承与创新这个方向发展，以最小的创伤，给病人带来最大的益处。"刘尚礼的博士生、现任外科主任李春海教授这样说道。

在学生们眼中，刘尚礼是专业能力过硬的学科领头人，也是活到老学到老、可亲可敬的老师。生活中，刘尚礼喜爱文学，修身养性，不仅写得一手好字，还常常在诗歌杂志上发表原创诗词，还曾出版《刘尚礼博士诗词集》，记录自己50年间的工作与生活经历。他的诗词句句鲜活灵动，凝聚着医者的阅历，富含哲理。

刘尚礼不仅毫无保留地将毕生所学的医学专业知识传授给学生，指导学生开展研究，在生活中更是言传身教，教会学生做人做事。在学生们眼中，刘尚礼学贯中西、博古通今，是他们成长道路上循循善诱的良师。

刘尚礼的博士生、现任中山大学孙逸仙纪念医院脊柱外科教授黄东生曾感慨道："老师是一个博学多才的人，跟他接触就会发现他天文地理、医学文学，无所不通、无所不晓。"回忆起老师的谆谆教诲，黄东生仍记忆犹新："他经常跟我们说，处于顺境时你不要得意忘形，不要看不起别人；当你受到挫折的时候，也不要灰心丧气，一定要有坚强的意志。"刘尚礼的学生、现任中南大学湘雅学院院长、教育部长江学者特聘教授雷光华则称，刘尚礼一直是学生敬仰的楷模，"五十载无悔，操金刀除沉疴，首开先河倡微创。三千人有缘，沐春风化细雨，不忘初心感师恩"。

　　"踏入杏林五十年，悬壶济世德行先。深山采药攀崖险，手术通宵倒地眠。苦读经书无止境，交流欧美永冲前。冷观医闹持真理，无愧终生夕照先。"这是刘尚礼在从医50年时挥笔写下的诗句，也是对自己从医生涯的最佳注解。

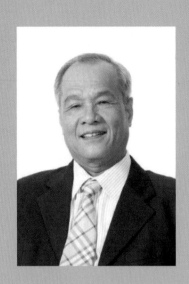

李文益

为宝宝们『保驾护航』

李文益（1946—　　），男，广东揭西人，中共党员，中山大学孙逸仙纪念医院儿科主任医师、教授、博士生导师，原儿科主任和教研室主任，任《中华儿科杂志》《中国小儿血液与肿瘤杂志》等8种杂志的特约编委/编委，曾任中华医学会儿科分会常委、广东省医学会儿科分会主任委员广东省医学会遗传学分会委员。从事儿科的医、教、研工作50多年，有丰富的儿科临床经验，擅长儿科疑难病的诊治。主要研究方向为小儿血液病的防治，其中对地中海贫血、小儿白血病、噬血细胞综合征进行较深入的系列研究。承担广东省自然科学基金课题2项，广东省医学科学基金2项。在国内、外杂志发表论文100多篇。主编专著3本（其中卫生部规划教材1本），专著副主编1本，参编16本（其中卫生部规划教材7本，教育部规划教材1本）。曾获广东省教育厅、卫生厅科技成果奖，1998年获评"中山医科大学十佳教师"，广东省2001年获"南粤教书育人优秀教师奖"，获2007年广东省柯麟医学奖。

2023年，这已经是儿科教授李文益从医的第53个年头，77岁的他依然坚持每周两次专家门诊、一次查房／全科病例讨论，为各种疑难病症的诊断与治疗支招，为年轻医生传道解惑；作为医院的教学督导，他还积极投身教育领域，参与医院的教学工作，培育"医学新丁"。

从1970年毕业于中山医学院（今中山大学中山医学院）开始，他便奋战在儿科领域，为宝宝们"保驾护航"。他深知，每一个患儿都是一个家庭的希望，是民族和祖国的未来。他与同事们以仁心仁术，竭尽所能地为孩子们治愈疾病，让笑容重新回到孩子和家长的脸上。

一、挑粮食上学，他是大山里走出的医学生

1946年，李文益出生在广东揭西县大北山中的一个小山村。村子很偏僻，离镇上有十几公里，隔着一座大山。由于村里读小学的孩子不多，学校很小，一位老师"包办"了一到四年级的语文、数学、体育、音乐、图画等所有课程。学校不设五年级和六年级，读完四年级后他需要离家十几公里，翻越那座大山，途经崎岖而偏僻的山路，去另外一个比较大的自然村（该村系东江纵队革命活动地点之一，是揭西县红色革命教育基地）里的龙跃小学（今为火炬小学）继续念书。

为了读书，李文益借住在爸爸朋友的房子里，每日自己做饭。考上初中后，学校离家20多公里，虽然可以住宿，但他仍然要从家里把柴米担到学校。十三四岁的他常常一个人独自走在崎岖的山路上，其艰难可想而知。艰难困苦，玉汝于成。这段求学岁月磨炼了他的意志和独立的精神。

1961年中考，他顺利考上全县重点中学——揭阳县第一高级中学。学校离家60多公里，恰逢3年经济困难时期，需要担着粮食上学，路途很远，米不够，还要挑番薯、南瓜、包心菜来凑数充饥。在这样的条件下，他不得不转学到离家较近（也有30多公里）的河婆中学继续学业。回想起那段挑着粮食上学的日子，李文益说："没有交通工具，靠的是双腿，一半是崎岖的山路，一半才是平路，每次都走得双腿酸痛。"虽如此艰难，但他仍坚持读完了高中。

1964年，李文益参加高考，取得了好成绩。填志愿时，一直喜欢电子专业的他填下了两类志愿：医学和电子。"一个是为家人，一个是自己当时的兴趣。"由于祖父早年因胃溃疡大出血在山村里无法得到医治而去世，家里人一直希望后辈之中有人谙识医理。最终，中山医学院向他发出了录取通知书。

踏入中山医学院，李文益感到无比兴奋，因为当时的中山医是全国最著名的几间医学院之一，尤其是有一位老革命、老医学家——柯麟当院长。他对老院长的印象非常深刻："柯院长的威信很高，对学生也很关怀，经常来到学生

中。他一来，我们就热烈鼓掌，无比崇敬。"甚至毕业多年后，他仍为能换到由柯麟院长签名的毕业证书而高兴不已（1970年毕业时只能拿到"革委会"盖印的毕业证）。

多年以后，2007年，李文益获得了以老院长名字命名的奖项——广东省柯麟医学奖。这个奖旨在表彰那些致力于医学教育事业并有突出贡献的专家、教授。可想而知，他是多么自豪和喜悦。

在中山医经过两年的正规学习之后，他在不堪回首的动荡岁月里经历了两年混乱停学。这期间，他曾到黄埔港码头当过一个月搬运工，又到河源县（今河源市）一个最穷的山村里耕田劳作半年。复课后，他和同学们分别到乡下的镇卫生院、县医院实习。基层医院条件差、病例比较单纯，但普通的手术不少，他抓紧所有机会，参观手术、争取多做手术，渴望能成为一名专业的外科医生。

二、以仁心济世，他与儿科结下不解之缘

1970年，同学们回到广州分配工作，李文益被分配到中山医学院附属第二医院（今中山大学孙逸仙纪念医院）儿科。当时年轻力壮的他最想去的是外科，总觉得做手术才是自己的兴趣，但没想到偏偏被分配到了儿科，要跟宝宝们打交道。

一开始，他感到很郁闷，回到母校看望老师时，老师还跟他开玩笑："李文益，你做儿科医生行不行啊？你粗大的手别把小孩抓坏了。"李文益笑着回答："我服从组织分配。"

在儿科工作一段时间后，他看到自己治疗好的患儿精神饱满地出院了，就好像看见祖国未来的花朵健康、活泼地成长，慢慢地，他喜欢上了儿科，由此正式与儿科学结下了不解之缘。

从此他开始刻苦钻研儿科医学，为弥补大学期间学习的不足，他一边认真读书、看医学杂志，一边虚心向科里所有年资比自己高的医生学习儿科知识和临床经验，同时也向护士学习如何观察患儿的病情。在心电图还不是很普遍的年代，他抽空去跟以前带过自己实习的内科老师学心电图技术，并很快地掌握了该技术（令他遗憾的是，这种学习精神在当时却被批评为"只专不红"）。那时，医院里由一个医生和一名护士组成一个医疗组，医生也干护士的活儿，包括给患儿打针。为了让孩子少受罪，他狠下决心练习临床操作。到现在他还记得自己帮患儿打头皮针时常常被家长夸"李医生打针眼疾手快"。

之后，他轮转到急诊科上班，在那里由一个内科医生和一个儿科医生组成一个医疗组，负责内科、儿科病人的急诊，由此积累了丰富的内科、儿科结合的诊治经验。这段经历也让他的知识面更加广博。

李文益动情地表示，儿科是一个温暖的大家庭，每一位儿科医生都不辞劳苦、刻苦钻研、视患者为亲人，这样的良好医德深深地影响着他。年资比他高的医生们各有特点，从不同的方面帮助他的成长，尤其是历任主任、老前辈，如叶彼得教授、林肖湘教授、郑念时教授等，他们渊博的知识、扎实的基本功、敏捷和全面的临床思维、解决疑难病例的能力，对他的从医生涯产生了深远的影响。

经过岁月的磨炼，李文益成长为一个经验丰富的儿科医生。他于1994年担任儿科主任、儿科教研室主任，担负起儿科的医、教、研发展的重担。作为儿科主任，他传承前辈的"三基三严"和临床经验，并努力扩大自己的知识面，他的书柜里常年摆放着儿科各个亚专科的书籍，通过认真读书，尽力解决儿科不同亚专科的疑难病例。

三、解疑难杂症，他最大的心愿是治好患儿的病痛

成为儿科医生以来，李文益遇到过数不尽的疑难病例，凭借着在临床一线的丰富经验，他屡屡"拆招"，为患儿的健康保驾护航。

凭借着"火眼金睛"，他多次为患儿及时"揪"出病因，治愈了许多难治的病孩。有一次，珠海有个6月龄的婴儿，在打了第3针乙肝疫苗后先后出现血小板减少、肝功能严重受损、贫血等症状，曾到某三甲专科医院住院，入住感染科，按肝炎进行相关治疗，肝功能稍好转但始终不愈，贫血也没改善。该院血液专科会诊也认为孩子的贫血是肝炎引起的，并说治好肝炎，贫血就会好转。家长经人介绍找到了李文益。他详细了解了病情发展的全过程，细心查看所有资料，发现血常规中网织红细胞稍微偏低，骨髓报告虽结论未见异常，但具体描述栏中却有红系发育稍差的记录。凭他的经验，由此一点线索，他考虑到纯红细胞

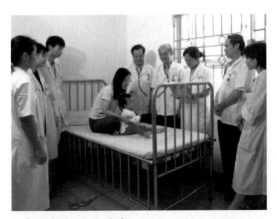

▲ 李文益（右五）查房

性再生障碍性贫血的可能性，给予重复骨髓检查后证实该诊断，由此推论肝炎也是免疫性肝炎，制订出正确的治疗方案，半年后患儿痊愈。

一次，两个来自普宁市的患儿找到了他。两个患儿是表姐弟关系，都反复发烧，一个表现为幼年型类风湿性关节炎，另一个则表现为过敏性紫癜并有明显急腹症体征。两个家庭都比较贫困，多年治病已花光家里所有的钱。面对病情反复、同一家族的病人，李文益和他的团队认真询问家族病史，查阅了大量文献，同时想尽办法帮助两名患儿进行基因检测。最终，他们俩被诊断为"家族性地中海热"。这在国内是非常少见的疾病，但确认后用非常便宜的秋水仙碱就可以控制病情，使两名患儿的病情很快得到了缓解。与此同时，他还与同事制订了相应的预防方案，提供给还未发病但存在基因缺陷的其他家族成员采用。

无论是在自己供职的医院，还是到其他医院当"救火队员"，李文益最大的心愿就是把患儿的病治好，这也是最令他感到欣慰的事。广东省内各级医院以及个别省外医院的儿科，都邀请他去会诊疑难病例，每次他都会不辞劳苦地赶去，为挽救患儿生命尽自己最大的一份力。

有一次在广州某医院，一个一岁多的患儿腹泻一年多，经各种检查后被诊断为炎症性肠病，用多种方法治疗了一年也没有明显的效果。李文益受邀去会诊，这期间他详细询问病史，尤其是腹泻开始时的细节。患儿妈妈告诉他，孩子出生3个月内母乳喂养，一切正常，但到了第四个月开始吃米糊后就一直腹泻，迟迟不好。他敏锐地发现，患儿从第四个月添加淀粉类辅食后开始腹泻，这个病史值得高度重视。据此，他提出孩子可能患有先天性蔗糖酶–异麦芽糖酶缺乏症。经进一步检查和饮食调整，这个诊断得到了证实，并得到有效治疗。在该病例的基础上，后来该医院又确认了3例相同的病例，并作为国内首发报告的病例，在儿科杂志上发表。

有一年广东甲型流感流行，佛山市有个6岁的患儿（有哮喘病史）流感后合并肺炎，出现尿崩（一天尿量达800毫升），血压不稳定，病情危重。省卫生厅组织李文益为主的专家组会诊。他经过认真检查并结合自己的丰富经验，与其他专家讨论，确诊为合并抗利尿激素异常分泌综合征，制订了合理的治疗方案，克服了血压不稳定和需要控制水入量的矛盾，使患儿的病情得到控制，最终康复出院。

四、国外学习拓宽视野，他是忠诚为党育人的好老师

1989—1990年，李文益获得世界卫生组织资助的进修资格，到美国加州大学旧金山医学院当访问学者。在国外，他深深地感受到那里浓厚的学习氛围。他清楚地记得，每当学院里有学术讲座，现场都会爆满，还有很多听者坐在课室走廊的过道上听。而在实验室里，每晚都有学生做实验做到三更半夜。

在国外学习期间，他第一次认识了PCR（聚合酶链式反应），这在当时是先进的分子生物学技术，可用于放大扩增特定的DNA片段，他认真学习并掌握了该技术。回国后，他在中山大学孙逸仙纪念医院开设了PCR实验室（后来医院成立医学研究中心，将该实验室并入研究中心）。

无论在国内还是国外，他都非常注重科研工作。结合儿科临床和广东地区特点，他在溶血性贫血，尤其是地中海贫血、小儿白血病、噬血细胞综合征，小儿哮喘等方面积极开展临床和科学研究。此外，他还主持两项广东省自然科学基金和两项广东省医学科学基金，发表论文100多篇。

五、教书育人，忠诚党的教育事业

作为医科大学附属医院的医生，教学也是一个重要的部分。为此，他在教书育人方面也做出了非常大的努力。他清楚地记得，在刚开始时，他一讲话就脸红、满头大汗，紧张得不得了，可见教学对他来说是个困难的工作，但他并没有因此受挫。相反，李文益积极学习前辈的教学经验，认真备课，并善于把自己平时见到的病例结合到讲课之中。后来，经过多年无数次磨炼的他，逐渐达到了讲述从容、条理清晰的教学状态，从床边带实习医生、脱产见习医生带教，到后来亲自讲授各种小课、大课，他的教学技巧日益纯熟，能够在学生面前生动地讲好每一课，得到大家的一致好评。

他参加教学的时间很多。1975年，中山医学院到粤北山区连州（今广东省连州市）办分校，他被派到分校带教两个年级共400多个学生，后来这些学生遍布韶关、清远各个县市，成为这些山区的医疗骨干。在那段教学时间里，一个老师负责一个教学点，一个人必须把儿科学所有的课全部完成，还需要担负临床教学。这不仅让他得到了锻炼，也让他从培养大量学生中获得了很大的成就感。

在临床教学中，他对实习医生、年轻医生、进修医生"三基三严"的基本功要求非常严格，这也是中山医学院一代代医学人留下的宝贵财富。每一次带

着年轻医生查房，他总是首先要求他们进行病历检查，无论是病史询问、体格检查，还是病历书写，他都有严格的要求。在这基础上，他还非常注重培养他们的临床思维，包括横向思维、纵向思维，甚至逆向思维。多年后见到曾在我院儿科进修或者学习的医生时，他们都会说，那段时间他们收获最大的是在查房过程中锻炼了临床基本功和临床思维能力。

除了在本校教学，他还不辞劳苦地到各地讲学。这些年来，他在校外讲授过很多课题，例如"EB病毒感染相关疾病""纯红再障研进展""噬血细胞综合征的诊治进展""小儿发热性疾病诊断思路"等，传授他的知识和宝贵经验。

研究生培养也是教学的重要环节，对此他非常重视。对学生的每一篇论文，他一定认真修改多次，保证论文的质量。多年来，他培养了博士研究生8名、硕士研究生17名，这些学生后来都成了医疗骨干。

教材编写是对一名教师教学能力和学科知识的肯定。李文益主编卫生部规划教材《儿科学（专升本）》1本，作为编辑委员编写了卫生部规划教材《儿科学》第5、第6版，卫生部规划教材《儿科学（7年制）》第1版，教育部规划教材《儿科学》第1版，卫生部规划教材《儿科实习医生手册》第1、第2版，同时也是《中国国家处方集（儿童版）》的审阅者。

1998年，他被评为"中山医科大学十佳教师奖"；2001年，又获评"南粤教书育人优秀教师"。

六、退休后继续发挥余热

2011年，李文益正式退休，但作为一名习惯常年工作的儿科医生，真让他空闲下来反倒觉得"无所事事"。因此，李文益欣然接受了医院的返聘，继续在医生岗位上发光发热。

他很开心可以经常回医院坐诊或者查房／全科病例讨论，不但可以见到共事多年的同事，还可以为

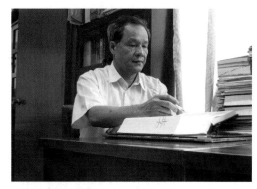

▲ 李文益工作照

一些疑难病例出谋划策。有一次，他遇到一个病情比较特殊的患儿。孩子持续3年肝脾肿大、贫血，曾在广州多家医院诊治，但一直都没有得到明确的诊断。

他认真查看了患儿的资料之后，又对他做了全面细致的体格检查，结果在检查病儿头颅时，发现他的头颅凹凸不平，于是就让患儿做了头颅X线正侧位照片检查。片子显示，患儿颅骨缺损，这是朗格汉斯细胞组织细胞病的主要表现之一，最终确诊该病并对症治疗。

李文益致力于医学事业几十年，对于自己多年来的付出，他感慨地说："多参加疑难病例会诊、危重病例的抢救，是我实现人生价值最好的方式。"

退休后，除了参与临床工作，他曾多年被聘为医院的医疗督导，为医院的医疗质量把关。至今还被聘为医院的教学督导，为医学教育做出贡献。

曾凡钦

一片丹心在玉壶

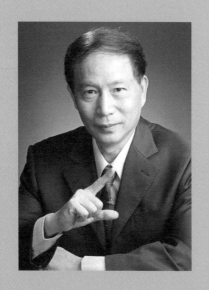

　　曾凡钦（1948—　），男，中共党员，皮肤科一级主任医师、二级教授、博士生导师，"中山大学资深名医"。先后3届连任中国医师协会皮肤分会副会长、中华医学会皮肤科分会全国常委；连续11年任广东省皮肤科学会主任委员、中国性学会皮肤专业委员会副主委等重要学术组织负责人。担任国家卫建委临床路径皮肤科专家组成员，中国医药教育协会皮肤科分会副主任委员，中国中西医结合学会皮肤性病专业分会性病学组副组长，中华医学会红斑狼疮研究组首席专家，广东省保健局保健专家，广州市劳动能力鉴定医疗卫生专家，广东省医学会皮肤性病学会、医师协会皮肤科分会名誉主任委员等多个重要职务。

　　从事皮肤性病临床诊疗与研究40多年，具有丰富的临床经验和突出的研究能力，对红斑狼疮、硬皮病等皮肤结缔组织病、感染性疾病、过敏性疾病、色素性皮肤病、银屑病和皮肤肿瘤等具有很高的诊疗水平和影响力。先后承担国家级、省级、校级多项研究相关课题，发表论文130余篇，获包括省科技成果奖在内多项奖励。

一级主任医师，二级教授，任中山大学孙逸仙纪念医院皮肤科主任长达18年，中山大学首批13名资深名医之一，连任全国性重要学术组织负责人……这无不是对曾凡钦50年从业经历的最好诠释。

对很多人来说，工作如此之久、成就如此之高，早应安享晚年。但曾凡钦仍奋战在临床第一线，坚持每周查房，出专家门诊、普通门诊、疑难重病门诊及参与会诊等全职的医疗工作，坚持和他的学术团队为推进课题及临床研究而努力钻研，为促进年青一代成长而孜孜不倦地努力工作。

医者，不老。

257

一、在磨砺中成长

1948年，曾凡钦出生在广东山区的一个乡村。这里地理位置偏远，求医不便，医疗水平落后，缺医少药……村民对医疗服务的迫切需求与当地配套资源的匮乏形成了鲜明对比，在少年时期的曾凡钦心中留下了难以磨灭的印象。

青年时期的曾凡钦接受过3年的中医学习。1970年，他以"工农兵大学生"的身份进入中山医学院（今中山大学中山医学院）学习。3年后，曾凡钦以优秀的成绩从中山医学院毕业，被分配到中山医学院附属第二医院（今中山大学孙逸仙纪念医院）皮肤科工作。历史的原因使他成为在医学上"先天不足"的医学生，但是"英雄不问出处"，通过毕业后的不断学习与再提高，曾凡钦顺利通过了中山医学院本科毕业后工作满3年的水平测试，成为中山医学院认可的老师。

曾凡钦的学习道路虽然漫长、曲折、艰辛，但同时也让他成为拥有坚实中西医基础的中山医年青新一代。从某种意义上讲，这是曾凡钦人生中的重大转

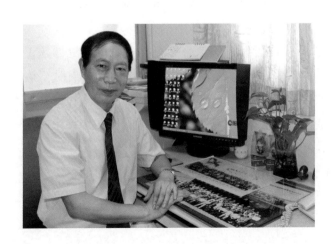

◀ 曾凡钦在办公室

折。传统中医理论与西医理论在他的脑海中碰撞，这不仅帮助曾凡钦实现了中西医知识的融会贯通，也为他进一步坚定人生理想——成为一名优秀医生、让医学更好地为人们服务，奠定了坚实的基础。

从一个"先天不足"的工农兵学员，到成为一名合格的医生，再到取得如今的成就，曾凡钦付出的努力可想而知。

二、立马扬鞭自奋蹄

"立马扬鞭自奋蹄"是曾凡钦从青年时期起就用以自我鞭策的座右铭。1974年，曾凡钦从中山医学院毕业并进入我院皮肤科工作，师从许德清、钟幸福两位教授。在皮肤科主任许德清的带领下，曾凡钦等年轻医师攻克了皮肤科领域内一个又一个难题。

20世纪70年代初，我院成立皮肤科红斑狼疮专科门诊，这是我省乃至我国最早的专攻红斑狼疮的门诊之一。在红斑狼疮研究领域，曾凡钦一直是其中的重要成员之一。

谈起从事研究的岁月，曾凡钦依然印象深刻。作为"擒'狼'名医"许德清教授的主要助手，曾凡钦和同事们在红斑狼疮的诊断、发病机理上做了很多工作。在20世纪70年代，他就跟随许德清教授针对红斑狼疮的病因开展人群红斑狼疮的流行病学调查，发表了我省关于该病的流行病学调查的第一篇文章，得出了广东的人群发病率的精确数据，为科学研究和医疗活动的开展提供了有力支持。

在探寻治疗红斑狼疮有效方法的历程中，曾凡钦早年的求学经历和工作经验为他提供了丰富的理论支持，在开展中西结合治疗方案研究以及传统中医药在红斑狼疮治疗上的应用方面，中西医学理论帮助他取得了众多成果，使得他在全国崭露头角。

曾凡钦积极配合许德清教授完成了两个国家自然科学基金的研究课题，系列成果获得了国家科技进步成果二等奖。如果说许德清教授是当时"擒'狼'"的主帅，那么曾凡钦则是"擒'狼'"的得力助手。他以人民群众的需求为己任，努力协助许德清教授推进红斑狼疮的发病机理及相关结缔组织病的研究，其影响辐射我国华南、港澳台乃至东南亚地区。

在20世纪70年代，曾凡钦及同事就开始研究青蒿素在狼疮的治疗上的应用。得知我国西北地区的红斑狼疮研究所开发的一类新药物"中药抗狼疮散"在红斑狼疮的临床实践上取得有效成果后，曾凡钦马上带领团队前往交流并参

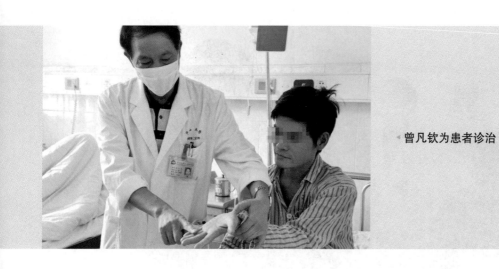

曾凡钦为患者诊治

加当地红斑狼疮专病咨询门诊。在服务新疆广大患者的过程中，他了解了各地红斑狼疮的异同表现，促进了该药的应用及经验交流，为中药治疗红斑狼疮做出了重要贡献。

在得知广东传统经验方"春砂田鸡粉"治疗狼疮肾炎水肿有突出疗效后，他率领团队对其展开深入研究，把它应用于红斑狼疮肾病综合征的治疗，有效地提高了疗效，为那些缺少血浆蛋白输注条件的欠发达地区的病人带来了福音。

经过50年的临床和科研工作的检验，曾凡钦所在的团队对中西医结合的发展前景愈发自信。经过不懈努力，这支研究队伍让听者闻风丧胆的"夺命狼疮"不再是不治之症，患者的病情可被有效控制。红斑狼疮患者的5年生存率已延长至85%～90%，达到10年甚至15年以上。曾凡钦所在研究团队的成果及水平在国内外长期处于先进行列。

20世纪90年代以后，曾凡钦成为我院"擒'狼'"队伍的新一代领军人物。他从法国进修回国后，在国内率先应用盐析分离狼疮病人皮肤、皮疹进行狼疮带检查的方法，阳性率相对传统方法大大提高，更具鉴别诊断意义。这一成果获得了同行的广泛认可，并被当时医学权威著作《实用内科学》在结缔组织病章节作为新方法予以推荐。

他带领团队不断深入研究红斑狼疮的病因学和发病机理。在现有的研究基础上，他把该病机理及治疗的研究目标放在了推进红斑狼疮淋巴细胞信息通导的异常和干预的研究上。曾凡钦和全体团队成员不懈奋斗，不断推进有关红斑狼疮病因学和发病机理的研究，并取得一系列成果。团队先后获得多个国家自然科学基金的资助及省市、学校的基金资助，并在国内外著名杂志上发表了一

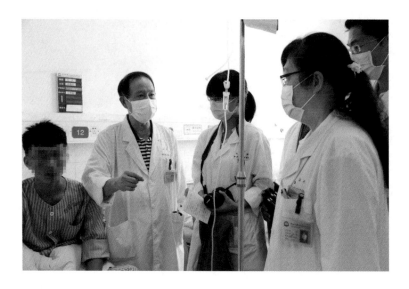

◀ 曾凡钦在查房

系列文章，得到了广大学者以及从业人员的认可与好评。

在主攻红斑狼疮的同时，曾凡钦还致力于皮肌炎、硬皮病、银屑病、特应性皮炎、慢性荨麻疹、白癜风等免疫力相关性皮肤病的临床诊疗与实验研究。在他的建议之下，我院皮肤科免疫相关性皮肤亚专科的设置得到了不断完善，这极大地推进了免疫性皮肤病的研究诊断，使广大患者受益良多。

除此之外，曾凡钦还积极参加院内、国内以及国际上的学术交流，分享自己丰富的临床诊疗经验和研究成果，受到广泛认可和好评。在此同时，他连续多年担任中华医学会、中国医师协会皮肤科分会以及广东省皮肤科学会、风湿病学会的重要职位，精心组织科研、教学、临床等各项活动，将团结、传承与开拓密切结合，使广东皮肤科在几年内跻身于全国四强之列，在国内外均有较大的影响力。因此，他被国内广大同行视为南方皮肤科学领域的顶尖专家。至今他仍是广东皮肤科同道公认的最有影响力的领军人物。

2003年，在许德清教授的指导下，他与许教授联合出版了我国最系统、最有影响力的专著《红斑狼疮》，并参编我国皮肤科第5、第6版全国统编教材的结缔组织病章节，为推动我国相关疾病的诊疗与研究起了重大作用。

曾凡钦进取严谨的学术态度、底蕴深厚的临床经验、热情谦虚的为人处世方式，深受同行认可和赞誉。曾凡钦长期担任全国性学术组织的负责人，成为在我国皮肤病领域影响大、学术组织任职时间长、贡献突出的著名专家之一。

三、马上加鞭不停蹄

"马上加鞭不停蹄"是曾凡钦步入老年后的座右铭。在很多人看来，光环在身的他，早就可以过上安逸的生活。然而，他依然选择了忙碌，他要把自己在医路上求索的热情、对待科学研究的严谨、在临床治疗上的诚恳，传递给下一代年轻医师。

他的为师之道，传承自恩师许德清。许德清之于他，既是良师也是益友。刚到医院时，曾凡钦纠结是否要去外科工作，许德清与他彻夜长谈。"我需要你，皮肤科也需要你……"许德清的话就像是一支火把，驱散了曾凡钦所有的犹豫，让他下定决心留在皮肤科。

学校出台"工农兵学员回炉培养"的政策后，曾凡钦面临着巨大的压力与痛苦。他不甘心离开，可是前进的路却困难重重，这时又是许德清站出来鼓励他："我对你有信心，科内的同事对你有信心，我们都等着你回来！"

"等你回来"，简单四字，透露着导师和同事们对曾凡钦无限的期盼和鼓励。正是因为有了这一份信任与鼓励，曾凡钦才能在医路上走得更远。

他希望把这一份信任、这一份关爱、这一份鼓励，传承给下一代。

他对年轻医生成长的关心，体现在方方面面：每次会诊、每场讨论，他

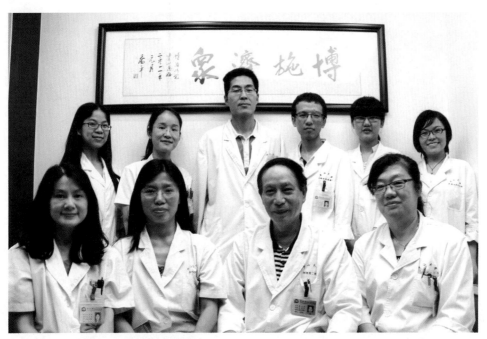

▲ 曾凡钦（前排右二）与他的研究团队

都参与；身边年轻人的每一次汇报、每一回分析、每一条意见，他都认真聆听；讨论中偶尔遇到与自己的看法不一致的年轻人，他不是立刻对其观点做出判断，而是引导着大家，激发大家大胆地思考与分析；年轻人说得有道理的，他马上给予肯定并大方承认自己的不足之处。曾凡钦笑称这是与学生的坦诚相见，这也让严谨端正、开放自由的学术风气深入学生们的内心。

在临床方面，曾凡钦更是以身作则。有时遇到远道而来的病人未能挂上号，他会坚持坐诊，加号看病到下午一两点；基层会诊更是从不缺席，随叫随到，任劳任怨。每周二，他还会按时到病房查房，与病人面对面交流，解决他们的疑惑，安抚他们的内心。

每次下班，曾凡钦总对与他一起工作的年轻医生说："你们辛苦了！"年轻医生们总是这样回应："我们学到很多，不累！"这种兢兢业业、把病人时刻放在第一位的工作态度与高尚的医德医风，深入皮肤科每一个人的心中。

在曾凡钦看来，奋斗在医疗一线的新一代，要有克服困难的决心和不断向目标前进的强大意志。"你只有证明自己，才能得到认可，才能在这条路上走得更远。"他努力成为年轻一代的贴心人，用皮肤科的优良传承及关爱精神让年轻一代茁壮成长，与皮肤科的同道一起，马不停蹄地向前迈进！

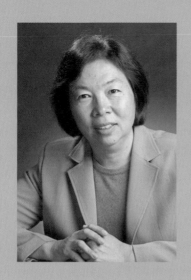

梁碧玲
与放射线『共舞』42年

梁碧玲（1951— ），女，中山大学孙逸仙纪念医院放射科学科带头人，二级教授、主任医师、博士生导师、"中山大学名医"。中国医师协会放射医师分会第二届副会长，中国医师协会放射医师分会第一、第三届常委，中国医学影像技术研究会副会长，中华放射学会骨肌专业委员会顾问，中国抗癌协会神经肿瘤专业委员会副主任委员，全国继续医学教育委员会影像医学组专家，国际骨关节学会委员，亚洲骨关节学会委员。

从事医学影像诊断工作40年，对骨骼肌肉系统疾病和肿瘤的影像学诊断有较深造诣。获国家自然科学基金、卫生部出国人员科研基金、省卫生厅科研基金等十数项科研课题，发表论文100多篇，主编、副主编专著9部，获各级科研成果奖励8项，其中有国家教委一等奖，广东省科技进步二、三等奖。

一、"这是我的起点，我对这里很有感情"

回想起当年被分配到放射科，梁碧玲感到有些"歪打正着"。她就这样坚守了47年，至今不忘初心。

"当初不是我选择了放射科，而是放射科选择了我，如今，我觉得很庆幸。"回忆起刚进入医院的时光，梁碧玲微笑地说。

1976年梁碧玲从中山医学院（今中山大学中山医学院）毕业，被分配到中山医学院附属第二医院（今中山大学孙逸仙纪念医院）放射科。之前见习时，梁碧玲一直对外科感兴趣，对分配有些"不甘心"。然而，在学习了一段时间后，梁碧玲深深感受到了医学影像分析的魅力。

放射科是医院重要的医学检查公共平台科室，集检查、诊断、治疗于一体，临床各科许多疾病都需通过放射科检查，达到明确诊断和辅助诊疗的目的。

在放射科，梁碧玲每天都有不同的收获。梁碧玲说："在放射科42年，我每天都保持着好奇心，放射科让我有年轻的心态，一天不学习都不行。"

在这里，梁碧玲接受了严格的专业训练，也遇到了众多令自己受益终身的老师。这些高才博学的学者，严厉又亲切，爱徒如子。

40多年过去了，回忆起那段时光，梁碧玲还是记忆犹新：当时的教学体系还没有回归正常，老师们已经很多年没有教学了，对梁碧玲这届学生特别用心，也会放手让学生去做。年轻的梁碧玲对各种知识、病例都特别感兴趣，也很爱学习。黄兆民主任鼓励年轻的放射科医生到临床一线学习，梁碧玲便经常跟着骨科何天骐教授查房、看手术、取标本；跟着陈镇铛教授学习切标本、看标本。老教授们言传身教，极力为学生创造学习条件。这些名师的一言一行至今深深影响着梁碧玲。

让梁碧玲记忆深刻的是，当时英语不受重视，但其硕士导师黄尚武教授却很有发展眼光，鼓励梁碧玲去学校学习英语。本来是抱着试一试的心情，没想到学习英语使梁碧玲开阔了眼界，阅读了很多国外的文献资料，也萌生了出国

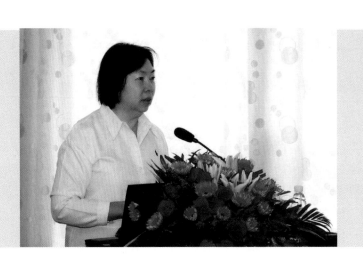

◀梁碧玲做专题讲座

深造的念头。在医院的鼓励和支持下，1986年梁碧玲获WHO奖学金，1989年被派到瑞典、美国学习。两年的留学经历，对梁碧玲的业务水平发展帮助非常大，让她开阔了视野，更加深了对临床、基础医学的知识与快速发展的影像技术相互配合发展的认识。留学生涯一结束，梁碧玲就毫不犹豫地回到了医院。

二、"非典"前线中的冲锋女战士

1990年年底，梁碧玲回到放射科工作，并于1992年开始担任科室副主任，1997年后就开始担任放射科主任，之后又陆续担任中山大学工会副主席、医院工会主席等职位。但在梁碧玲心中，医生始终是最重要的角色，病人始终是最重要的人。

2003年SARS（即"非典"）暴发，当时院名为"中山大学附属第二医院"的中山大学孙逸仙纪念医院，正是抗击"非典"的前线。梁碧玲不但是抗击"非典"的一线医疗专家，也曾在"战斗"中不幸受到感染。

2003年大年初一上午，医院呼吸内科主任告诉大家，前天下午岭南楼收了一名来自中山的40多岁男性患者，高热、咳嗽5天，肺部有阴影。这位患者就是后来广为人知的首例"非典"超级传播者。梁碧玲等专家去会诊时，病情并未确定，对疾病的传染性，大家心里也没底。当时，医院对传染病的防护意识还没有那么强，ICU的通风系统仍未很完善。在岭南楼工作的很多医护人员相继出现了发热症状，X光片也显示肺部大片阴影。救治病人的医生、护士一大批倒下，第二批又冲向前线，岭南楼12楼瞬间变成了凶险可怕的地方。

放射科更是抗击"非典"的最前线。因为每一个病人都必须进行胸肺部的影像检查，才能进行诊断并确定治疗方案。

作为科室领头人，梁碧玲从疫情暴发开始，就一直废寝忘食地奋战在岭南楼第一线。过度劳累大大降低了她的免疫力，在连续工作了一段时间后，她也出现了发热的症状。

"当时谁也不知道这是什么病，只知道这可能是非典型性肺炎。所以当时抗生素也用，抗病毒的药也用，什么都用。后来才慢慢知道这是病毒感染。"彼时，广东省疫情告急，国家卫生部领导均赶到广州坐镇。

梁碧玲治疗了十几天，康复后立马回到了抗击"非典"的前线，加入中国工程院院士钟南山和其他专家组成的广东省公共卫生事件的应急专家小组。尽管梁碧玲刚刚康复，但她仍坚持参与专家小组的会诊和讨论。梁碧玲对此感到坦然："这样我对疾病更加了解了，正好投入一线工作。"

专家组就像救火队一样，哪里出现可疑病例，就立即赶过去。最紧张的一次，是在2003年4月的一天。那天，梁碧玲突然接到原省卫生厅的电话，说某县20多个小学生集体发热，疑似"非典"病例，让专家组迅速赶去进行会诊。情况紧急，专家组到达后，流行病学、临床、影像科各个部门立马开始会诊。经过诊断，专家组觉得这不像是"非典"，倒是像肠道感染，所幸只是虚惊一场。

三、"基层强才是真的强"

梁碧玲到新疆喀什，源于一个很偶然的机会。

2006年，新疆医科大学影像中心举办国家级技术教育班，请她去讲课。此后11年，她每年都去乌鲁木齐新疆医科大学授课，于是和新疆当地的放射科医生比较熟悉。2009年，喀什当地医院的放射科主任也邀请她去喀什地区第一人民医院传授经验。

喀什位于祖国西陲、新疆维吾尔自治区西南部，距离乌鲁木齐1000多公里。当地医院的放射科医生学习欲望很强烈。梁碧玲感受到他们的渴望，因此每年在去新疆医科大学讲课时都会多飞1000余公里，去喀什会诊、授课。在连续8年的交流后，医院邀请梁碧玲在当地建立工作室。

2017年7月，喀什梁碧玲专家工作室在喀什地区第一人民医院正式成立。"能做一些力所能及的事，帮助有需要的人，我觉得是很好的事情。"梁碧

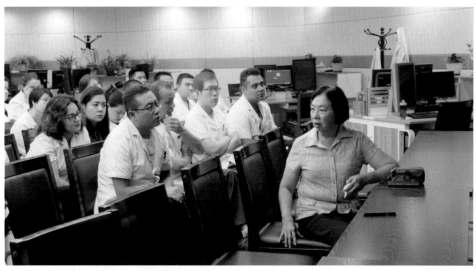

▲ 梁碧玲在喀什地区第一人民医院开展学术活动

玲说。

喀什医院并不是梁碧玲去的第一个基层医院。她曾去太行山、曲靖、百色等偏远地区的基层医院，为当地百姓提供医疗服务。"基层强才是真的强，真心希望群众在家门口就能看到好医生。"梁碧玲说。

四、"导师教给我专业知识，也教会我如何做人"

1901年，博济医院（今中山大学孙逸仙纪念医院）需要一台X光机来辅助医生诊断。在得知这个消息后，社会各界人士纷纷慷慨解囊，筹集捐款，帮助医院从国外购进了中国第一台X光机及配套设备。由此，在珠江畔的这间医院诞生了中国第一张X光片。

中山大学孙逸仙纪念医院放射科历史悠久，我国放射诊断学的奠

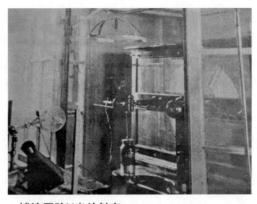
▲ 博济医院X光放射室

基人谢志光教授即是第一任科主任。在谢志光教授、黄尚武教授等历届主任的带领下，经历代逸仙放射科人的努力工作，放射科的业务质量和科研成果节节攀升，也形成了放射科特有的优良传统。

"中山大学孙逸仙纪念医院放射科给了我一个很好的平台，我的导师教给我专业知识，也教会我如何做人。"梁碧玲回忆，导师们对她严格要求，要求她踏实治学，诚实做人。梁碧玲去北京进行硕士学位论文答辩时，有同学事先联系答辩委员询问题目，她就问导师是否也联系一下。导师说："按规定是不准的，所以你不要这样做。"梁碧玲当即遵师训。

"老师教我们要老老实实做学问。当时要想发表一篇论文，得让好几个教授审核。教授批改完之后自己再改，再交给教授审核，获得首肯才能发表。"梁碧玲回忆，这种严格的训练塑造了自己严谨、细致的学风。而从1994年她开始招收研究生起，这种优良的学风也被传承下去，她如当年恩师一般要求自己的学生绝对不能作假。"要是学生着急毕业，我们可以做其他一些小题目，但不能用假的东西来糊弄。"学生们在梁碧玲的教导下，也逐渐养成了严谨细致的科研习惯。

虽然教授们在学术上严厉苛刻，但在生活上却非常照顾梁碧玲。何天骐教

授听说梁碧玲获得WHO奖学金，特地在出国前把梁碧玲叫到他家里去。当时的工资收入还很低，梁碧玲也不知打扮，有些"土里土气"。何天骐教授就叫他从国外回来的太太教梁碧玲在国外如何待人接物、各个场合穿什么样的衣服。

"当时出国很不容易，大家都闷头学习，何教授却告诫我，业务要努力，文化更重要。"梁碧玲说。

何天骐教授还告诫梁碧玲："你要把钱花在了解别人的文化上，在国外多到处走走，看看风土人情。"梁碧玲在瑞典、美国，除了学习专业知识，还花了很多时间进行文化学习，周末则积极参加大学里的国际友人中心活动，去各地参观。"我看到蔡伦造纸是怎么在欧洲发扬光大的，看到当地乡村的表演，开阔了眼界。"教授们的文化教育使梁碧玲对生活保持热情，性格也随之变得开朗。她在办公室的墙上挂满了自己的摄影作品。自己拍摄、自己洗照片是梁碧玲在影像科学外的最大爱好。

老教授们的严谨学风、医德医风和文化追求深深地影响了梁碧玲，而她又将其传承给了下一代"逸仙放射人"。科室团队和睦有爱，大家以在放射科工作为荣。在梁碧玲的带领下，中山大学孙逸仙纪念医院放射科在原有的优越基础上，培养了许多优秀人才，取得了许多骄人的成绩，并已逐渐成为医院重要的公共平台。

黄子通

一生一心为救人

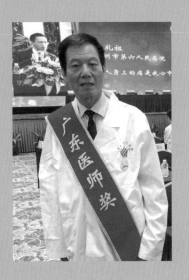

　　黄子通（1954—　　），男，广东惠州人。中共党员，中山大学二级教授、急诊医学及生物医学工程博士生导师、中山大学心肺脑复苏研究所所长，"中山大学名医"。1995年创立中山医科大学（今中山大学中山医学院）急诊医学教研室并担任教研室主任，曾任中山大学孙逸仙纪念医院副院长兼急诊科主任。

　　中华医学会急诊医学分会第六、第七届副主任委员。现任中国医师协会急诊医师分会副会长，世界华人医师协会急诊医师协会副会长，粤港澳大湾区急诊医师联盟主任，《岭南急诊医学杂志》主编，广东省医疗大数据工程技术研究中心主任，广东省生物医学工程学会理事长，广东省远程医疗标准化技术委员会秘书长，是我国最早研究及应用远程医疗的专家之一。通过产学研结合、新产品研发等取得多项国家专利及软件著作权、省部级科技成果，具有自主知识产权的发明专利已成功转化为工厂化产品。发表论著240多篇，其中SCI收录54篇。主编专著10部、国家规划教材7部。承担国家、省部级科研项目20多项，获国家专利8项（其中发明专利2项），获省部科技奖7项。曾获广东省五一劳动奖章、首届中国急诊医师奖、首届中国急诊事业坚守奖、首届广东医师奖，记一等功。

早晨8：00，离呼吸内科门诊开诊还有半个小时，黄子通已经早早到达办公室，开始仔细研究今天候诊的病人资料。为了更好地对症下药，这位急诊专家、呼吸系统疾病专家从医46年来，始终保持着这一习惯，风雨不变。

虽然今年已经69岁了，但是黄子通身上依旧满溢着青春的活力，精神矍铄。他说："这一定是因为我这46年里一直在和医学谈恋爱，你要知道医学永远在进步，我也得保持年轻，不断进步，才能永远和医学在一起呀！"他也总感觉自己时间不够用，在他看来，他赢得的分分秒秒背后可能就是一个个生命的重生。

一、和"死神"拼命，只求患者能安然无恙

2003年的春节让黄子通终生难忘。腊月廿九，因为不明原因而患重症肺炎的周氏兄弟来到了中山大学附属第二医院（今中山大学孙逸仙纪念医院）求诊。当时值班的医生们在经过初步诊断后，预感到治疗可能会非常棘手。医院将周氏兄弟安排到了重症监护病房。然而，谁都没想到，这一切成为整个医院被"瘟神"笼罩的导火索。

当晚10点多，周氏哥哥抢救无效死亡。多年的从医经验使得当时主管医疗的副院长兼急诊科主任黄子通立即察觉出不对劲。通过两兄弟症状中的蛛丝马迹，黄子通推断，兄弟俩很可能感染了不明原因的肺炎。为了弄清楚病因，也为了能挽救还有一丝生存可能的弟弟，黄子通在征得病人家属的同意后，对哥哥进行尸体解剖。除夕早晨，黄子通带领两名医生和疾病控制方面的专家，不顾被传染的风险，亲自上阵完成了穿刺取样。这是我国对SARS（即"非典"）患者进行的首例"穿刺取标本"，也为我国及时找到SARS病原争取了宝贵的时间。

大年初一上午，黄子通陪校领导向全院在岗职工拜年后，回老家看望年迈的父母。大年初五，他接到全院有10多名职工发烧的报告。接到报告后，黄子通立即终止休假从老家赶回广州。当时，对未知传染病的恐慌正在悄悄蔓延。周氏兄弟住院后不到48小时，病区内的医生、护士，甚至保洁、送饭的工人全被感染，出现发热、肺炎的医护人员已有40多人。

情况危急！当晚黄子通立即与时任广州呼吸疾病研究所所长陈荣昌等专家联系。大年初六一早现场查看呼吸科病房后，他迅速推断出疾病是借助飞沫而传播的。而当时受医院硬件所限，病房不完善的通风条件使得病毒有了扩散传播的机会。于是，黄子通果断采取措施。他要求总务科当天制作4000个12层

纱布口罩，全院医护人员都要戴12层纱布口罩上班。这一措施有效降低了医护人员的感染率。与此同时，黄子通在迅速请示卫生厅（今广东省卫生健康委员会）领导后，开设广东省最早的"非典"隔离治疗病房，实行自救，并于大年初六当天收治医护人员50多名，成立医院抗"非典"领导小组和抗"非典"专家组，亲自担任专家组组长。

面对SARS这个穷凶极恶的新敌，被传染的都是医护人员，病因不明，更没有现成的治疗方案，一切只能摸索着进行。黄子通带领专家组大胆提出3组不同的治疗方案，将因感染而住院的60名医护人员随机分成3组分别进行临床治疗观察，并请国内感染学界的权威专家——时任中华医学会感染病学会分会主任委员、北京协和医科大学王爱霞教授共同评估治疗方案。此外，黄子通还借鉴我院儿科黄绍良教授的经验，把免疫球蛋白整合到治疗方案中。经过科学的治疗，SARS患者的病情得到有效控制，在医院倒下的96位医务人员中，除医院车队司机范信德不幸殉职外，其余全都奇迹般地站了起来。

然而，就在危险局势得到扭转之时，一直奔走在抗击"非典"第一线的黄子通自己却被"非典"击倒了，他也是当年因为救人而感染SARS的广州医务人员中职务最高的一个。

从感染病毒到开始发烧，黄子通在24小时内滴水不进，呼吸困难，胸部疼

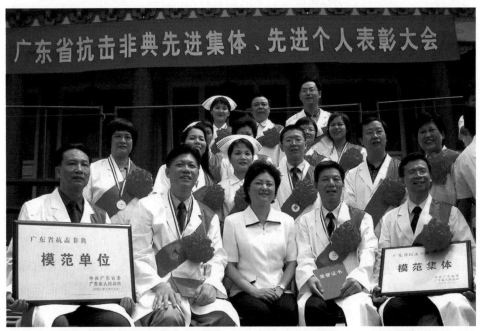

▲ 抗击"非典"先进集体和先进个人合照

痛，一咳嗽就咳出鲜血。由于病情危重，他被转送到广州呼吸疾病研究所重症监护病房抢救。整整4天，黄子通一个人在病房里熬过了生死大关。4天里，他靠着自己的意志支撑着完成体温测量记录、用药。因为空气无法流通，他只能靠着呼吸机去感受一丝生命的气息。他不断告诉自己：不能死，活下去，只有活下去才能为更多患者争取机会。

就这样，一次又一次，黄子通和死神博弈。最终，他胜利了。在短短20天里，他凭借着自己的毅力与医学经验，成功战胜了"非典"。

在身体完全恢复后没多久，黄子通又主动请缨再上"前线"，辗转在全国各地抗击"非典"的一线，从死神的魔爪下挽救了一条又一条生命。

"非典"之后，各种荣誉接踵而至：广东省五一劳动奖章、抗击非典一等功……但经历了生死的黄子通对此看得很淡。

20年后的今天，他更愿意说的是那些曾感动过他的一个个细节：在护士值班房的柜子里，有人无意中发现护士上岗前悄悄写下的遗书，这位护士的丈夫当时刚去世不久，只留下了她和6周岁的孩子。当时全院共有305名护士被派往"非典"隔离病房，没有一个人说"不"。当自己为感染SARS的临产妇安置隔离"产房"忙到深夜，四处觅食却几近"绝望"时，医院一位老职工把一盒剩下的盒饭递到他手里。作为全球最早建立"非典"隔离病房的医院之一，当时院内抗击"非典"的医护人员源源不绝地被送往隔离病房，钟南山院士为分担医院的压力，主动提议将10位SARS重症患者转到广州呼吸疾病研究所……

二、敢为人先，一辈子只求做好一件事

从事急诊事业多年，黄子通心中一直有个想法：急救，急救，关键是要把病人救活。这个简单的理念告诉他，心肺脑复苏将是急救医学今后要重点攻克的科研难题。2007年，黄子通在中山大学创建了全国第一家心肺脑复苏研究所。

有了这样的理念做支撑，黄子通在国内外率先开展将骨髓干细胞移植引入心肺脑复苏的救治研究。如今，研究所已建成一个临床研究平台和一个基础实验平台，在全国还拥有15个心肺脑复苏研究基地。2012年，黄子通将国家财政拨款的500万元临床重点学科建设资金全部用于购买全世界最先进的血管内低温治疗仪、心肺复苏仪等设备，目的就是提高心肺脑复苏的科研水平和临床救治能力。

对黄子通来说，心肺脑复苏绝不仅仅体现在最后的救治环节。"我在急诊

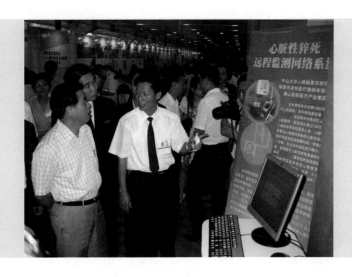

◂ **黄子通**（前排右）向时任广东省省长黄华华（前排左）汇报科研成果

发现很多突发心脏病患者在家里还能喘气，路上还能讲话，但到医院就死了，有什么办法能救他们？"这个念头促使黄子通在1995年发明了心脏BP机（即第一代XDJ-I型电话-心电监测系统）。病人只要家里有电话，就可以通过BP机把心脏信号变成声音信号传到医院的急诊监测中心，医生可根据监测结果随时指导急救。有数据显示，我国院外心脏性猝死的病人生存的概率只有不到1%。而心脏BP机的推广应用，能使院外突发心脏病患者的生存率提高到10%以上。在此基础上，2006年，他进一步发明了家庭远程呼吸心电监护仪，该项目于2009年获得广东省科技二等奖。接着，他还在国内建立了首个院前心肺复苏调查分析网络系统，并在此基础上建立起"家庭—社区—中心医院—急救120"的区域性心脏性猝死综合防治网络，实现了对临床高危心脏病患者的远程实时监测。这一成果也被原卫生部、科技部认证为重大科技成果推广项目。

为了帮助基层医院解决疑难急危重病的临床诊断与治疗难题，黄子通还牵头组建了广东省疑难急危重病远程医疗会诊中心，通过覆盖全省范围的实时远程会诊网络平台，可以24小时为对接的300家基层医院提供临床疑难急危重病的医疗会诊服务。2012年，黄子通被原卫生部聘为"健康中国2020"战略规划研究专家，担负起开展医疗信息标准化研究的重任。

从医院的急诊科建设到广东急救医学体系的发展，再到全国急救信息化网络平台的搭建……黄子通的救治病患之路越走越开阔。

已退休的急诊科副主任邱嘉民是和黄子通配合默契的老搭档，他说黄子通留给他最深刻的印象就是一个字——"狠"："狠狠地下决心，狠狠地做事，狠狠地抓住机遇。" 2000年，一次国际急救医学大会结束后，在专家散场离去时，黄子通在电梯旁巧遇美国心肺复苏医学专家唐万春教授。他敏锐地抓住这个机会，10分钟的交谈便促成了一项国际合作协议的达成，2001年至今，唐万春教授受聘为中山大学心肺脑复苏研究所客座教授及兼职博士生导师。

业内熟悉黄子通的人都将他的做事风格归纳为执着、务实、低调。而最令人钦佩的是，"全国做急救医学的人很多，但像他这么用心的人不多。他每走一步，至少要超前三五年"。而对黄子通来说，他做的这一切还不够，在他看来，他这一辈子做的一切，都是只为了做好一件事——"救人"，而这一件事，值得他为之奉献自己的一生。

三、桃李满天下，为中国急诊专业教书育人

今年是黄子通从医的第46年，同时也是他从教的第46个年头。作为中山大学急诊医学的学科创建人和学科带头人，黄子通从医从教46年来，不仅开创了中山大学和我院急诊医学学科，全身心致力于急诊医学事业的建设和发展，更带动了广东省乃至全国急诊医学快速发展，使广东省急诊学科成为我国急诊医学建设的一支重要力量。

1995年，中山医科大学成立急诊医学教研室，黄子通担任教研室主任，急诊医学被正式纳入本科教育。此后，急诊医学的发展驶入快车道：1996年，

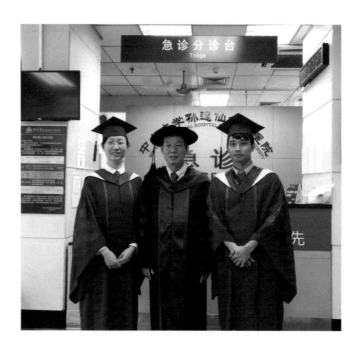

▶ 黄子通（中）与学生合影

创建中山医科大学急诊医学硕士点；2003年9月，黄子通牵头申报急诊医学博士点，使中山大学成为全国第一个急诊医学的博士点，他本人也成为国内首位急诊医学博士生导师。从2006年起，他担任中华医学会急诊医学分会副主任委员；2011—2022年，担任中国医师协会急诊医师分会副会长。他参与了全国急诊医学的发展规划，负责起草了全国急诊专科医师培养方案等，成为我国"十一五""十二五""十三五"规划教材《急诊医学》的主编。

在黄子通一生的从教生涯中，他先后培养了硕士33名、博士26名、博士后出站1名。如今这些学生都分布在全国各个医院，博士张在其现任湖南医药大学党委书记，王彤、姜骏、邓义军、尹海燕、符岳担任三甲医院领导。更多的学生成为医院急诊科的中流砥柱，至少15名博士和5名硕士担任急诊科或重症医学科主任。

在黄子通看来，一个学科的长久发展需要有梯度的人才规划，只有在每个更新换代的梯度中都有中坚力量，才能保证这个学科在历史长河中不断稳固发展。因此，他总是坚持让他的研究生到急诊第一线去治病救人，在实践中深刻领悟急诊学科中的"急"和"救人"的真正含义。

退休后，黄子通与奋战在一线的学生们依旧保持着密切联系。在张在其的印象里，老师总是风风火火，雷厉风行，是一个有着十足"急诊医生范儿"的人。不论多少年过去，在他心里老师永远博学且实干。"年轻的时候我们会向老师求教学科中的知识；稍长一些，当我们都成为各个地方的负责人，我们会向老师请教管理的办法；再年长些，也就是现在，我们会和老师交流人生的经验。可以说，在我们一生中，老师一直是我们指路的明灯。"

从教46年，从医46年，黄子通用自己一生诠释着"坚守"两个字，坚守急诊岗位，一生做好"救人"这件事，通过更多的发明创造来挽回更多的生命，造福社会是黄子通毕生所求。

如今，黄子通仍然坚守在医疗一线，每周坚持出名医门诊、专家门诊，应邀到各地医院指导和抢救危重病人，指导年轻医生的临床与科研，参加全国各地急诊医学学术交流。

这正是一入医门，终生救人。

苏逢锡

病人说他能『镇住』乳腺癌

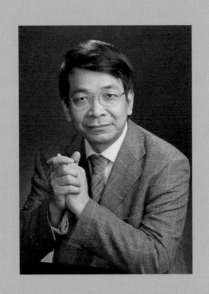

苏逢锡（1954—　），男，广东江门人，中共党员，二级教授、中山大学孙逸仙纪念医院乳腺肿瘤外科教授、主任医师、博士生导师，"中山大学名医"。苏逢锡是国内乳腺癌保乳手术领域的顶尖专家，从事乳腺癌诊疗40年，主刀乳腺手术1万台以上，接诊15万人次以上。擅长以早期乳腺癌手术为主的综合治疗，特别是精准保乳手术，包括标准保乳、整形保乳以及皮下切除、假体植入重建乳房等，在国内率先开展乳腺癌保乳根治术和保腋窝手术，并将肿瘤整形手术与保乳手术融合，乳腺癌保乳整形技术在国内领先并达国际水平。在国内率先开展（美蓝法）腋窝哨兵淋巴结活检手术，保腋窝率近50%。在乳腺癌的个体化治疗，包括早期乳腺癌术前／术后辅助治疗和晚期复发转移乳腺癌解救治疗等方面积累了丰富的临床经验。

在病人眼里，大名鼎鼎的乳腺外科教授苏逢锡的形象是怎样的？

"我感觉苏医生他就像老虎，能'镇住'这个病。他给我底气，他是治乳腺癌的'第一把刀'，在他这里看病我放心。"

"苏医生很有趣，每次听他说话心里都感觉很宽慰。"

正如病人所言，从医40多年的乳腺癌专家苏逢锡既有专业上的犀利与"霸气"，又有对病人的慈悲心肠与风趣和气。从农村娃到男护士，从"工农兵学员"到外科医生，这位国内著名的乳腺癌专家以坚韧不拔的勇气，越过一道道难关，创造了一个个新纪录。

同事们说，苏教授总是目光灼灼，眼神坚毅有力。查房时，他走在一群学生前头，背影宽厚、稳如泰山，走起路来步履生风。他在病床前俯身向病人询问病情，与病人交流，嗓音略显浑厚粗犷，更有斩钉截铁、坚定无比的力量，传递给病人信心与温暖，也在无形中鞭策着后辈们在行医路上"快跟上来"。

一、8年门诊，荆棘漫漫

历史变迁总会在一代人身上刻下烙印，对于青年时期的苏逢锡来说，这道印记就是他"工农兵学员"的身份。20世纪60—70年代，从1966年我国大学停止招生到1977年恢复高考的10年间，大学新生不是通过高考产生的，而是直接在工人、农民和士兵中推荐产生，因而被统称为"工农兵大学生"。全国高等院校共招收了94万名"工农兵大学生"，苏逢锡便是其中一员。

出生在广东省江门农村的苏逢锡从小就热爱学习，颇有主见。高中毕业后，他考入一所卫生学校，毕业后在江门的医院做了4年男护士。在手术室里，他接触到了外科，萌生了读医的想法，后来争取到了去中山医学院（今中山大学中山医学院）读大学的机会。

拨乱反正后，"工农兵学员"的学历受到争议，国家承认其学历为大学普通班毕业，而很多人却认为"工农兵学员"只是普通专科学历，对他们学业水平的评价存在着争议。

1978年，作为"工农兵学员"的苏逢锡一心想做一名外科医生，多次尝试说服老师给他一个机会。直到毕业分配前的一天，凌晨5点钟，苏逢锡又一次鼓起勇气叩响了年级教导员李年海的大门。这次，李教导员告诉苏逢锡，由于他的成绩优秀和他对外科的决心、诚意和坚持，学校把他分配到了中山医学院附属第二医院外科，那是当年全年级唯一的外科名额。

苏逢锡说："我就是那种只要这件事情有可能，就付出百分之百的努力去实现的人。做外科医生是我的梦想，不达目的我不会罢休。"

苏逢锡通过自己的努力终于留校进入中山医学院的教学医院。但是一到医院，他却因为"工农兵学员"的身份而被分到门诊去"打基础"，这一"打"

就是8年。这期间，苏逢锡经历了许多坎坷，也因为各种原因错失了读研究生的机会。然而，苏逢锡并没有因为赌气而放弃在医院的工作机会回到江门，他始终坚持一定要在最好的平台，做自己最喜欢的外科。路遥知马力，苏逢锡勤勤恳恳，埋头苦干，用自己的努力为梦想积蓄力量。他暗下决心，越是不顺，自己越是要努力。

二、苦尽甘来，芬芳满园

有的人在经历挫折之后往往会一蹶不振，苏逢锡却像掌舵的水手，敢于与汹涌的波涛搏斗，并努力扼住命运的喉咙。这段时间对他而言，既是挫折，也是挑战。如今，他感谢那8年的门诊时光，让自己的斗志更加得到激发和磨炼，让基础打得坚如磐石。他不达目的坚决不罢休的精神，使得他在求学和致力于乳腺专科的道路上有着坚定的步伐，每一步都留下了坚实的脚印，医术也得到快速提升。

1988年，工作了10年的苏逢锡终于有机会调回病房，担任住院总医师。他用真才实学打消了留学归来的外科主任区庆嘉教授对"工农兵学员"的顾虑。经区庆嘉倡议，学术委员会破格将苏逢锡提拔为主治医师。这可能是当时中山医学院历史上第一个主治医师的职称先通过学术委员会的审核，后由本人填表格补办申请手续的特例。备受鼓舞的苏逢锡自此更加努力工作和学习。

苏逢锡发现，普通外科专业中，肝胆、胃肠疾病已经得到特别的关注并形成专业，而乳腺癌的诊疗却没有实现专科化。于是，建立乳腺专科的想法便在苏逢锡心中萌芽。

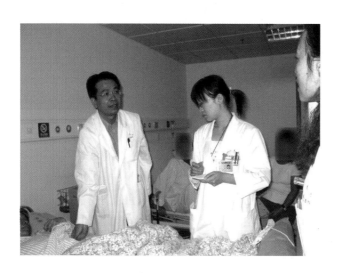

◀苏逢锡（左）在查房

苏逢锡具有卓越的创新意识和创新思维，一直走在学科创新的最前沿。1990年，苏逢锡创办乳腺专科门诊，开辟了新的专科领域。1998年，在时任医院副院长、普通外科主任陈积圣教授的支持下，苏逢锡首创乳腺专业小组。后来，苏逢锡和留学归来的宋尔卫联合创立我院的乳腺肿瘤专科，共同扛起专科建设的大旗，将一个仅有4个床位的小专科打造为享誉国内外的乳腺肿瘤中心。

苏逢锡强调："没有创新，就没有这个科室，科室的技术创新、模式创新和管理创新是科室不断发展壮大的关键点。"从1990年创办乳腺专科门诊开始，到1998年设立乳腺外科病房，再到2004年苏逢锡被任命为乳腺、甲状腺和血管外科主任，他一直在推动乳腺专科的建设工作。2007年，乳腺专科在行政上正式独立，苏逢锡任专科主任。2010年，乳腺肿瘤医学部成立，苏逢锡为首任主任。

2016年，乳腺专科搬至孙逸仙纪念医院南院区的逸仙楼，苏逢锡、宋尔卫共同创立的乳腺专科终于从最初的仅有4张病床发展到拥有112张病床的乳腺肿瘤医学部。乳腺肿瘤医学部集乳腺肿瘤预防、诊断、内外科治疗和研究于一体，体现了"以器官分专科"的新理念，是国内最早的一体式乳腺中心。在苏教授的悉心培育下，乳腺专科从小小的婴孩一路茁壮成长为成熟有力的青年。

三、识人惜才，共创传奇

在工作中，苏逢锡任人唯贤，爱才惜才。在谈到人才引进时，他说："有才能的人一定要举荐出来，让他／她得到应有的重视，发挥更大的作用，整个科室需要这样优秀的人才。"

当年，他从整个科室的发展大局出发，向中山大学力荐在哈佛大学留学的宋尔卫。2000年，宋尔卫在中山大学获得外科博士学位；1999—2001年和2002—2004年，他分别被医院派往德国埃森大学医学院和美国哈佛大学CBR生物技术研究所进行博士后研究工作；2005年1月被中山大学聘任为研究员，同年，获得国家杰出青年基金；2006年，被聘为教育部"长江学者奖励计划"特聘教授。宋尔卫在SCI收录的国际杂志上发表了文章31篇，总影响因子为178分，研究成果曾被美国《科学》杂志评为"2003年度十大科技突破"。截至2008年10月份，宋尔卫的论文被国际上的同行引用超过1200次。这样一个学术成就斐然的青年才俊深深吸引了苏逢锡，他力排众议，呼吁学校和医院"无论如何都要将宋尔卫留下"。

宋尔卫虚怀若谷，在科研领域颇有见地，他成为苏逢锡工作中最得力的搭

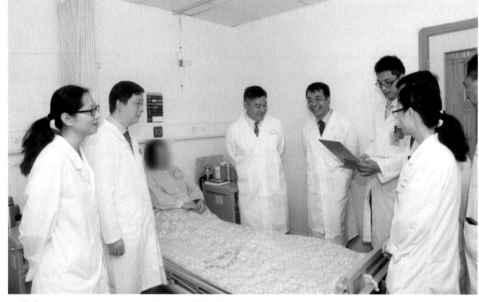

▲ 苏逢锡（左五）与宋尔卫（左四）等在查房

档和生活中最合拍的朋友。有人说他们是当代的俞伯牙和钟子期。两人坐镇孙逸仙纪念医院乳腺肿瘤中心，共叙佳话，共创佳绩。

此后，苏逢锡与宋尔卫精诚合作，风雨同舟，两人亦师亦友，带领中山大学孙逸仙纪念医院乳腺专科取得一系列辉煌的成绩。1999年，团队成功完成了第一台保乳手术。当时国内缺乏相关参考资料，苏逢锡只能一点点啃下Fish、Veonesi两位国际乳腺癌治疗领域大师的原版英文论著。他时常挑灯夜战，做了大量笔记，吃透理论要点后，便按照手术标准和流程边学边反复做。多年的经验积累为他后来成为乳腺专科"第一把刀"打下了坚实的基础，同时，在他的带领下，中山大学孙逸仙纪念医院取得了乳腺癌保乳率达到57%，居全国领先水平，与欧美国家相当，无病生存率与欧美国家相当的好成绩。

在苏逢锡和宋尔卫的带领下，科室开创了标准保乳、肿瘤整形保乳、保乳性切乳、前哨淋巴结活检等重大技术突破。而在管理方面，孙逸仙纪念医院乳腺专科在国内首创"疾病管理师"制度，对乳腺疾病进行从预防、保健、诊断到治疗、随访、康复和病人教育的全程管理和"一站式"服务。这些成就的取得离不开苏逢锡坚持创新进取的精神、远大的格局、极强的事业心和对病人的责任心。

四、初心不改，凤凰涅槃

苏逢锡前半生一边在布满荆棘的山路上攀登，一边采拾着鲜花。

如果说苏逢锡经历的磨难是不可褪去的芒刺，那他取得的一系列卓越成就恰如娇艳的玫瑰；如果说艰苦卓绝的历史环境和历史际遇是火焰飞舞的熔炉，那苏逢锡的坚毅品质便是淬火的钢铁。从医40余年，苏逢锡经历了一系列磨炼，也取得了卓越成就。他先后担任首届广东省医学会乳腺病分会主任委员、首届广东省医师协会乳腺专科主任委员、全国"百万妇女乳腺普查工程"广东省首席专家、中国医师协会乳腺疾病培训专家委员会委员、乳腺甲状腺血管专科主任、乳腺专科主任，并荣获"传承广州文化的100双手"称号。

此外，苏逢锡主编的《乳腺癌保乳治疗》被推荐为国内乳腺专科医师必读专业书之一。2018年科技出版社出版的《乳腺癌保乳治疗：苏逢锡2017观点》成为热销的专业书籍。

青年时期的磨炼使苏逢锡一度陷入困境，也让他在一次次挫折中不断成长。苏逢锡说："英雄莫问出处，这个年代虽然给我们这一代人更多挫折和困难，但也历练了我们。"20岁以前，他没有学英语的机会，直到上了大学，才开始学ABC。毕业后，他便加倍努力，每天在家里看书。1979年，当时医院没

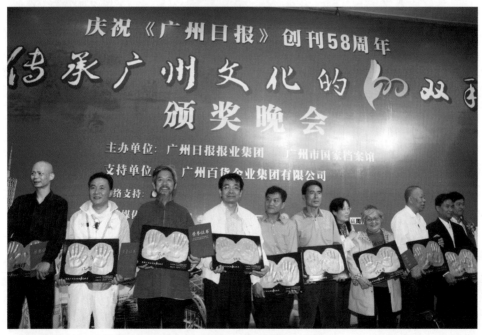

▲ 苏逢锡（左四）荣获"传承广州文化的100双手"称号

有电视机，他就每天下班后坐班车到肿瘤医院研究所去听电视讲座。到了1985年，他在繁忙的工作之余，每天晚上抽出时间收听英语广播。一直学到1993年，他的英语能力过关，令专业研究如虎添翼。

多年以后，苏逢锡辩证看待过往的坎坷，也正是这些经历让苏逢锡有着更为开阔达观的态度："没有人会一辈子顺风顺水，也没人一辈子曲折坎坷。我相信否极泰来，所以在顺境中时刻保持忧患意识，在逆境中又心怀希望。人生就是一道道坎，过去之后就顺利前行，总体而言，我的人生是螺旋式上升的。"

五、良师益友，言传身教

苏逢锡随和、有趣，对待学生极其用心，学生们评价苏逢锡不仅仅是他们的学业导师，更是他们的人生导师。

陈凯是苏逢锡第一位八年制临床医学专业的学生。跟随苏逢锡学习多年，陈凯认为恩师身上有两个特质最让人感佩："第一个是大气、包容。在讨论学术问题时，我们时常会不由自主地争论起来，声音可能会很大，老师对此并不介意，还向其他人解释'我们是在讨论问题'。第二个是爱学生。他不会给学生太大压力，鼓励学生自由发展。"

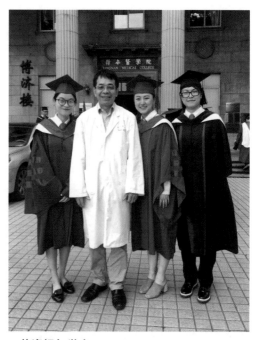

▲ 苏逢锡与学生

苏逢锡的博士赵健丽回忆："他是我见过的最有趣和最有人格魅力的教授。他凭借不拘一格的工作方式和幽默风趣的人格魅力不仅得到全科人的喜爱和尊重，而且收获了大批的患者粉丝。"苏逢锡经常询问患者治疗后的心理感受，鼓励她们重拾自信，勇敢面对生活。赵健丽还记得，当时有一位年轻患者在查房时询问苏逢锡，乳腺手术后有一道疤痕，她觉得自己变丑了很多，怎么办。苏教授安慰她说可以在疤痕处纹个自己喜欢的图样，既漂亮，又性感。患者立马破涕为笑。在赵健丽看来，这就是苏逢锡的魅力，他不仅帮患者一起战胜癌症，而且帮患者积极地面对生活。

六、胸中有爱，拥抱生活

除了对工作怀有无限热忱，苏逢锡也是一个非常热爱生活，充满生活趣味的人。苏逢锡极喜欢旅行，曾多次去瑞士、德国等国家开会、做学术交流，但每次都是匆匆成行，甚至都没有时间留下一张照片。

谈及以后的生活规划，苏逢锡说："有机会的话，我还是想再去这些地方，以旅行的心态去看看这个地方的风景和文化。我有很多东西想去尝试，以后退休了可以一件件去实现。"

苏逢锡也对大自然充满热情。苏逢锡家中有一方小院，院中种满了花草果木，也养了一潭金鱼。在日常工作之余，他会亲自打理这些苗木，观赏这些小生命，体悟它们抽芽、含苞、开花、结果的生命张力。在一次外出参加学术会议期间，他曾独自驾车赶往当地花木市场扛回自己心仪的小树苗，这种对树木的喜爱让学生为之吃惊。

苏逢锡曾对他的学生们说，待他退休之后，学生们也都成了科室的骨干，必然会因工作繁忙而无法经常看望他。为了寄托对学生们的挂念，他就在家中的小花园中种满小树苗。这些小树苗根据他每一个学生的名字来命名。每天给它们浇水，看着它们成长，就像是看着自己的学生在医学领域不断拔节生长，开花结果，造福更多病人。

十年树木，百年树人。苏逢锡以言传身教，带出更多如他一般专注于锤炼医术、真心关怀病人的良医，他们将为乳腺癌病人撑起一片晴空。

杨冬梓

杏林送子誉医术，妙手回春秉仁心

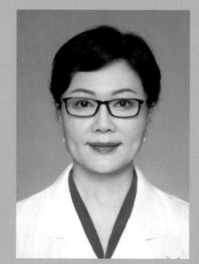

杨冬梓（1957— ），女，中共党员，医学博士，生殖中心一级主任医师，二级教授，博士生导师。1982年毕业于中山医学院（今中山大学中山医学院）医疗系，1990年获生殖内分泌专业医学博士学位，1998年晋升为中山医科大学教授。率领团队长期从事生殖内分泌常见疾病尤其是多囊卵巢综合征（PCOS）的研究。围绕PCOS患者从青春期、育龄期、妊娠期到远期代谢异常的早期筛查及干预等进行深入研究，发表论文300余篇，其中SCI收录论文70余篇，主编6部专著，参加了2023国际PCOS诊治指南的制定。研究成果先后荣获教育部科技成果二等奖、华夏医学成果二等奖和广东省科技成果二等奖等。2017年和2022年分别又获全国妇幼健康科学技术成果奖二等奖及广东省科技进步二等奖、广东省高新技术企业协会科学技术奖一等奖。多篇论文被欧洲和美国生殖医学协会先后于2012年、2018年和2023年发表的国际PCOS诊治指南引用。多次获邀在国际大会做专题演讲。

著名生殖内分泌专家杨冬梓的姓名别具深意：她出生在冬天，却给无数病人送去温暖和新生命的希望；她的姓与名中都有"木"字，饱含生机与活力，正如父亲告诉她，人生要像树一样向阳、向上。

从对治病救人满怀热诚的医学生到成熟睿智的妇产科主任、学科带头人，杨冬梓将全部心血和青春挥洒在医、教、研与科室建设上。她说，人生需要不断向前走的动力，治病救人让她感到动力十足，能成为医生是她的幸运。

一、苦寻"动手机会"

杨冬梓的求学经历契合大时代的旋律起伏。她经历了知青"激情燃烧的岁月"，1977年恢复高考的消息为她的生活开启了新的方向。她通宵达旦地看书复习，期待着圆心中期盼已久的白衣天使之梦。念念不忘，必有回响，她顺利地考入中山医学院。

来之不易的求学机会让她倍感珍惜，求知若渴。入学后她发现自己的英语能力相对薄弱，在全英班考试中失利，不服输的她便开始啃英语这块"硬骨头"。没有合适的英语学习资料，她便用收音机听英语广播，练习听力和口语。每天晚上10点钟课室关门后，她回到宿舍仍坚持在走廊的灯光下学习；第二天早上校园起床铃一响，她便进入状态，拼命汲取知识。经过一个学期的勤学苦练后，她顺利考入全英班。

实习期间，杨冬梓便与中山医学院附属第二医院（今中山大学孙逸仙纪念医院）结下不解之缘。当时，每个实习生被分配了6张床进行管理，除了管好自己的病人，还会相互看其他同学的病人，找到新的情况和问题，或查阅资料，或咨询老师，争取对更多病症有更多的了解。在妇产科实习时，她宁愿少睡觉也要争取更多动手实操的机会。恰逢改革开放之初，各类书刊出版复苏，人们争相阅读，滋养精神，妇产科的护士们也是"书迷"。当产妇进入产房，需要护士守在旁边看产程时，杨冬梓在北京路新华书店抢购回来的书籍便派上了用场。"我问护士能否让我看守产程，作为交换，我把新书给她们看。看守完产程后，参与接生也顺理成章，这样我能多一点动手的机会。"

杨冬梓还得到了全国妇产科学界的领军人物郑惠国教授、邝健全教授等老师的指导。两位生殖内分泌专家的指点时常让她醍醐灌顶，也开启了她的专业研究之路。实习生除了向教授汇报病人的情况、病史，还要谈自己对病人的处理意见，应对教授对细节的连番"质问"。郑惠国教授、邝健全教授不仅学识渊博，还气质儒雅，思维缜密，逻辑推理严谨，这样的学者风范让人心生向往。他们来查房，便是大家最兴奋、最忐忑的时刻。杨冬梓为此挑灯夜战，把所有她负责的病人的资料背得滚瓜烂熟。她认为，向教授汇报是很好的学习机会，能倒逼自己独立地了解病人的情况，形成对病情的独到见解和临床思维。发现她认识不足的时候，教授们会批评指正，并引导她完善自己的想法。

毕业时，杨冬梓的成绩名列前茅，妇产科、病理生理学科、遗传学科等都向她伸出了橄榄枝。最终，她如愿进入妇产科，开启了她的职业生涯。

二、下乡挑大梁

正当杨冬梓和同学兴奋不已，搬运行李到医院报到上班之际，新的挑战来了。时任妇产科主任的邝健全教授亲自找她谈话，要她参加下乡医疗队，去韶关连山（今清远连山壮族瑶族自治县）山区支援一段时间。

时值12月，韶关已经开始飘雪，寒冷让人备受煎熬。连山基层医疗资源相对匮乏，医疗队里除了杨冬梓的带教老师，再无其他高年资医生。这是挑战，也是机会。"下乡时期的所有手术，我都有机会动手。"杨冬梓说，假如没有下乡锻炼，初出茅庐的她肯定没有那样多的动手机会。但在下乡时，她每天都有机会做多台手术，尽管是以计划生育手术为主的门诊手术，但动手锻炼的机会弥足珍贵，她的能力也得到了全面锻炼。回到医院后，领导和教授对她更加信任，更多地委以重任。工作第一年，她便在老师的指导下独立动手做了全宫切除术，业务能力得到飞速提升。

很快，她又迎来了一次学习进修的机会——脱产半年提升英语能力和水平。她回忆说，在其他科室的同事脱产复习，准备英语培训的资格考试时，因妇产科异常忙碌，她只能边工作，边备考。最终，她成功考取了资格。英语培训的老师来自美国，这次学习机会让她的英语水平突飞猛进，对她日后的职业生涯帮助颇大。在20世纪80年代，科室有外国学者来访交流时，她已能承担翻译重任；她也因语言能力突出，有机会参与广东省医学会的对外交流工作。90年代，医疗技术飞速发展，妇产科在全国各科室中率先引进了宫腔镜技术，但宫腔镜设备的说明书是全英文的，负责仪器操作的罗启东教授便请杨冬梓一边翻译使用说明书上的操作步骤，一边操作设备，摸索出使用方法。能够参与到宫腔镜技术的开展推广中，杨冬梓深感自豪。

名师的跟踪式培养也让杨冬梓受益匪浅。杨冬梓在入职之初便在时任科室主任邝健全教授的指导下制定了清晰的个人职业规划，包括每一年要完成的临床任务，需要精读、泛读的书目，以及读书笔记要求等方面，事无巨细。在名师的带领下，杨冬梓进步很快。

这段在职场起步的岁月，令杨冬梓印象最深的，却是她被批评的时刻。一天，她结束夜班并交班后，紧绷的心情好不容易放松下来，恰好有事，她便直接到产休区的婴儿室找同事。刚开推门说话，便迎面遇到教授，她猛然想起自己没换鞋子、戴帽子、戴口罩，于是立刻解释自己已下夜班，迅速离开。本以为能"躲过"批评，但在周六的全科室例会上，教授还是点名批评她没有遵守进出无菌区的操作规定。一向自我要求严格、追求完美的她引以为戒，此后再未犯过这一错误。

三、领航妇产科前行

医学研究永无止境，技术精进永不落幕。杨冬梓一步一步走来，临床工作进展顺利，但她始终想"更上一层楼"。1985年，时代的轨迹与她个人的选择再次交汇，她考取了硕士研究生，并在1987年攻读博士学位，成为中山医学院第一个自主招生录取、培养毕业的妇产科博士生。

"第一人"不易做。没有现成的经验，导师要摸索如何更好地因材施教，杨冬梓也要探索如何选课题、做研究，师生相向而行，共同"摸着石头过河"。她笑称自己用业余时间完成了学业，是"业余研究生"，因为在此期间，她作为在职研究生仍然坚持在医院妇产科临床的一线，只在休息时间、下夜班的时间做学位论文研究：查文献、写综述、取标本、做实验。图书馆管理

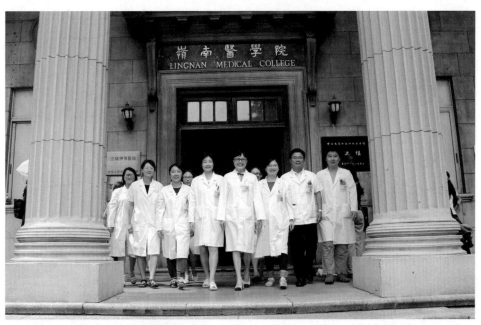

▲ **杨冬梓**（前排右四）及其课题组成员

员都熟识了她的面孔，因为她必定是最晚离开的那一个。有意思的是，在论文答辩当天，她在临床一线仍有排班，和同事调班后才得以抽身顺利完成答辩。

"在高度紧张的临床工作和高强度的学习中，我要求自己一一完成任务，这是鞭策，是挑战，是压力，更是追求完美的成长。"杨冬梓这样理解当时的拼搏。

艰难困苦，玉汝于成。1995年，杨冬梓成长为妇产科副主任，随后升任主任，并于1998年晋升为正教授。中山大学孙逸仙纪念医院作为中国最早成立的西医医院之一，通常由积淀了丰富行医经验、德高望重的"老资格"担任科室主任之职，杨冬梓年纪轻轻便当上了主任，连她本人都对自己信心不足。科室里看着她成长起来的老师们给了她鼓励和支持，时任副院长的邝健全教授告诉她这不是一个"官职"，而是一份沉甸甸的担子和责任，带领妇产科的发展是责任，也是历史的使命，这激发起杨冬梓的热情和勇气。

这段时间正值我国学术界快速发展的时期。教学医院的医生被要求在医、教、研等领域全方位发展，对一个学科的评定更是要在各方面都严标准、高要求。改善医疗管理，建立学术团队，申请科研基金、教学基金，发表论文，提高科室学科地位……面对新挑战，杨冬梓带领妇产科一步一个脚印向前走，妇产科连续多年在医院各科室考评中指标得分均名列前茅，科室成为国家级、省级临床重点学科，国家临床药理基地，国家住院医生培训基地。她个人也在专业领域不断前行、成绩斐然，获得国内外同行的赞誉。她先后担任中华医学会妇产科学分会常委、《中华妇产科杂志》副总编、中国医师协会生殖医学专业委员会副主任委员、广东省医学会妇产科学分会主委、广东省医师协会妇产科医师分会主委等国家级和省级学术团体以及国内顶级学术杂志的职务。

领航妇产科前进的责任与使命并重，杨冬梓无不感慨："妇产科的前辈多次和我强调责任感、使命感，这句话沉甸甸地压在我心头数十年。每当萌生退意时，想到老教授们的嘱托，便明白自己必须坚持做下去。"

四、创生殖内分泌专业传奇

2000—2001年，杨冬梓经过重重选拔，获得美国国务院奖学金Hubert H. Humphrey Fellowship，赴埃默里大学（Emory University）和加利福尼亚大学圣迭戈分校（UCSD）学习。负笈海外，她得以参与数次在美国举办的国际性学术会议，与世界知名的教授交流。这段经历也让杨冬梓从救助具体的病人上升到关心妇女健康事业和全民健康，从更高层面认识自己所从事的工作。

回国后，杨冬梓回到医院继续担任妇产科主任一职。她的夙愿——建立生殖医学中心终于实现。作为妇产科的亚专科，生殖医学中心的开设不仅能推动、完善妇产科乃至医院的发展，对生殖内分泌研究而言也举足轻重。

杨冬梓奉命兼任生殖中心主任。她积极团结同事，在中心建设、申请、审批等多方面奔走努力，带领生殖中心通过辅助生殖技术的准入评审，获得一项又一项的技术资质。2016年，在广东省恢复申报工作后，中心获得了首批胚胎种植前诊断技术资质的许可。生殖中心连年业务量持续增长，从成立初期每年完成试管婴儿技术100～200个周期，发展到2016年年底接近4000个周期。

生殖内分泌问题一直是杨冬梓的研究重点。早在研究生时期，她已关注小儿和青春期妇科疾病，所主编的《小儿和青春期妇科学》第一版、第二版均由人民卫生出版社出版，填补了国内该学科领域的空白；她主编的《生殖内分泌疾病检查项目选择及应用》第一、第二版及第三版也名列人民卫生出版社的医科类畅销书榜。她主持的生殖内分泌为主题的国家级继续医学教育项目从2003年起每年举办，至今已办了整整20届，成为行业的知名品牌，每年都吸引众多同行参与。

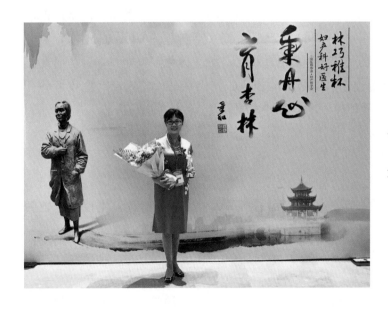

◀ 杨冬梓荣获第六届"妇产科好医生·林巧稚杯"

更让杨冬梓感兴趣的是多囊卵巢综合征，这是生殖内分泌专科的常见病、慢性病，在患者青春期发病，会伴随患者终身。彼时世界医学界对该病没有统一的诊断标准，仍有诸多未解之谜，国人也知之不多。当2003年多囊卵巢综合征的国际诊断标准颁发之时，杨冬梓意识到突围的机会来了。她立刻投入研究，开全国风气之先。

杨冬梓带领团队通过研究发现，中国人的多囊卵巢综合征表现有独特之处。他们在国际率先报道了中国女性高雄激素血症的多毛评分标准、代谢异常的患病率和推荐的诊断方法、青春期PCOS的卵巢改变、代谢异常的早期发现等问题及中国人的患病特征等。经过数十年的积累，他们的研究获评国家科技重点项目、广东省重点项目、广州市科技计划项目，国家自然科学基金、省自然科学基金等60余项。不仅研究成果获得国内同行的瞩目，她作为主要人员参与了国内相关的指南和共识制定，也被国际社会认可，多次获邀参加国际国内会议专题演讲。美国生殖医学协会和欧洲生殖医学协会两大国际学术团体在2012年发表的关于多囊卵巢综合征健康问题的共识中，参考文献引用了5篇杨冬梓团队的论著；2018年发表的国际循证医学多囊卵巢综合征诊治指南又引用了她们的论著；制定亚太地区多囊卵巢综合征问题共识时，杨冬梓是为数不多的国内被邀请的专家之一；2022年，杨冬梓还应邀参加国际循证医学PCOS诊治指南的制定，这份新指南2023年在各大专业期刊发表并得到国际多个学术团体的认可。

杨冬梓近年的另一个研究成果是牵头联合全国19家生殖中心进行中成药滋肾育胎丸在辅助生育中应用的多中心随机双盲安慰剂对照临床研究。研究成果发表在高级别专业期刊*Obstetric & Gynecology*上，首开用A级循证医学证据的现代医学方法证实中医药应用价值之先河。杨冬梓带领的团队硕果累累，堪称"拿奖拿到手软"。杨冬梓说，她的团队还在继续深化多囊卵巢综合征研究，对患者进行长期随访；中西医结合的临床研究仍在进行。随着生育政策的开放，生殖技术领域发展加速，中心也将继续紧跟，引领发展趋势。

五、教书育才甘当人梯

在培育医学人才方面，杨冬梓特别注重因材施教：给本科生授课，她侧重结合临床，深化课程内容，追求表达生动风趣，以期给学生留下深刻印象；给研究生上课，因为学生有了一定的实践经验，她更注重接近"实战"。她认为，教导学生的过程也是自己成长的过程。

1993年，杨冬梓成为硕士研究生导师，招收的首届学生是七年制医学生。她与学生约定，每到她值夜班时，学生们就要来到病房与她一起用英语聊天，讨论病历。坚持日久，学生的专业水平与英语能力均大大提高。

杨冬梓一方面注重医生素质的提高，严格要求学生打牢基本功，写病历、问病史，建立临床思维，让学生跟诊学习处理病患；另一方面甘为人梯，帮扶学生"踩"在自己的"肩膀上"开展研究。她带领学生共同探索多囊卵巢综合征的奥秘，将建立的有着数千例病历的资料库向学生开放，提供学术研究资源。她为学生的发展牵线搭桥，推荐优秀学生到国外高水平院校深造。

她的学生毕业后留院工作的大多成为专科的学术骨干和领头人，到其他机构工作的学生也都因为专业基础扎实、工作能力强且团队精神好而备受赞誉，有的成了学术带头人，不少单位还主动向她询问，希望引进她的学生。

最令学生喜爱的是，她不仅教导医学、科研的安身立命之本，还以她的人文关怀和生活热情感染着她身边的每一个人。杨冬梓的学生们总记得她在诊间以善解人意、真诚沟通的技巧让烦躁的患者眉头舒展，记得在病房里查房时她关切的目光令焦虑的病人信赖地拥抱着她，与她倾诉担忧。她言传身教的不仅是高超医术，还有医者的怜悯仁慈和沟通技巧。她还和学生们一起品红酒、学习手冲咖啡、看服装秀、探讨职业形象和礼仪等，与学生分享健康的生活态度和文化情怀，而非仅仅拘泥于做学问。

正如希波克拉底誓言所说的，合格的医生应"重视自己的健康"。她自己就一直保持着健康的饮食和锻炼习惯，保持着健康的体魄。她的人格魅力令学生们与她亦师亦友，每年数次的师生聚会总会有一群毕业多年的学生从外地赶来参加。

杨冬梓常说在她成长道路上的每一步都有前辈和师长的关怀和指导，师恩永记。她不仅一直关心着老师们，时常问候和照顾他们，还于2018年以广东省医师协会妇产科医师分会主委的身份在全国首创褒奖老一辈妇产科专家的"南粤妇产科医师奖"，在广东省医师协会领导的支持下精心策划和组织了奖项确定、纪念册资料整理、摄影和印刷工作以及隆重感人的颁奖典礼。此项工作大受好评，也彰显了她尊师重道的本心。

六、精诚大医仁心惠世

经常会有患者带着新生的"奇迹宝宝"来拜访杨冬梓，感谢她的医术仁心。有一对求子的夫妻令杨冬梓印象格外深刻。妻子在青少年时期由于卵巢恶性肿瘤而被切除了一侧卵巢，化疗又破坏了另一侧卵巢，以致20岁出头时便完全闭经。当地医生根据多种检测指标，判定这位年轻的妻子卵巢早衰，怀孕的可能性为零。但夫妻二人迫切地想要孩子，辗转各地求医未果后，杨冬梓成了他们最后的"救命稻草"。

经过一系列检查，杨冬梓发现患者的身体数据确实符合卵巢早衰，理论上丧失生育能力；但卵巢早衰的人不意味着卵巢上一颗卵子都没有，如果抓住微

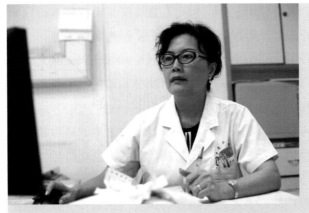

杨冬梓为患者诊治

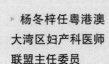

▶ 杨冬梓任粤港澳
大湾区妇产科医师
联盟主任委员

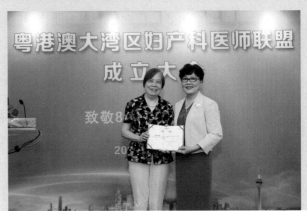

小的机会取出卵子并做试管婴儿，便能有一丝妊娠的希望。

杨冬梓为患者的海军丈夫提前冷冻了精子，万事俱备，只待卵子。皇天不负有心人，妻子在杨冬梓的指导下采用激素代替疗法，在当地定期做检测，以邮件形式告知杨冬梓检测结果，在持续了接近两年后，终于等到卵泡生长的苗头。患者立刻飞到广州找杨冬梓看诊，检查发现果然有一颗卵子即将成熟。杨冬梓马上安排给患者取卵、培养胚胎，随后在下一个月经周期，杨冬梓将培养的胚胎移植入患者体内，患者成功怀孕，并生出健康、漂亮的男孩。

在医、教、研一线辛勤耕耘40余载，杨冬梓载誉满满，先后荣获首届"中山大学名医"、首届"羊城好医生"、首届"岭南名医"和首届"逸仙名医"的荣誉，获得第六届"妇产科好医生·林巧稚杯"，在全国"敬佑生命·2016荣耀医者"公益评选活动中荣获"年度荣耀医者"称号，获评广东省南粤优秀教师、广东省三八红旗手、中山大学优秀教师等。尽管朋友们劝杨冬梓是时候侍弄花草，放松身心，享受生活，但她仍一如既往地出诊、带学生，目前仍是科室门诊量最大、处理疑难病例最多的医生之一。她乐此不疲，能够服务病患，解除病痛，她感到充实、平静。2016年年初，她利用个人空余时间往返穗澳之间，以顾问的身份指导澳门镜湖医院筹建生殖中心。历时两年余，镜湖医院的生殖中心终于在2018年11月3日正式开业，成为澳门政府正式批准实施辅助生殖技术的第一家生殖中心。2017年开始，她还以客座教授的身份参与了新疆喀什地区人民医院生殖中心的筹建，为填补广袤的南疆辅助生殖技术的空白做出了贡献。

2018年，连任广东省医师协会妇产科医师分会主委后，杨冬梓又马不停蹄地组织"粤港澳大湾区妇产科医生联盟"，在8月19日——第一个中国医师节，该联盟隆重举行成立大会，杨冬梓被粤港澳大湾区妇产科医生联盟推选为第一届联盟主席，在她以一个妇产科医生的臂膀承担起的使命和任务上又增加了一副担子。她却笑称自己"人缘不错"，更是感恩粤港澳同行的认可和信任。

杨冬梓说她认同王国维有名的读书三境界，因为它贴切地描述了自己人生追求的不同阶段：先是"昨夜西风凋碧树，独上高楼，望尽天涯路"，然后是"衣带渐宽终不悔，为伊消得人憔悴"，现在是"众里寻他千百度，蓦然回首，那人却在灯火阑珊处"。

成为一个好医生的追求和对美好生活的期冀，既无止境，又苦乐不断。"要像树一样向阳、向上"的人生信条，引领杨冬梓执着地一路走来，蓦然回首，发现追求本身和过程已经源源不断地赋予了她人生的动力和价值。

杨冬梓认为，医术仅是人类对美好的一种追求，而融入其中的人生早已福至心灵，在这美好中得到了升华。

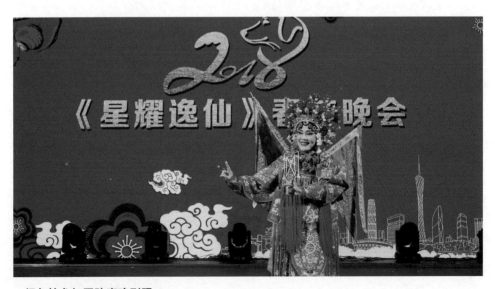

▲ 杨冬梓参加医院春晚剧照

王 捷

肝胆『王铁人』

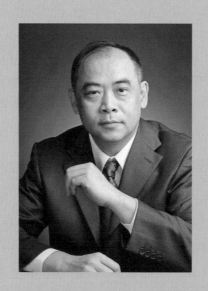

　　王捷（1957——　），男，中共党员，中山大学孙逸仙纪念医院肝胆外科教授，二级教授，主任医师，博士生导师，中山大学名医，逸仙名医。中国医师协会外科分会肝脏外科专业委员会副主任委员。《岭南现代临床外科杂志》主编。

　　王捷在复杂性肝胆胰疾病的诊治、门脉高压症外科治疗领域具有很高的造诣。在国内较早倡导抗乙肝病毒治疗在肝癌综合治疗中的作用。在国内首先倡导并推广门脉高压症的精准断流术式。2005年开展广东省首例亲体肝移植手术，也是当时全国接受亲体肝移植手术年龄最小（5个月）的病例，目前患儿仍健康生活。在广东省率先开展了肝门胆管癌和胰腺癌联合血管切除与重建、不阻断肝血流条件下中央型巨大肝癌切除等高难度手术。肝门部胆管癌、胰腺癌和巨大肝癌的手术切除率达到国际先进水平。肝癌的二期切除、腔镜、机器人肝胆胰外科手术居国内领先或先进水平。作为学科带头人，王捷于2013年带领普通外科成功申请获得批准为原卫生部国家临床重点建设专科，尤其在肝胆胰专科建设方面做出了主要贡献。

关于王捷有不少评价：同事们称他是"肝胆外科医生里最爱好书法的，书法爱好者里最擅长用柳叶刀的"；同行送他美名"王铁人"；病人对他的评价最简单朴实——"好医生"。

从医40多年，王捷的医路走得刚柔并济。无论是在手术台上对付顽疾勇猛如虎，还是在医院管理中甘当"拓荒牛"，抑或是对患者真心相待、结下多年深情厚谊，都是他践行从医初心的体现。

一、奋进"王铁人"

"王铁人"的绰号最能描绘出王捷的"真我风采"。最忙的一周，他星期一早上9点进手术室，晚上11点钟出来，星期二门诊结束后又做手术到晚上六七点，星期三早上9点多进手术室到晚上7点，从晚上9点做肝移植手术直到星期四早上6点多钟，早上9点又重新开始手术直到下午3点，星期五一天还忙到深夜12点，星期六还要外出会诊。这一周结束，王捷说："我感觉人有点飘了。"

"铁人"之名，由此得来。

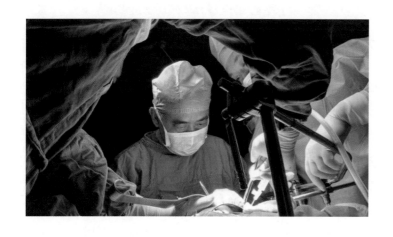

◀ 王捷在手术中

王捷的发奋，源于学科劣势和人才断层。因为中华人民共和国成立后，中山大学孙逸仙纪念医院被定位为小科医院，20世纪90年代，中山大学孙逸仙纪念医院的内科、外科、妇科、儿科四大科都不是重点学科。在学科精细化趋势下，各大医院已经划分了很多专科，而中山大学孙逸仙纪念医院直至1997年才将外科的亚专科分开。

人才问题也同样棘手。由于某些历史原因，普通外科年龄断层现象严重，以区庆嘉教授为代表的老一辈医师比王捷大20岁以上，而其他同事比王捷小5岁以上。在青黄不接的情况下，正值当打之年的王捷当仁不让地成为医院学科建设的中坚力量。

当时，普通外科实力普遍强大的"中山医"系列附属医院一同向教育部申报并获批重点学科。经费批下来后进行内部分配，中山大学孙逸仙纪念医院普通外科却因实力欠佳，对申报成功的贡献有限，最后所得寥寥。这件事对王捷刺激颇大。他意识到，曾经辉煌的普外科必须重整旗鼓。

2000年接任主任后，他认定自己在学科建设中必须做出榜样。"自己带头，别人才愿意和你走。"除了保持一天做三四台手术的工作常态外，他还常常担任"救火队长"。在科室凌护士长的记忆中，"无论夜多深，他只要接到电话，马上就会来"。类似的事情"实在是太多了"。从退休返聘至今，王捷也保持了年均300台以上的手术量，医护人员对此有共识："只要他在，我们就很有安全感。"

在王捷的带领下，中山大学孙逸仙纪念医院普通外科得到了快速发展，肝胆外科腔镜技术及胆道、胰腺疾病外科治疗在华南地区首屈一指，疑难手术技术也达到了华南一流水平。肝胆外科还主持并承担了国家"863计划""973计划"等多项重点研究项目，主持国家自然科学基金、卫生部基金等数十项重点研究项目。

"铁人"称号当之无愧。

二、拓荒"王院长"

外科医生爱自称为"刀客"。面对挑战时，挥刀而战，方显英雄本色。

2002年，中山大学孙逸仙纪念医院南院区刚刚建成并投入使用，受条件限制，发展情况不甚理想，瓶颈也逐步显现。受病区空间限制，普通外科的床位只有100张左右，科研及临床平台紧缺。王捷有"私心"，平台越小，互相产生矛盾的概率就越大。考虑到南院区成长的巨大空间和充足的人才支撑，王捷主动请缨带领外科前往南院区去当"拓荒牛"。"医院给你那么大的一个机遇的时候，你敢不敢去把握？"每当被人问到当初为何要这样冒险时，他总会这样反问。勇者制胜，答案呼之欲出。

然而，建设一个新院区，要从头开始耕耘，困难确实很大。一开始，外科大部分亚专科的教授都不愿意去南院区，只有乳腺肿瘤外科的苏逢锡教授站出来："你给我一个病区，我就过去。"

开弓没有回头箭。王捷不畏惧挑战，带着普通外科的人马全身心投入南院

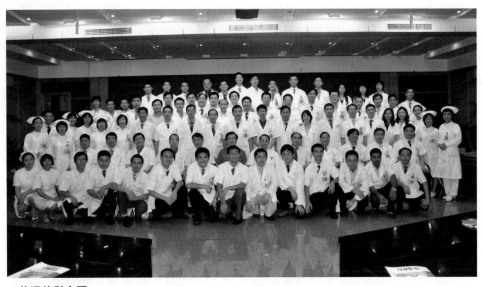

▲ **普通外科合照**

区的诊疗工作。由于床位暴增至200余张，普通外科的发展空间由此大为扩展。经过10个月的时间，王捷就使科室的业务量比原来翻了一番。

王捷的学生肖治宇教授感慨道："这在现在看来无疑是一个前瞻性的决策。"

为了把南院品牌推出去，王捷另辟蹊径打造"院中院"，依托外科优势创立"华南肝胆医院"和"乳腺疾病中心"。这契合了大众"专科医院更专业"的观念，同时也强调了学科的专业性。他们再通过健康讲座、社区义诊等方式"把医院介绍出去，也把我们的医生介绍出去"。品牌意识的强化得到了团队的响应。王捷反复强调团队的功劳，他说："我只是在前面吆喝一下，吹吹哨子而已。"

院区建设并未局限于普通外科。时任南院区管委会主任的王捷强调"一切为了临床一线"，以病人和员工为中心——"服务好员工，才能真正服务好病人"。他在饭堂、值班条件、安保系统上都进行精细保障。医生的责任感也被凸显出来，有没有解释病情、态度到不到位等细小的沟通问题都会通过护士和护工及时反馈到病区。

南院区如今已集中了一批实力强劲的手术外科，同时有内科及其他专科的支撑，着力打造"精准肿瘤诊疗中心"。王捷的期待不止于此。在学生肖治宇眼中，"有雄心抱负的王老师"希望中山大学孙逸仙纪念医院能有更长足的发展——进入国内医院第一方阵，"服务东南亚，甚至国际"。

三、妙手"王教授"

王捷在临床和行政上"双肩挑"离不开技术底气。

肝癌患者圈内的人都知道，王教授是国家级的教授，对肝脏肿瘤、胆道肿瘤、胰腺肿瘤、肝胆管结石等疾病的诊治也有丰富的诊治经验。比如肝癌晚期患者，以往生存期很难超过半年，但在王捷手下延续生命至今的却比比皆是。

有一位胰腺肿瘤病人在省内其他大医院求医无果，慕名向王捷求医。考虑到病人年龄30多岁且预后相对良好，他便接手了。他先后进行胃部分切除和胰头、十二指肠、门静脉全部切除重建，最后，手术顺利完成。同行在行业会议上评价："你这样的手术都做了，还有什么手术不能做？"

还有一位肝癌患者从其他医院转院过来，经过王捷手术后最直观的感受就是"伤口痊愈更快了，很幸运由王捷教授执刀"，为此还专门发了条朋友圈："还是要找好医生，推荐王捷教授。"一位实习医生在跟过王捷的手术后印象深刻，在腹腔镜里打外科结是高难度的手术操作，而他"连'打结'都很帅气"。

肝胆外科主要诊治肝胆胰等方面的疾病，但对完整知识结构的追求使得他对内科等多学科疾病也有自己的独到见解。在肖治宇等弟子看来，"老师是一个不会满足的人，还在不断挑战"。

更精彩的挑战发生在2005年，在王捷的主持下，由刘超、陈涛教授组成的移植团队共同完成了广州市首例活体肝移植手术，同时也创下了当时国内接受活体肝移植手术年龄最小的纪录。

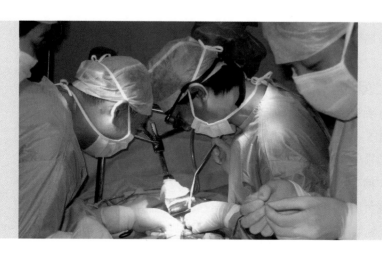

◀ 2005年7月，王捷（左）主刀，多方合作，成功创下当时国内接受活体肝移植手术年龄最小的纪录

肝移植是难度最大的移植手术之一，而亲体移植堪称难上加难。据相关报道，此次肝移植发生在一对母子间，由移植中心、小儿科等7个科室的专家共同参与，仅孩子的手术就进行了6个小时。

面对体重只有6千克的婴儿，手术难度倍增：重新做吻合口以缝合来自大人的肝脏，用4～6倍的放大镜才能看清楚细细的手术线。孩子全身血量不过600毫升，失血量超过100毫升即有生命危险。最终，孩子的出血量仅有让人难以置信的20毫升。

更为精细的步骤是缝合孩子和母亲的血管，母子血管粗细相差近一倍，缝合吻合无疑是"艺术般的操作"。手术的成功填补了广州活体供肝移植手术的空白。

"这是有技术含量的。"王捷至今认为人生总是需要一些挑战，"这样你才觉得你自己活着有意思"。

技术攻坚的性格离不开行医之初的一次经历。王捷曾遇到一位28岁湖南籍的晚期胃癌病人，开腹后发现癌细胞已经转移到淋巴结上，被认定为难以救治而没有继续动手术切除肿瘤。患者在一个月后离世。得知这个消息后，王捷第一反应是后悔当时在手术台上没有果断地尝试手术。从此之后，王捷遇到这种情况，都会坚持到底：为这些患者尽可能地切除癌细胞，加上采用药物进行综合干预，为许多晚期肿瘤病人延长了生命。

四、仁心"王医生"

"医者仁心"说起来容易，做起来难。

医患关系是每一个医师都回避不了的问题，在王捷这里却鲜有冲突。即便在医患关系尖锐的"至暗时刻"，他也选择忍辱负重——他理解患者的心情。

沟通是他极为重视的一环。他把手术看作医生和患者的共同决策，所以要想到如果自己是患者，会怎么考虑。医生有专业知识及判断力，对传递给患者的信息要把握得相对准确，这需要有强大的知识结构跟丰富的经验积累。王捷总结道："这就是不能讲过头话，也不能够讲得不足。"

早在从医之初，他便决心要与患者成为"同一个战壕里的战友"，真正替他们着想。20世纪80年代，曾有一位30多岁的晚期肝癌患者经过区庆嘉教授和王捷的治疗，获得了手术机会，但到了手术室门口，患者却打了退堂鼓，突然抱着大门不肯进去。作为手术第一助手，年轻的王捷耐心地反复解释，终于做通了他的思想工作，让他顺利完成了手术。患者出院以后，王捷又写了许多封

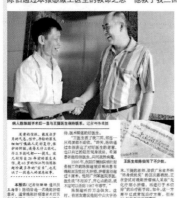

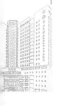

《广州日报》报
道王捷与陈伯的医
患故事

信给他，细致地教他如何护肝调养，防止复发。没想到，28年后，已经年近古稀的患者特意带着当年王捷写给他的信来到医院向王医生致谢。这件事被《广州日报》报道后，传为佳话。

有患者感激他，坚持送他礼物，他委婉拒绝，"只收下你的心意，并祝你身体健康"。实在拒绝不了的，护士们仍然记得，"就先把红包收了，等患者安心做完手术再退给他们"。

他每周三都会坚持查房，对病例乃至病人的住院时间都清清楚楚。肖治宇记得自己读研究生期间，王捷会不定期抽查他们对病人的了解情况："王老师同时负责那么多病人，对病人的检验结果连小数点后两位都记住了，这实在是令人难以置信。"

王捷对病人的负责离不开老师区庆嘉教授的言传身教。读研期间，王捷曾遇到了一位患严重肾癌的病人，手术中出血量1万多毫升，术后生命体征不平稳。区教授在病区守了整整两天多，王捷就在病床旁边，监控补液速度。王捷说："区教授那个时候已经是华南地区那么有名的教授，又是科室主任，他完全可以找借口离开的，但是他没有。"王捷至今依旧感慨。

对于王捷而言，对病人负责，为患者付出都是理所应当的事情。2017年的除夕夜，有位病人病情不稳定，血压突然掉下来，心跳每分钟170多次，只能进行手术干预。正准备去吃年夜饭的他将岳父岳母送到饭店就赶紧跑回医院，做了6个小时的手术，直至深夜病人体征稳定后才回到家。王捷笑道："只要对病人有益，就要干。"

为救治生命不计较得失，只要病人需要就冲锋在前，是这位21岁就加入中国共产党的老党员铭刻在骨血中的信念。在成为医生之前，他曾经是一名普通的工人。1974年中学毕业后，他在工厂勤勤恳恳地工作了3年，最终通过高考重新获得学习的机会。

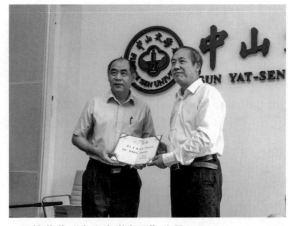

▲ 王捷荣获"中山大学名医"称号

学医并不是王捷的首选。学生时代擅长理科的他曾拿过广东省内数学竞赛一等奖，高考物理的分数是88分（满分100分）。但当命运将他推入学医的轨道上，他几乎是立刻决定要努力学习，做一名能让病人放心地托付生命的医生。

"做人有一点很重要，那就是认准了就该往下走，左顾右盼的话，人就会很犹豫，像熊瞎子。"王捷坦言，走上从医的路，他从未后悔，"踏进这个门，我就认准了要走下去"。

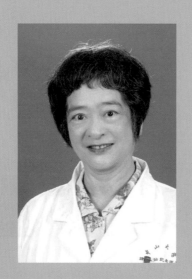

伍卫

褪尽铅华，谦逊前行

伍卫（1957—　），女，医学博士，二级教授、主任医师、博士生导师。1982年12月从中山医科大学（今中山大学中山医学院）临床医学专业本科毕业后留在中山大学孙逸仙纪念医院内科、心血管内科从事临床医疗、教学与科研工作，临床经验丰富，心血管病临床综合分析与诊治能力强。曾任中山大学孙逸仙纪念医院心血管内科主任、心血管医学部主任、大内科主任、内科学/诊断学教研室主任，中山大学附属第五医院院长。曾任中华医学会内科学分会委员、广东省医学会内科学分会主任委员、广东省医学会心血管病学分会副主任委员、广东省医师协会心血管内科医师分会副主任委员、广东省医学会心脏起搏与电生理学分会常委、广东省医学会理事会常务理事。2002年入选广东省高等学校"千百十工程"省级培养对象。2014年获评首届"中山大学名医"，同年获得第九届中国医师奖。

留着齐耳短发的伍卫微微弯着腰，聚精会神地看着桌上的资料，时不时和旁边的学生讨论几句。偶一侧头，她看见了站在不远处的笔者，和善地笑笑，带着些歉意说道："稍等，我同学生说完就来。"

从中山大学孙逸仙纪念医院心血管内科主任到大内科主任，再到中山大学附属第五医院院长，一路走来，她始终如此，谦逊前行。

一、"幸运"的成长路

伍卫走上医路，自称"非常幸运"。她出生于广州的一个医生家庭，父亲是中山医学院附属第一医院（今中山大学附属第一医院）神经科医生，用爱呵护她的成长，让儿时的她基本没吃过什么苦。然而，中学时"学农"及后来作为知青参加"上山下乡"运动，却让"十指不沾阳春水"的她的生活发生了翻天覆地的变化。

"那个时候'学工学农'，就是跟工人农民一起劳动，去农村的情况比较多。后来中学毕业了，我成了下乡知青，更是要扎根农村了。"一直生活在城里的她，在农村的中学分校第一次见识到了"大通铺"——许多女生挤在一起，房屋漏风，只有一盏挂在屋梁上的昏暗小灯，灰扑扑、脏兮兮。学生们白天在自建的土屋里上课学习，业余时间还要做农活：中耕、割水稻、种树、种菜、养猪。下乡当知青后，伍卫还要插秧、晒谷、种甘蔗、种花生、种红薯、挖鱼塘、挑泥巴、筑堤坝。那段日子虽然辛苦，却让她懂得了坚毅。

虽然身在乡村，但伍卫却始终怀揣着学医救人的梦。恢复高考的第一年，她果断参加考试，报考的院校"全都是广东省内的医学类学校"。加上家学深厚，她自信满满地参加考试，翘首企足地等待进入大学系统地学习医科知识。然而，命运却和她开了个玩笑。眼看着距离新生报到的日期越来越近，其他的准大学生都陆续收到了录取通知书，本来信心十足的伍卫却没有接到任何消息。直到新生入学报到截止日期的两天前，伍卫才接受了自己高考落榜这个"事实"。

"当时真的觉得，天都塌了。由于我是下乡知青，那时候我的户口已经从城市落户到农村了，那次高考是我唯一一次改变命运的机会。我怎么也不相信我居然会失败。但是那时候就是没有收到录取通知书，我就想着，算了吧。我就灰心丧气地回去继续务农了。"

不过终究是有惊无险。原来，属于伍卫的那封录取通知书漏发了，幸好及时被人发现，又赶忙来通知了她，伍卫才顺利回到广州，进入中山医学院开始了学医生涯。

本科毕业时，她以每门平均90多分的优异成绩留校，并进入了附属二院（今中山大学孙逸仙纪念医院）内科工作。在选择专科时，伍卫却犯了难。她原本想像父亲一样到神经科工作，但在广东省人民医院实习的经历却让她发现，自己最钟爱的是心血管科。

"治疗心血管病最富于挑战性，往往需要自己在很短的时间内做出合适的处理抉择与行动，因此时时伴随着争分夺秒与高风险。直到现在，我仍然非常热爱这个专业。"后来，她考取中山医科大学内科学心血管病专业硕士研究生。当年中山医科大学的内科学（心血管病）方向还没有博士生导师，但是她后来的博士生导师严棠教授鼓励她，"没有'博导'，那就自己创造一个'博导'"。正是这句话，激励了她继续前行。她挂靠在内科学严棠教授门下，在心血管内科梅伯英和张旭明教授的指导下进行了硕博连读。在心血管内科教授们（还有朱纯石、谷小鸣教授等）的指导下，她从事着内科学心血管病学领域的临床学习和教学、科研工作。后来，张旭明教授等成了原中山医科大学首批内科学（心血管病）专业的博士生导师。这让她真真切切看到了希望，充满了干劲。

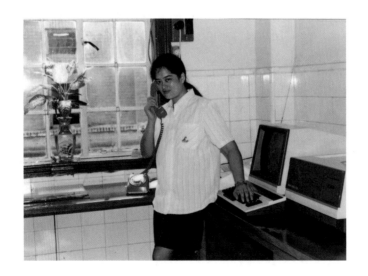

◀ 年轻时的伍卫

自身的勤奋努力，加上老师们的指导和帮助，令伍卫很快地成长起来。1997年，伍卫被破格晋升为教授、主任医师。2000年，她成为博士生导师。2002年，她入选广东省高等学校"千百十工程"省级培养对象。在繁忙的日常工作之余，她还兼任了中华医学会内科学分会委员、广东省医学会常务理事、广东省医学会内科学分会主任委员、广东省医学会心血管病学分会副主任委员、广东省医师协会心血管内科医师分会副主任委员、广东省医学会心脏起搏与电生理学分会常委等职位。

二、年轻就要"闯"

本科毕业留校后的伍卫在医院面临了更大的挑战。由于当时特殊的社会环境，医学队伍在年龄段上出现了断层。

"我们与导师那一辈年纪整整差了20年，我们只有每天拼命地学，拼命地赶。"回想起当初的经历，伍卫很是感慨。她的父亲叮嘱她，医学本科毕业后的前5年非常重要，要在临床上摸爬滚打，每天要在病人床边寻找诊治疾病的临床线索。

"纸上得来终觉浅，医学除了理论，更大的部分是经验。"对这一点伍卫深有体会。刚毕业的她被分配去急诊科轮科学习，老师们都是当年的"工农兵学员"，跟着他们，伍卫走出了临床实践的第一步。"他们很有自信，因为临床医学毕竟还是与临床实践、经验积累紧密相关的。"从老师们的身上，她学到了丰富的临床实践经验与医疗技术，包括怎样对待患者、怎样与患者沟通、怎样让患者感到满意，这些都是非常珍贵的体验。

"医生的人格魅力在于爱心、细心、耐心、严谨、认真、负责。"伍卫说："这些都没办法从课堂上习得，我们唯有从前辈们的身上以及临床经历中慢慢磨砺自己，让自己成为更加优秀的医生。"

当年的胸心外科主任黄洪铮教授说，学心脏内科的医生应该有点心脏外科的知识。伍卫将这句话牢记于心，每天中午只要外科有心脏手术，她都要跑去看。一开始，手术室与胸心外科的人不让进。后来，在一次胸科会诊中，伍卫直接"将"了黄主任一"军"："主任，当初不是您说的，我们学心脏内科的，应该多多观摩心脏外科的手术吗？"这初生牛犊不怕虎的劲头，让黄主任一愣神，反应过来后笑着答应了下来。从那以后，伍卫就成了胸心外科手术室的常客。

为了提高自己的医疗技术，在读博士研究生期间，伍卫专门去胸心外科轮科学习了半年，甚至作为助手上台参与了不少心脏、肺、纵隔及食道的手术，还经常作为助手配合抢救，看到了许多手术中会出现的紧急危险状况。有了这段经历，伍卫的医疗技术更加坚固扎实了。

三、何为名医？

从1996年担任心血管内科副主任起，伍卫的职业之路稳步前进。她在2005年临危受命，成为中山大学附属第五医院的院长。2014年，她还获得了第九届

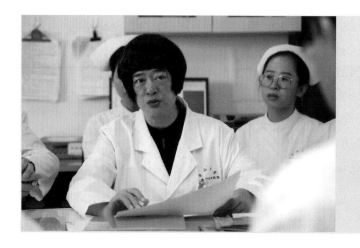

▸伍卫在中山大学孙逸仙纪念医院工作

中国医师奖。

对于荣誉加身，她却有严肃的思考。"我认为，'名医'的'名'，与利益无关，也不单纯以看病的数量为标准。"她认为，医生要服务社会，而将追逐个人功名利禄放在首位不应该是学医者的初心。

一个好医生最基本的是医疗技术、教学和科研能力都要过硬，不但要谦逊、勤勉，还要懂得复盘，厚积薄发。除此之外，医德更是医生所必须具备的专业素质。悬壶济世是医德，神农尝草也是医德。在现代医院体系下，医德的重要性也愈发凸显。而伍卫对医德的理解比起一般人又更深几分。在她看来，有足够的能力为病人做出最好且最合适的治疗方案，这是医德最重要的体现。"有些病人家里经济条件比较困难，如果用最昂贵的治疗方案，那么直接的结果就是一家人倾家荡产；相反，如果我们能够为病人设计更合理、更经济的治疗方案，而不使治疗效果大打折扣，那这样的治疗结果对于病人一家来说是更好的。"伍卫教授如是说。从病人的角度出发，为病人考虑周全，尊重病人的意愿和选择，以医学科学为基础，制订出最适宜的治疗方案，这是她一贯的行医原则。

除此之外，"医、教、研"也是非常重要的一个评判标准。中山大学孙逸仙纪念医院作为一所大学附属医院，教学和科研始终是工作的重要组成部分。对于带学生，伍卫对自己有这样的要求："老师带学生，不一定看重学生现在怎么样，而是在乎他们10年、20年之后的真正的成长。"

在伍卫看来，名医还应该具备一种能力——领导力。她认为，领导力不仅仅是身居高位的人所必需的，一间医院、一个部门，甚至一个科室、一个病区、一个团队，都应具备一定的领导力。能够用自己的理念来影响别人，使整个单位或团队运转得更好，这是对"名医"的更高要求。

医学理念也是伍卫对"名医"的一个独特观察角度。在她看来，一位卓越的医生一定要有自己的理念。在医学态度、团队协作、科研事业、带教带学上，都需要以理念来支撑前进。伍卫说过，一名优秀的医生会牢记自己的责任、荣誉和使命，追求最出色的医疗技术与服务，追求卓越。医学理念在某种意义上是精神，是品格，也是信念，虽然抽象，但却实实在在地化作力量，推动着她不断前进。

四、人生的多种可能性

从心血管内科副主任、主任以及大内科主任，到2003年当选为广东省政协委员和全国三八红旗手，立下广东省抗击"非典"一等功，再到2005年临危受命，成为中山大学附属第五医院院长，伍卫在自己的人生路上不断探索着。伍卫当年曾经亲历抗击"非典"，那段直面死亡威胁的特别经历又一次锻炼了她。"'非典'对于我人生最大的启迪是，面对艰难险恶，我们不选择死亡！"可能就是这一理念支撑着她前往地处珠海的中山大学附属第五医院工作。中山大学附属第五医院是一所新重组的三级综合性医院，重组初期存在很多困难，尤其是面临人事和经济的双重困境。对于她来说，在中山大学附属第五医院的10年经历既是她医学路上的一段回忆，也是她别样经历的开端。

作为一家重组医院的"空降兵"，伍卫上任初期忙得焦头烂额，除却自己医生的本职工作，还有教研，以及最令人头痛的院长职务。就在那时，一个萍水相逢的人给了她很大的启发。

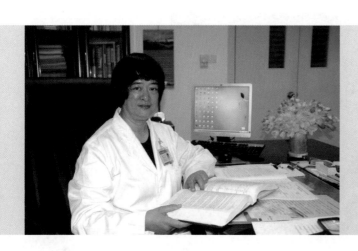

伍卫在中山大学附属第五医院工作

"有一次下班之后，我还在办公室里工作，有个年轻人突然跑进来，看了看我的桌面上那一堆文件、信件，对我说：'院长，你这样子不行的，我给你一本书读一下吧。'然后他放下书就走了。我一看，是《医院管理学》。"伍卫回忆道。

虽然那只是一本基础的本科专业教科书，但却实实在在地为伍卫打开了一条新的道路。那时她突然明白，原来管理也是需要学习的。后来，她也走上了兼学管理之路。作为医学资优生的她，面对从未涉及的领域不禁傻了眼——自己都已经是医学博士和博士生导师了，现在却还要从零学起、做起。

不过一向乐于接受挑战的伍卫很快便调整了心态。"我就跟自己说，没关系的，一点一点来就好。一天看几页书，看上许多天，我也就能看很多内容了。"正是这样的日积月累、水滴石穿，在之后的8年，经过工作实践、学习、观察、读书与思考，伍卫将理论与自身实践密切结合，研究关于中山大学附属第五医院的发展战略和组织文化，先后获得高级管理人员工商管理硕士（EMBA）学位和管理学博士学位，成了医学与管理学双博士。她说："医学与管理学理论、思想相互碰撞所产生的火花和智慧使我的思维更加活跃，我的视野被拓宽了，能力也得到了提升。从实践到理论，从理论到实践，我享受了超越自我的收获。"

后来，尽管伍卫依然忙碌，但忙碌已慢慢地转化为成果。渐渐地，中山大学附属第五医院终于走出困境，走上正轨，走上发展之路。伍卫说，她特别享受这种"润物细无声"的过程和感觉，更深刻体会与理解组织文化潜移默化的作用。她说，她喜欢一句著名诗句："待到山花烂漫时，她在丛中笑。"

对当今的年轻医生，伍卫寄予厚望："建设与发展一个学科／医院，仅仅

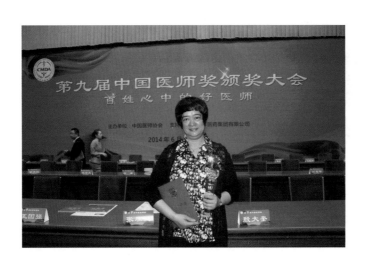

◀ 伍卫荣获第九届中国医师奖

赋予它资金、物质、人力、技术、环境、头衔等是远远不足够的，还需要赋予它优秀的灵魂和思想。组织文化（尤其是价值观）就是这一灵魂和思想的主要内容。它像纽带，将整个学科／医院的人维系并团结在一起，共同创造学科／医院的未来。而这一灵魂和思想的赋予者往往就是这个学科／医院的关键领导者。因此，不同层次的医生需要不同阶段的学习，还要兼学别样。我希望更多的年轻医生能够更早意识到自己肩负的责任与使命，将来不仅仅自己要当一名好医生，还有可能要承担建设和发展学科／医院的重任，承担专家与学科／医院管理者或领导者这样的双重角色，带领更多的人成为好医生。所以，不能满足于现有的医学知识，还要继续努力学习，将自己培养成为具备学习力、思想力、行动力的复合型人才。不同学科的基本理论与知识可以反哺医学实践，拓展我们的视野，提高我们的层次，提升我们的综合能力。多元化思维交织在一起，突破单纯医学思维模式的局限，将更好地全面提升我们分析和解决问题的能力，使我们更容易适应当今医学发展的模式，更容易适应当今社会的快速发展。更好更快的学习能力本身就是可持续的竞争优势，现在的年轻人应该牢牢抓住机遇，不断充实与提高自己。"

她说，在当今高速运转、变化与前进的时代，每个人都该开发自己的潜能，身为医生更不能故步自封。在医生这条路上，伍卫走了很久，看到很远；经历过困境，收获过荣誉。然而，伍卫轻轻摇头，说："我还远远不够。"她平静的面庞上依然充满了对未来医学之路的向往。

褪去荣光，回归本源；不耽于过去，始终谦逊前行——这大约就是伍卫的医学之道了。

陈伟良

方寸之间，尽显匠心

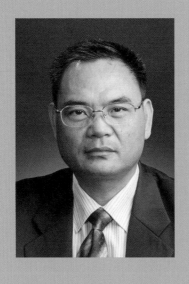

陈伟良（1957—　），男。口腔颌面外科二级教授，一级主任医师，"中山大学名医"，美国加利福尼亚大学洛杉矶分校（UCLA）客座教授，国家临床重点专科（口腔颌面外科）学科带头人，中山大学颅颌面外科中心主任。广东省医学会颌面-头颈外科学分会首任主任委员、广东省颅颌面畸形颅面外科矫治技术专家组组长、教育部学位与研究生教育评估专家、国家自然科学基金项目评审专家、国际口腔颌面外科协会会员、国际口腔癌协会会员。

对口腔颅颌面-头颈部良性和恶性肿瘤在分子水平方面有深入的研究。对良恶性肿瘤手术治疗，软硬组织缺损修复和中晚期口腔癌化学治疗，基因靶向治疗和免疫治疗等综合治疗，以及口腔颌面部先天（唇腭裂和颌骨畸形）、后天畸形（外伤疤痕和缺损）整复有较深造诣。

从早上8点到晚上8点，一天5台手术连轴转；遇到棘手的大手术，他必定亲自挂帅上阵；即便已经66岁，手术量依旧在科室中排名前列。"我早已习惯了这种忙碌，因为我是打从心底热爱这份工作的。"陈伟良总是笑着回应别人的惊讶。

作为"中山大学名医"、国家临床重点专科（口腔颌面

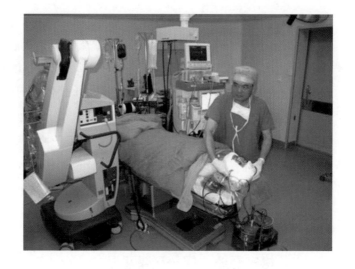

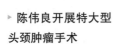

▶ 陈伟良开展特大型
头颈肿瘤手术

外科）学科带头人、中山大学颅颌面外科中心主任，陈伟良始终怀揣一颗治病救人的赤子之心，把患者利益放在第一位，把提高技术作为自己的不懈追求，带领团队开拓创新、不断突破，为我国口腔颌面外科事业做出了重要贡献。

一、赤胆红心，赤脚医生是他的医学起点

古有明训：上医治国，中医治人，下医治病。生而为医，必须先有一份胸怀天下的仁心，再者应有解除病痛、悬壶济世的仁术。

陈伟良出生在广东惠州的一个普通工人家庭，17岁高中毕业后，他响应国家"知识青年到农村去锻炼"的号召，踏上知识青年上山下乡之路，来到博罗县的一个知识青年农场务农。在医疗条件落后的农场，他目睹很多患病的村民因缺医少药，得不到及时诊治而伤病缠身，导致残疾乃至死亡的悲剧。于是，他立志做一名救死扶伤的医生。得知陈伟良有强烈的从医愿望，县知青办决定推选他到当时的中山医学院博罗石坳分院进行短期培训。"中山医学院的教授来给我们讲课，初涉人体的奥秘、疾病规律、诊治技能，医学的高深让我眼界大开，感到振奋。"陈伟良回忆道。那段时间，陈伟良一边种地、耙田，干各种农活，一边在农场不分昼夜地为乡亲们看病治病。农场周边村庄的老人、小孩都曾找陈伟良看过病，大家都亲切地称他为"陈医生"。陈伟良就这样走上了从医的道路，而且一走就是40年。

1978年国家恢复高考，陈伟良以在博罗县名列前茅的高考成绩考入了梦寐以求的中山医学院（今中山大学中山医学院）口腔医学系。那时，社会上对口

腔医学存在很大误解，以为口腔科大夫就只干简单的拔牙工作，不需要浪费时间读那么多年书。陈伟良没有急于争辩，而是暗下决心要用行动来证明一切。

在校园里，他尊师重道，勤奋学习，每天5点半就起床，6点吃过早餐就钻到树林里去背单词、背公式、背解剖结构。陈伟良回忆说，在校时他不特别看重考试成绩，觉得只要是有用的知识就都要学、都要掌握。他非常重视本科的见习与实习，练就了扎实的基本功，成为善于独立思考、动手能力强的"准医生"。临近毕业，当时多家大医院的院长见陈伟良务实上进、临床能力强，纷纷想选留他，但他毅然选择了中山医学院附属第二医院（今中山大学孙逸仙纪念医院）作为行医生涯的起点。

二、恪守医道，择一科精勤从之

1983年7月，怀着为医疗事业做贡献的满腔热忱，陈伟良来到我院口腔科。在医院的头两年，他读遍了图书馆的中英文专业专著，并做了大量的笔记。当住院医师时，每天在医疗一线摸爬滚打，他从不觉得累，每天都像"打了鸡血"一样精神饱满。门诊最简单的拔牙，他一天能完成30多例，科室里的同事都对他赞不绝口。

没多久，陈伟良就遇到了给他以终生警示的一个病例。一个隆冬的深夜，正在值夜班的陈伟良接到了出急诊的求助电话。他急匆匆地赶到病人家里，看到患者时着实吃了一惊：患者的嘴唇、颈部严重溃烂、血流不止，下颌骨暴露在外，而病人异常消瘦，病情非常危急。患者的丈夫绝望地说，妻子患了唇癌，癌细胞已转移至淋巴结，放疗、化疗都没有效果，已经没救了，只想请求陈医生帮她包扎伤口止血，不必再去医院了。陈伟良详细了解了病情，发现病人没有做病理检查，可能是自身免疫性疾病——红斑狼疮被误诊误治的结果。他还发现溃烂区呈蜂窝样，存在大量"硫黄颗粒"。于是，他迅速提取了病人的"硫黄颗粒"回医院去化验。经化验比对，证实患者患的果然并非癌症，而是感染了革兰氏染色阳性菌分枝杆菌，也就是俗称的放线菌病。"病人有救了！"一拿到结果，陈伟良就兴奋地返回病人家中，家属却悲痛地告知他患者已经去世了。

这个病例是陈伟良当医生以来第一次遇到的死亡病例，给他的内心带来了极大震动。他深刻地认识到，医生的责任心和医疗水平是非常重要的。从此，陈伟良对每一个病例都严格遵循诊疗规范，力求做出最正确的诊断，防范误诊、误治和避免过度治疗。

也是从那个时候起，陈伟良开始每天带照相机上班、上手术台，随时拍摄记录病人的病情、手术的每一个步骤，然后将照片整理归类，进行分析思考。这样既可以帮他全面了解病人的病情发展变化，同时也可以找出差距、总结经验，作为自己改进技术的依据。

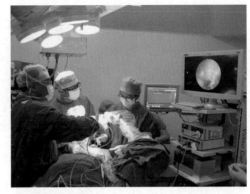
▲ 陈伟良在手术中

从医几十年来，经手上万台手术，陈伟良始终坚信世上没有手术是完美无瑕的，都有值得提升的空间。陈伟良说："大手术有风险，小手术有细节，而这些细节往往也是决定手术成败的关键所在。"陈伟良就是这样经过一次次的总结、反思，从"初生牛犊"到"识途老马"，最终做到应对疑难复杂手术得心应手。

三、勇于担当，为病人解除沉疴

颌面部是人体的高危区域，方寸之间的治疗涉及复杂的肿瘤手术、口腔颌面大型组织缺损修复。找陈伟良的患者大部分患有口腔、头颈恶性肿瘤，有的因病情复杂，在别的地方被拒绝手术，有的是手术做了一半进行不下去，被迫转诊到这里，也有的是在别的地方手术没做好，来找陈伟良"返修"，希望争取到一线生机。

面对疑难病例，陈伟良从不退缩。2022年5月，有一位患有左侧腮腺区鳞癌的陈大姐慕名找到陈伟良。在此之前，她已被折磨得面目全非，大半张脸已经溃烂，深面骨组织暴露，3年间奔波于北京、上海等地几十家大医院，均求医无果，最后抱着一线希望来到广州。明知这是个棘手的病例——病人全身状况极差、手术风险极高、修复难度极大，但陈伟良还是毅然接下这个病人。他说："我不救她的话，她还能怎么办？"

手术中，陈伟良带领团队小心翼翼地把颈总动脉从巨大的肿瘤及瘢痕组织中剥离，然后精准将肿物及坏死骨"一窝端"，再采用他独创的背部巨大下斜方肌皮瓣为陈大姐成功"补脸"。术后的陈大姐精神面貌焕然一新。她闪着激动的泪花感谢陈伟良团队给了她一个有尊严地活下去的机会。

口腔颌面头颈肿瘤防治、口腔颌面缺损整复以及血管瘤和脉管疾病等都是

精诚大医
JINGCHENG DAYI

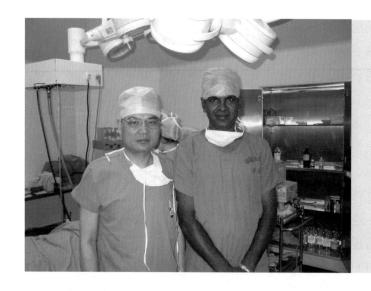

陈伟良（左）与学生

发病率较高的重大疾病，目前我国对这类疾病的治疗手段还是以手术为主，往往忽略了修复。在历经上千台手术的锤炼后，陈伟良依据面动脉系统及颈横动脉系统开创了多个实用性组织瓣，为解决头颈部肿瘤缺损的修复提供了简单有效的方法。他还对复发波及颅底或颈动脉头颈恶性肿瘤的挽救性手术治疗以及术后巨大缺损的修复开展了开创性的临床研究，确保取得理想的疗效，达到延长患者生命、提高其生活质量的目的。

"作为国家临床重点专科的一员，我们有能力更有责任去救治危重患者，哪怕只有一丝机会，我们都要全力以赴。敢于承担风险、勇于创新是每一位医生的必备条件，也是对身上白大褂的最高敬意！"陈伟良说。

"担当有为"是陈伟良给同事、学生的最深印象。其团队核心成员周斌博士说："无论多么复杂的病例，陈教授只要接手了，就会负责到底，并给出一个令人满意的答案。这份执着源于他有高超的技术、丰富的临床经验，以及过硬的心理素质。他还经常教导我们年轻人：医德不是单单指对病人的态度好，更要求能够为患者解决病痛和问题，这才是最大的医德！"

著名口腔医学专家、上海交通大学张志愿院士也对陈伟良教授予以高度评价："医师要做到真、善、美：真是指讲严谨、踏实的科学态度和作风；善是善待患者，有良知、诚信、仁心；美是完美。陈伟良教授是这样的典范，也是中国特色口腔颌面外科可持续性发展的希望。"

技术卓越，远近闻名，陈伟良医治的患者不计其数，他也收到过很多的锦旗和感谢信。对此他谦逊地表示："一个人的成才不是完全靠自己就行，离不开老一辈专家的'传、帮、带'。口腔科的老教授们把我当成自己的孩子一样培养与爱惜，让我觉得自己很幸运。"老一辈专家们的爱岗敬业、精益求精，对业务的孜孜以求，以及高尚的医德医风，都为陈伟良树立了榜样，激励着他不断攀登医学高峰。过去他与老教授们结下的深厚师生感情，如今也在他和学生身上延续。"我衷心希望，我的学生能够青出于蓝而胜于蓝。"

四、传承创新，铸就重点专科品牌

我院口腔科成立于20世纪50年代初，经数代口腔医学专家的不懈努力，已经成为华南地区实力最强的口腔医学临床、教学和科研基地。口腔科设有口腔颌面外科、牙体牙髓、牙周病、口腔黏膜病、儿童口腔、口腔修复、口腔正畸、口腔种植等亚专科，年门诊、急诊量超过10万人次，年住院病人4000多人次，医疗业务量居全省综合医院口腔科之首，医疗水平处于华南地区领先地位。

1997年，年仅40岁的陈伟良担任这个王牌科室的主任，他也是院内所有临床科室中最年轻的科主任。在其位，谋其职。作为担任行政职务的医生，做好临床工作是最基本的前提，对科研、教学、管理、对外交流等事务也要兼顾。陈伟良非常注重教学，始终追求把好的技术上升到理论的高度，并将之传授给后辈。

当时，外伤、肿瘤、先天畸形造成的口腔颌面部组织缺损让患者在饱受咀嚼、言语等功能障碍的同时，也面临着外形不美观的身心创伤，而游离皮瓣手术可以为患者很好地重建口腔颌面部的大型缺损。这项技术最早在20世纪90年代末从国外被引进到上海第九人民医院（今上海交通大学医学院附属第九医院）。得知消息后，陈伟良马上派出科室骨干赴上海学习，我院由此成为广东第一家开展游离皮瓣技术的机构。如今，口腔颌面外科每年口腔癌游离皮瓣的手术量高居全国第二位，获得同行的广泛认可。

"陈伟良教授是一位很有担当的科主任，他带领科室开创了很多高难度的技术，吸引全国各地的患者源源不断来就诊；同时，他也是一个好伯乐，非常愿意提携年轻人，很多年轻人都成长为科室医学、教学、研究工作的业务骨干，可以独立完成各类颌面部手术。"与之共事20多年的口腔科教研室主任王建广教授说。

陈伟良把这种技术的传承作为一种社会责任，希望让更多的人受益，认为这有利于行业交流，从而能推动颌面外科技术的进步与发展。自从2005年以来，他平均每年在国际有影响力的期刊上发表10篇左右的论文，并在国际上获得了较高赞誉。2012年，口腔颌面外科被评为"国家临床重点专科"，成为全国首批重点专科之一，轰动全校。此后，口腔颌面外科还被遴选为国家口腔颌面外科专科医师规范化培训基地。

从医40年，陈伟良坦言，现在最大的愿望就是有更多杏林学子有志于口腔颌面外科专业，让逸仙口腔颌面外科更好地发展下去，造福更多的患者。陈伟良笑道："我退休之后也会继续坚守在岗位上，只要医院有需要、病人有需要，我就会一直干下去，直到干不动为止。"

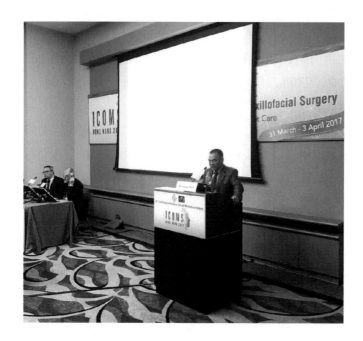

◀ 陈伟良在国际学术
会议上做报告

宋尔卫

筑学者梦，守医者心，怀家国情

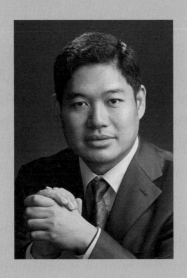

宋尔卫（1970—　），生于广州，中国科学院院士、第十三届及第十四届全国人大代表、九三学社广东省副主任委员、中山大学孙逸仙纪念医院院长、中山大学医学部主任。现任杂志 *Science China Life Sciences* 副主编、中国临床肿瘤学会（CSCO）乳腺癌专家委员会主任委员、中国医师协会外科医师分会第三届委员会副会长等。

长期从事乳腺癌等恶性肿瘤的诊疗和研究，率先提出乳腺癌保乳保腋窝新技术，并结合临床进行应用基础和转化研究，在肿瘤微环境和免疫治疗研究领域取得了系列原创性学术成果，提出肿瘤生态学说。研究成果共计发表SCI论文164篇，包括作为通讯作者在 *Nature*（2篇）、*Cell*（3篇）、*Cancer Cell*（3篇）、*Nat Immunol*（2篇）、*Nat Cell Biol*、*Nat Cancer*、*STM*等发表的多篇论著，Google H-index 75，被引用逾14000次，单篇最高被引用逾1500次。研究成果被杂志 *Science* 评为2003年度全球十大科技进展，两次入选全国高校十大科技进展，并以第一完成人获国家自然科学二等奖。获得全国五一劳动奖章、全国创新争先奖、广东省科学技术突出贡献奖、世界科学院医学科学奖、何梁何利科学与技术创新奖、谈家桢生命科学成就奖、国家教学成果奖二等奖等。

从临床医生到医学科学家，宋尔卫是中国科学院院士也是医院的"掌舵人"，他的履历表上写满了让人赞叹的记录。他心怀患者，从临床出发开展基础研究和转化研究，在肿瘤微环境和免疫治疗领域取得一系列原创学术成果，并创造性地提出"肿瘤生态学说"，引领了世界肿瘤医学发展的新潮流。

在这位"中山医制造"的专家身上，淋漓尽致地展现了博爱、崇德、求精、奋进的"逸仙精神"。他与同事们经过不懈努力，为中国第一所西医医院在21世纪写下新的传奇，也激励着更多年轻学子投身医学，探索科学，造福人类。

一、求学路上，涵养家国情怀与科学精神

对他影响最大的，当属父亲宋兆鸿。宋兆鸿1928年出生于香港，在战乱中成长而身怀报国之志。宋兆鸿在民族存亡之际立志报效国家，以全省第二名的成绩考取当时的中国海军军官学校。新中国成立后，他辞掉在香港的英国轮船公司的高薪工作，告别母亲和兄弟姐妹，应聘到广州的海军学校担任英语教员，并以出色的表现被评为广州市的模范教师、标兵教师。父亲的经历以及日常的教诲，塑造了宋尔卫的人生信念，孕育了他深沉的爱国情怀。

宋兆鸿教年幼的宋尔卫养成了良好的学习习惯，他的教学方法从不满足于课本。针对单词，他分门别类地教，"滚雪球"式增加词汇量；针对语法，他总结了一套规律，化繁为简；针对口语，他让宋尔卫跟着海外英文教学磁带读，还在日常生活场景中强化训练。他总是鼓励宋尔卫扩展知识面、张扬个性，让他树立信心。父亲的科学启蒙教育和乐观豁达的人生态度，对宋尔卫日后的学习、科研都颇有启发。

小学时，宋尔卫虽然并非尖子生，但老师选其参加广州市小学生智力竞赛，他获得全市第一名的成绩；初中时，老师尊重他的兴趣，把他选为晨曦文学社的理事；高中的语文老师善于启发思维，培养了他良好的文学欣赏能力；高中的理科老师在课堂上讲大科学家玻尔实事求是自我否定的故事，介绍国际顶级期刊《自然》，让他体会到什么是科学家的精神和胸襟。老师们鼓励他跳出条条框框，拥抱一切可能，引导他对问题刨根问底，而并非只满足于提高分数，科学精神的种子就此早早地在宋尔卫心中埋下。

凭借优异的高考成绩，宋尔卫考上了中山医科大学全英班。中山医"医病医身医心，救人救国救世"的大医济世精神也成为宋尔卫始终不渝的价值追求。

二、海外学成，毅然归来报效祖国

1995年，从中山医科大学临床医学七年制毕业后，宋尔卫成为孙逸仙纪念医院的一名普外科医生，专攻肿瘤方向。1999—2001年和2002—2004年期间，他先后在德国埃森大学医学院和美国哈佛大学CBR生物技术研究所进行博士后研究工作，主攻移植免疫与病毒免疫的研究。

宋尔卫在德国埃森大学进行博士后研究期间发表的数十篇论文引起了美国哈佛大学Judy Lieberman教授的注意。2002年，宋尔卫到哈佛大学血液研究中心开展博士后研究工作。从此，他踏上了世界上最热门的课题之一——"RNA干扰的临床应用研究"的主攻之旅。宋尔卫加入课题组后，首次成功地将RNA基因干扰技术应用于保护小鼠爆发性肝炎的模型。

2003年3月，宋尔卫以第一作者身份在杂志*Nature Medicine*上发表论文。这使各国科学家看到了该技术应用于人类疾病的曙光，也因此被杂志*Science*评为2003年度全球十大科技突破之四，选为代表性研究成果。

2004年，已经晋升为哈佛大学讲师的宋尔卫屡次受到导师Judy Lieberman留校任教的挽留。这对许多科研人员来说是梦寐以求的好机会。然而，宋尔卫始终没有忘记在国内初为外科医生时遇到过的癌症病人，他们饱受病痛折磨，难有机会接受更先进的治疗方式。

"在美国的前景再好，那也不是自己最熟悉的生长地，我想回到我最熟悉的地方施展拳脚。"宋尔卫坚信在国内能获得更多的机会、更好的平台，能同时兼顾临床医生和科研工作者双重身份，做自己热爱的事业。更重要的是，宋尔卫希望尽快用自己的学识和技术报效祖国，为自己的同胞服务。因此，他毅

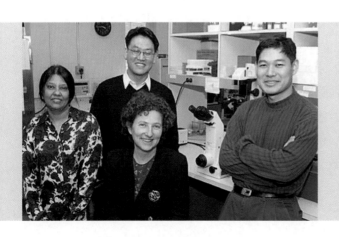

◂ 2003年2月，宋尔卫（右一）在*Nature Medicine*上发表论文，接受哈佛大学校报采访。此照片登载在哈佛大学校报*Focus*上

然选择了回国，全职回到中山大学孙逸仙纪念医院工作。时任中山大学校长黄达人教授把宋尔卫从讲师破格提为正高级研究员，帮助他建立实验室和团队。

三、攻临床难题，开乳腺病诊疗技术先河

在开展科学工作的同时，宋尔卫不忘自己作为一名乳腺外科医生的身份，他始终坚持在临床一线救治患者。

世纪之交，中国乳腺癌治疗技术还没有追赶上世界医学发展的脚步。国内大多采用全切乳房的传统根治术进行治疗，虽保全了患者的生命，但也对女性的心理造成重创。术后患者

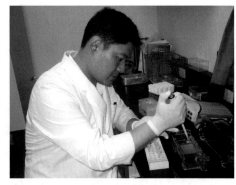

▲ 宋尔卫在做实验

常因身体上的不完美产生自卑、焦虑的心理压力，影响患者后续的生存质量。

当时还是一名年轻外科医生的宋尔卫积极开展研究，成为国内最早开展乳腺癌患者术前新辅助化疗（1995年开始）以及保乳手术治疗（1997年开始）的医生之一。他所提出的"改良腔周边缘活检法"与"改良整形保乳术"显著提高了乳腺癌患者的保乳成功率，并大大降低保乳手术的再手术率。经他领衔团队施行保乳治疗的乳腺癌患者10年肿瘤特异生存率为91%，达到欧美顶尖乳腺肿瘤中心水平。

此外，他还带领团队引进国际最先进的器官分科概念，建立了融诊断、内外科治疗及科学研究于一体的现代化诊断与治疗新模式，为乳腺病患者提供优质的一站式服务，并推动了多学科的交叉融合发展，牵头建立国内首家公立乳腺病专科医院——逸仙乳腺肿瘤医院，这是国内多学科团队配置最完整的乳腺肿瘤诊疗综合体。

结合临床工作的经验，宋尔卫参与了国内多部乳腺癌诊治指南的编写，主编了人民卫生出版社的《乳腺癌保乳治疗》、Springer出版的《长短RNA肿瘤生物学》《乳腺癌转化研究：生物标志物诊断、靶向治疗以及精准医疗策略》等多本中英文保乳治疗论著，牵头编写了《早期乳腺癌保留乳房手术中国专家共识》，得到广大同道的一致认可，为乳腺癌保乳治疗在全国推广提供了规范性的指引。

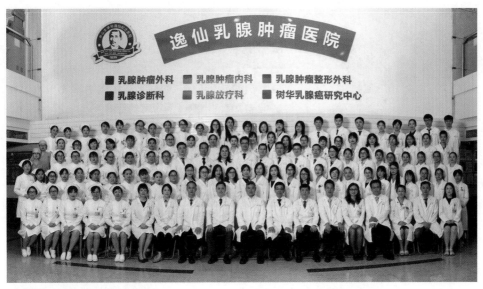

▲ 逸仙乳腺肿瘤医院员工合影

四、以临床问题为导向，攀登科学研究高峰

与在国外纯粹专心做科研相比，国内的多重角色无疑需要宋尔卫投入更多的时间和精力。他需要为病人看病、开刀做手术；他又时常会在实验室、走道上甚至电梯里和学生、团队成员探讨专业问题。对于这种状态，宋尔卫感到从容而满足。一直以来，宋尔卫的工作都从临床和科研两个方面来开展。早在医学院毕业时，他就给自己定下一个目标：既不要做单纯的医生，也不要做单纯搞生物的科学家，而要把两者结合起来。从临床工作中发现问题，带着问题开展研究，继而把研究成果反馈到临床诊疗工作当中，为更多的患者服务，守护他们的健康。

宋尔卫在科学领域选择的研究课题，都是通过临床接触病人、诊断病人、治疗病人时探索、凝练出来的，然后再试图用生物学的办法做出解释。研究科学时，他竭力捕捉瞬间闪烁的思维火花；治疗患者时，他认真观察病情的细微变化。这使得他的科研更有独到之处。他相信，临床工作是做科研的"灵魂"，而科研可以促进临床医生思考问题，深化对疾病的理解。两者相辅相成，不可分割。

在肿瘤领域最领先的课题和方向，都是从乳腺癌开始的。回国后，宋尔卫将研究方向转向了RNA干扰治疗乳腺癌的研究。宋尔卫在德国埃森大学医学院接受的主要是移植免疫培训，在美国哈佛大学则专攻病毒免疫，国外的导师均

精诚 大医
JINGCHENG DAYI

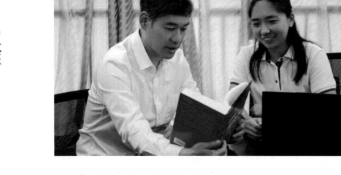

◄ 2023年，由宋尔卫院士（左）、蔡佩娥教授（右）共同撰写的巨著*Tumor Ecosystem*由全球知名出版集团Springer Nature正式出版发行

非肿瘤领域的专家，所以归国后开始研究乳腺癌基本上是"白手起家"，相当于"学术转型"，是他人生道路上的又一关键转折点。这对已经在国外学习工作了好几年的宋尔卫来说并不容易。在癌症领域，乳腺癌诊疗和研究早已是发达国家医学界的强项，中国的科研水平与之相比差距较大。要有所创新，做出让人家承认的成果，难度非常大，而且当时医院科研硬件还比较弱，实验场地紧缺。

35岁时，宋尔卫获得国家杰出青年科研基金，是当时在医学领域该基金最年轻的获得者之一。这让他有了一笔可观的科研经费，得以对在临床中发现的问题开展深入的机制研究，使用基础的手段加以解决。2007年12月，他在*Cell*发表论文，利用RNA基因干扰技术，使肿瘤干细胞停止自我复制和成瘤，并诱导其分化，成功地干扰抑制了乳腺癌的癌干细胞。

此后，随着实验室的不断发展完善，慕名而来的优秀学子不断增多。宋尔卫坚持每星期都与科研团队开一次会，瞄准肿瘤领域国际最前沿的研究和理论，总结实验研究数据，讨论科学研究方向。近20年来，这一惯例从不因工作日趋繁忙等因素而改变。

正是由于对科研的不懈坚持，宋尔卫带领的研究团队多年来不断取得新成绩，屡攀科研新高峰。结合乳腺癌诊治的临床实践，宋尔卫带领团队通过多年来对肿瘤微环境和免疫治疗开展系统、深入的研究，揭示乳腺癌和宿主整体内环境的相互作用关系，提出了肿瘤生态学说。肿瘤生态学说引入了生态学的观点，全面阐释癌细胞与肿瘤微环境、区域淋巴组织、远处器官，以及神经、内分泌与免疫系统等全身系统之间的相互作用，为发展针对肿瘤生态环境的治疗提供了理论基础，推动、促进了免疫治疗的快速发展，并催生靶向肿瘤生态系统治疗癌症的新思想和新策略。

肿瘤生态学说的提出，被业界誉为推动癌症治疗的第四次革命。每谈及此，宋尔卫总是感到很自豪。论及起由，癌症治疗的前三次革命都源起于对乳腺癌的治疗研究，作为一名乳腺外科医生，宋尔卫同样跟随前辈的脚步对癌症治疗做出新一轮贡献。不同的是，前三次革命都是由西方国家发现并提出的，而这次则是由我国的团队率先提出的。这对我国医学领域来说确是一次令人振奋的突破。

五、以身作则，言传身教培育学生

作为国家教委第一批七年制临床医学毕业生，中山医科大学的求学生活成为宋尔卫人生中极其珍贵的财富。中山医学风严谨，注重培养学生的综合能力，带领学生进行探索性实验，指导学生自行设计、完成实验，使学生亲身体验科研的全过程，达到开拓思维、培养综合能力的目的。宋尔卫在本科期间就在老师的指导下做学生科研工作，了解到不局限于教材的知识，学会用实验验证理论的重要性，其学习和获取新知识的能力、创新能力都在此期间得到良好锻炼。对书本上的内容进行钻研思考，积极挑战有难度的问题对他来说不仅是学习所需，更是兴趣所在。

当年的学习条件没有现在这么优越，有的时候为了阅读查找到的庞大的数据资料，要费尽周折才能找到电脑，但这些从来都没有阻碍宋尔卫前进的脚步。在这样的钻研和探索中，宋尔卫培养了让其受益终生的做学问的习惯。

面对学生，宋尔卫一方面把自己多年来总结的学习经验毫无保留地教授给

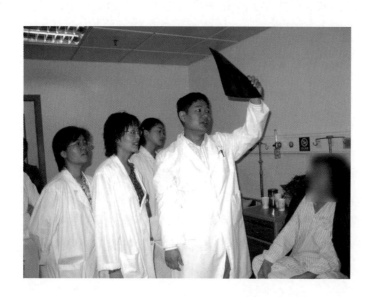

◂ 宋尔卫（右二）
带领团队查房

他们，另一方面还非常重视对学生综合素质的培养。在教学过程中，他始终以身作则，言传身教，用良好的医德医风熏陶学生，培养他们重视基础、尊重病人、热爱本职、严谨治学的可贵品质。

六、重科学管理，百年老院屡创新绩

宋尔卫身兼临床医生、科学家、教育者、管理者四重身份，工作量相当繁重，但他能在不同角色间游刃有余地切换。

2016年起，宋尔卫担任中山大学孙逸仙纪念医院院长。这是我国第一所西医医院，我国近代医学教育的发祥地，这里也是伟大的民主革命先行者孙中山先生开始学医并从事革命活动的地方，拥有厚重历史底蕴。为深入贯彻习近平总书记"把保障人民健康放在优先发展的战略位置"和科技创新"四个面向"的重要精神，助力实现"健康中国"目标，宋尔卫带领班子定下打造"中国特色、世界一流的研究型医院"的目标，大力实施人才战略，不断推进学科建设，实现了临床发展和医学研究齐头并进。

这一时期，宋尔卫在先后担任中山大学中山医学院院长、中山大学医学部主任期间，着力于医学教育改革，创造性地落实推进基础与临床融合式教学，使中山大学医学人才培养再上一个新的台阶。宋尔卫带领的医院及医学部的班子，以科学的规划及坚定的执行力，使得百年名院与以"中山医"之名享誉海外的中山大学医科焕发出新的光彩。

为了能节约更多时间以投入医院的管理工作中，他总是牺牲自己的休息时间，通过"早开台"的方式，一大早就安排为病人做手术。2022年中，中山大学孙逸仙纪念医院迎来了三级甲等医院等级复审（简称"三甲复审"）。宋尔卫带领医院管理团队紧锣密鼓逐项落实三甲复审的准备工作。一天夜里，他突感剧烈腹痛，经过医生初步检查，诊断为急性腹膜炎，还发现炎症已经大片渗出。然而，由于早已与多个科室约定好会议时间，宋尔卫强忍不适，仍坚持亲自主持会议数小时，布置好医院迎接三甲复审的各项工作。结束会议的第二天刚好是宋尔卫在中山大学孙逸仙纪念医院深汕中心医院（简称"深汕中心医院"）的手术时间，他不忍让患者等待，又毅然带病继续坚守岗位，打着吊瓶乘车赶往汕尾。上台前，一旁的医生发现了宋尔卫手上的针口，问他需不需要先休息一天，宋尔卫摇摇头，"既然定下了手术时间，就不能轻易辜负病人的信任"，转身便开始做术前准备。手术顺利结束后，他再次被腹部一阵阵的疼痛袭击，这时，他才终于放下心接受医院胃肠外科的系统治疗。

在宋尔卫的带领下，中山大学孙逸仙纪念医院各项事业实现跨越式发展，不断攀上新台阶。"十三五"期间，医院以建设研究型医院作为发展突破口，连续5年入围自然指数研究型医院全球百强，最高排全球第65名、全国第4名、省内综合医院第1名；在2022年全国公立医院绩效考核中名列全国第34位、连续4年位居广东前四。

医院也为社会培养了大批优秀医学人才，2019年新增1位中国科学院院士，且连续5年每年新增1名国家杰出青年基金获得者，同时也培养了多位国家优秀青年基金获得者、青年"长江学者"，催生了何梁何利科学与技术奖、谈家桢生命科学奖、宝钢优秀教师奖、求是杰出青年学者奖等多个重要奖项获得者，高层次人才队伍影响力和显示度不断提高，逐渐形成了一支由临床科学家领衔、多学科并进的优秀人才团队，这也是推动百年老院不断前进和打造高水平研究型医院的重要支撑。

看到医院的迅速发展，宋尔卫深感欣慰，但他并不因此感到满足，医院前进的步伐也远不止于此。展望未来，在2035年我国基本实现社会主义现代化的历史性节点上，医院也将迎来建院200周年的重要时刻。宋尔卫希望，届时在持续救治病人，为百姓提供高质量医疗服务的同时，医院能实现研究型医院的建设目标，提出更多医学创新理论，发明新诊断方法和治疗手段，打造出一支国际创新团队，从而进一步推动多学科协同攻关，研发新药、新设备、新材料，推进研究成果转化，帮助国家解决医学领域"卡脖子"问题，提升疑难疾病诊治能力和水平，真正开创医学发展的新局面。

2022年3月，在第七届医学家年会暨第二届医师职业发展论坛上，宋尔卫院士获评"十大卓越贡献院管专家"。

七、率先垂范，推动优质医疗资源下沉基层

为更好地贯彻习近平总书记"促进优质医疗资源扩容和区域均衡分布"的精神，落实"健康中国"战略，宋尔卫一直心系国内医疗相对落后的地区。他率领全院职工积极支援新疆、西藏、陕西、福建、贵州、广东等多地医院，大力帮助基层受援医院提升医疗水平，让优质医疗资源惠及更多基层百姓。

在广东东部坐落着一座美丽的滨海小城——汕尾。这里是全国13块红色革命根据地之一。然而，在这片红色热土上，优质医疗资源长期紧缺，若不幸患上大病重病，当地百姓只能舟车劳顿离开汕尾，去到汕头甚至广州就医，极其不便。2017年，广东省委省政府委托中山大学孙逸仙纪念医院在革命老区汕

尾建设运营深汕中心医院。接到任务后，宋尔卫挂帅担任筹备项目工作小组组长，组织了一支强而有力的队伍，带领全院在4年内完成院区建设及人员配备等筹备工作。

2021年，深汕中心医院正式投入使用。为实现高层次人才平移、高水平医疗技术平移，将优质医疗资源下沉基层，真正造福当地百姓，宋尔卫以身作则，以每隔两周甚至每周一次的频率，雷打不动地在深汕中心医院出诊、做手术，在当地开展疑难重症病例救治，屡创革命老区"首例"高难度手术。孙逸仙纪念医院院本部累计派出了200多位资深专家驻扎在这里，将医疗新技术落地汕尾，切实满足汕尾乃至潮汕地区人民对优质医疗服务的需求。宋尔卫担任深汕中心医院的院长，参与管理工作，力图为医院打造一支能留下来的精干队伍，持续为老区人民做好医疗服务。

开院两年半，深汕中心医院诊疗患者总数便达到120万人次，开展了3万多台手术。2022年10月，该医院更是获批成为第四批国家区域医疗中心。在国家发展和改革委员会组织的评审调研过程中，专家对医院高度肯定，他们指出，深汕中心医院得到属地政府的支持力度之大、输出医院技术平移和同质化程度之高，在全国范围内都实属少有，表示将在全国推广此次的经验，更好地促进优质医疗资源的均衡分布。

自2015年起，中山大学孙逸仙纪念医院接连选派多名医疗专家前往西藏进行帮扶。作为国家医疗队西藏林芝队总领队，宋尔卫也一直关注着西藏当地的患者。到达林芝的医疗队发现，当地妇女得了乳腺病后普遍存在不主动到医院医治的情况，大都选择听天由命。医疗队苦于不知如何改变她们的观念，将此情汇报给宋尔卫。宋尔卫一直记挂着此事，常与队员们连线讨论能说服当地妇女的方法，鼓励他们主动与患者沟通。在一次巡诊中，队员们发现一位局部晚期乳腺癌且淋巴结侵犯严重的患者。结合此前与宋尔卫总领队总结的方式，队员们一直给患者及家属耐心解释治疗方案，给予他们充分的信心，终于说服了患者接受治疗。偶然得知此事后，宋尔卫深感欣慰，决定亲自到西藏为该患者操刀。2021年9月29日早上6点，天还没亮，他已在广州飞往林芝的第一班航班上。经过4个

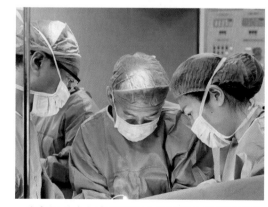

▲ 宋尔卫（中）在林芝市人民医院为患者做手术

小时的飞行，还没来得及完全适应海拔3000米带来的高原反应，他就马不停蹄地赶往林芝市人民医院开始手术。手术历时40分钟，在宋尔卫流畅的操作下，病人的肿瘤被完全切除，神经和血管得以完整保留，生命体征平稳。家属非常感激宋尔卫及其团队，握着宋尔卫的手不住地颤抖："谢谢你们！谢谢救命恩人！"

对宋尔卫来说，这是他职业生涯中完成的3000多台乳腺癌手术中海拔最高的一场；而对于林芝市人民医院来说，这是近10年来的第一场乳腺癌切除手术。

术后，考虑到当地的相关药物可能不足，宋尔卫又自掏腰包给患者买机票，邀请她到广州进行后续的放化疗治疗，还组织相关科室会诊，帮助患者更好地恢复。宋尔卫和医疗队的努力和坚持没有白费，患者终于摆脱了病痛的困扰，从此获得了新生。

帮扶的脚步从不停止，在宋尔卫和医院全体职工的努力下，祖国各地都留下了医院的足迹，也得到了业界、媒体的关注。医院帮扶海拔5000米的西藏仲巴县卫生服务中心通过了二乙医院评审，改变了仲巴县没有医院的历史，帮扶案例入选第六届教育部直属高校精准帮扶典型项目；帮助西藏林芝市人民医院通过三甲医院评审。连续多年派驻专家帮扶新疆喀什地区第一人民医院和新疆医科大学附属第二、第五医院，帮助医院提升医疗技术水平。派出多学科专家驻点帮扶富平县医院，使该院通过二甲医院复审，建立了放疗中心和盆底肌治疗中心，获颁陕西省医疗帮扶贡献奖。

2022年7月，医院与中山大学旅游学院共同援建的喀纳斯5G旅游医疗急救

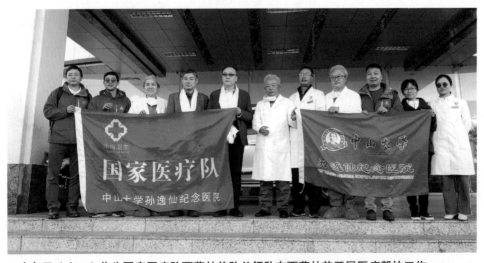

▲ 宋尔卫（左四）作为国家医疗队西藏林芝队总领队在西藏林芝开展医疗帮扶工作

示范点在位于喀纳斯景区的禾木乡卫生院揭牌。这是我国首个5G旅游医疗急救示范点，是中山大学探索"旅游+医疗"服务新疆发展的一次重要创新，并将通过该示范点建设，推动中国旅游景区医疗急救标准化建设。此举在国内外获得广泛关注与赞誉。

在广东省内，医院也与近100家基层医院建立了帮扶协作关系，积极推动优质医疗资源下沉基层。

八、建言献策，积极履行全国人大代表职责

作为全国人大代表和九三学社中央委员会委员、广东省委会副主委，宋尔卫积极履职，先后提交各项建议12项，为国家深化医疗体制改革，推进健康中国建设建言献策。

这些年来，他提出的建议包括：在2020年新冠疫情暴发之初，建议统筹医疗资源，按病人病情分级，应收尽收；切实关心援鄂医护人员，解决他们编制等后顾之忧；加大公立医院建设力度，发挥国家委属（管）医院的带头作用；在综合医院建设公共卫生重大事件应急救治中心；加大医学科技人才支持力度，优化人才支持政策；对乳腺癌筛查推广给予支持；加大对国家卫生健康委属

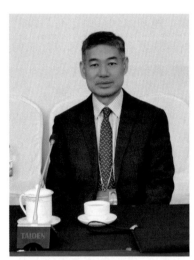

▲ 宋尔卫作为人大代表为国家发展建言献策

（管）医院财政支持，促进优质医疗资源扩容及区域均衡布局；建设广东健康战略新支点；打造5G智慧型整合医疗体系，实现优质医疗资源区域均衡布局，支撑生物医学大数据产业发展新格局；等等。这些建议均得到了重视和采纳。

在十三届全国人大第五次会议上，宋尔卫提出"推进研究型医院建设"的建议，通过打造"基础研究—临床研究—成果转化及产业化—临床应用"的产学研创新体系，从而促进医学创新成果加快落地，推动产生更多"从0到1"的医学自主原创，促进实现我国医学科技创新。

"三十功名尘与土，八千里路云和月。"爱好文学的宋尔卫院士常常吟诵岳飞的诗句激励师生员工，浩然正气至大至刚，充盈天地。学医从医30多年来，宋尔卫院士始终秉持赤子初心，用实际行动诠释着"敬佑生命、救死扶伤、甘于奉献、大爱无疆"的精神内涵。

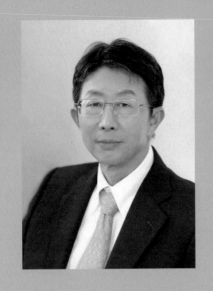

妇瘤『圣手』

林仲秋

林仲秋（1959—　），中山大学二级教授、一级主任医师、首届名医，博士研究生导师。孙逸仙纪念医院妇产科教授。澳门医学专科学院院士、澳门镜湖医院妇产科顾问医师。中国抗癌协会宫颈癌专业委员会主任委员、中国抗癌协会腹膜癌专业委员会副主任委员、中国医师协会整合医学分会妇产科专业委员会副主任委员、中国优生科学协会生殖道疾病诊治分会副主任委员、中国初级卫生保健基金会妇科专业委员会副主任委员、中国医药教育协会妇科肿瘤医学教育委员会副主任委员。人民卫生出版社全国统编教材临床医学专业《妇产科学》第6、第10版编委、第7～9版副主编，高等教育出版社成人教育教材《妇产科学》主编，《宫颈癌手术技巧图解》《外阴癌2016 林仲秋观点》《逸仙妇瘤化疗手册》《逸仙妇瘤诊治流程》《逸仙妇瘤围手术期处理》等30多部医学专著主编。

从医40多年的林仲秋是享誉全国的妇科肿瘤专家和妇科手术专家。妇产科男医生的起步之路并不顺畅，但他以坚定的医学信念、诚挚的医者之心、精湛的临床技术，赢得了患者们的信任和同道们的赞誉。他创新的手术方法和手术技巧被全国各地同行普遍借鉴采用，在我国妇科肿瘤治疗发展史上写下浓墨重彩的一笔。

一、临床是医者的根本

林仲秋从1983年开始留院工作。回想当年，林仲秋感慨，刚被分到妇产科时自己还有些惆怅，因为当时不少患者不愿意看男医生。"后来我想通了。我们那时选定了一个职业，就要一辈子做到底。不管在什么科室，都是治病救人。其实，妇科这个领域也是挺好的，挺有挑战性的，它综合了内外科的特点。"坚守，是林仲秋坚守在一线临床工作几十年的朴素誓言。

在许多医疗界同仁看来，林仲秋是有些"傻气"的妇瘤圣手，专收别人不能治、不愿收的疑难杂症。林仲秋曾为一例经多学科会诊的复发外阴癌患者完成手术。其实，这是一位"没人要的病人"。她先前在澳门和香港诊治，林仲秋在澳门镜湖医院看到她时，发现癌症不仅使她外阴溃烂、感染皮肤无法愈合，还造成了尿道、膀胱感染，波及骨头和血管，终日只能瘫在病床靠止痛药度日。经历多次手术、放疗和化疗后，病人身体极度虚弱，白细胞低下，并出现了脱发、呕吐、腹泻等不适症状。很多医生看了都束手无策。在认真了解病情后，林仲秋问病人和家属要不要"搏一搏"，希望能减轻病人的痛苦。

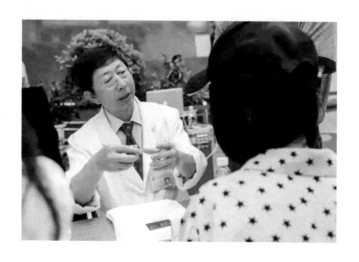

◀ 林仲秋在义诊

其实，林仲秋心里清楚，需要"搏"的不仅是病人及家属，还有他自己。这是一个极其复杂、风险极大的手术，涉及肠造瘘、膀胱造瘘、切除肿瘤和重新植皮等多个手术，稍有不慎，病人就会出现大出血、休克、心肾功能衰竭等危急情况。林仲秋坦言，当时自己也没有十分把握。

在准备该手术的过程中，一天凌晨，他做完其他手术准备回家，经过住院大楼负一楼时看到几个护工在推车子。"我知道那是运尸车，心里'咯噔'一下，立即打电话问值班医生是不是这个病人不行了。万幸不是……"提起这段往事，林仲秋紧锁的眉头舒展开来，

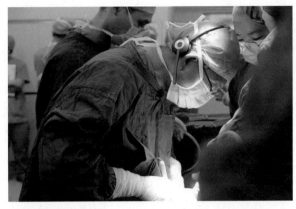

▲ 林仲秋在做手术

他说："现在这位病人挺过来了，病情在持续好转。"

这只是林仲秋诊治过的棘手病例的冰山一角。"我想还是因为责任吧。从医越久，越感到责任之重。很多病人满怀希望找到我，我只能尽力一搏。我不接受就是掐断了她们的求生之路。"他经常听到从外地来的病人对他说："我的主管医生告诉我，你的病情太复杂了，去找林教授吧，他没办法的话，别人也没办法了。"

在林仲秋眼里，医生的天职就是治病救人，不管病情多么复杂棘手，只要病人有求医问药的需求，就没有逃避一说。在他的日程安排中，大半时间都耗在手术和门诊上，不时还要飞往外地，为难以转院的重症病人实施手术。

每到周四下午的门诊日，林仲秋诊室门外总是人满为患，加号也就成了林仲秋的家常便饭。即使十分疲倦，他也依然会细心查看患者的检查单，仔细检查病人，综合分析病情，提出诊治意见，一一回答病人的问题。在随手添上一张加号单后，林仲秋甚至会贴心地告诉病人，就诊人数较多，等待时间会略长，却丝毫没有想过自己的下班时间。

林仲秋反复强调医务人员在临床工作中要保持良好的态度。在他看来，病情的恢复是一个漫长的过程，除了施药操刀，医者应当要细心解答患者的疑问，进行充分的沟通。

"我们能做到的，就尽力为病人做到。来到这里的都是重症病人，家属因为担心而产生消极情绪，也是可以理解的。"科里一位上了年纪的护士说，在林教授的带动下，他们的工作氛围一直很和谐，很少出现医患纠纷的情况。不少患者在病愈后，都和林仲秋保持着联系，分享新生活的喜悦。

二、教学是医者的良心

在林仲秋的职业生涯中，临床与教学基本是"一半一半的"。

林仲秋对教学的重视，与家庭氛围的耳濡目染有关。他出生于一个传统的知识分子家庭，父母、两位叔叔及婶婶都是教师。林仲秋从小就对教师这个职业十分感兴趣。在考上中山医科大学之前，他自己曾经做过两年民办中学老师，教数学、物理、化学。但真正让林仲秋意识到教学是一种责任，是在他考上了中山医科大学之后。

在中山医科大学遇到的良师令林仲秋终生难忘。"给我们上'组织胚胎学'的许天禄教授能够左右手同时作画，几笔就能画成一个形象非常清晰的图例。还有一位简志翰教授，他上病理生理学，讲课非常有逻辑，板书设计得非常有条理。他们为了讲这些课，花费了很大心血。正是他们的辛苦付出，才造就了岭南医学界的一批中流砥柱。"多年后，提起恩师们，林仲秋依旧感念在心。当自己也成了"他们"中的一员时，他理所当然地将这份心意传承了下去。

"如果你讲得好，就能激发学生的兴趣，吸引他们选择这个方向作为他们的终身职业。所以，你讲课时不能只把目光局限于课本知识，更重要的是引起学生的兴趣，为这个学科储备后续人才。"在妇产科教研室为本科生开设的"妇产科学"课上，第一节课的主讲老师都是林仲秋。为了这短短的两个小时，林仲秋却花了近半年时间去准备PPT素材。他不喜欢上网去下载现有的图片，他的插图都来源于自己诊治过的真实临床病例。为了让学生更易理解，林仲秋还会拍摄视频，让学生清晰地看到解剖结构。不少同学惊呼，解剖课程居

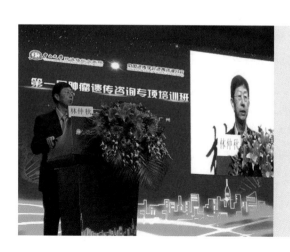

◁ 林仲秋在授课

然还可以这样鲜活。

"宫颈癌"这一章节是由林仲秋编写的，他对这些内容已滚瓜烂熟，但每年的讲课PPT都不一样，他精心地加入当年的新病例及国际上的最新进展。了解到学生们喜欢用微信等社交软件，林仲秋也让妇产科教研室"赶潮流"办了一个"逸仙GynObs教学"公众号。在公众号的历史消息中，可以清晰地看到林仲秋等老师讲课的完整的PPT。除了常规的课程PPT外，他也会分享一些妇产科临床医生需要掌握的基本知识，比如如何写病历，使学生更快适应临床工作。在林仲秋为老师们所做的讲座"如何提高讲课技巧"的最后一张PPT上，有一张关于"一桶水"与"一滴水"的图片。林仲秋解释说，要教学生"一滴水"，老师自己必须要有"一桶水"。没有充足的用心、充足的准备、充足的学识是不可能教好学生的。

由于林仲秋在妇产科教学和教学管理中的突出表现，他破例连任3届主管教学的中山大学孙逸仙纪念医院副院长，并获得南粤教书育人优秀个人、中山大学师德十佳及宝钢优秀教师奖等多项教学成果奖。

"每年都有学生在听了我的课之后，报考我的研究生。我想，这是对我最好的嘉奖。"林仲秋坦言，他对学生，包括已经毕业当医生的学生，只有两点要求：低调做人，专心做事。"千学万学先学做人，医者最根本的就是要有医德。在当今社会，医生受到的诱惑很多，但医生最终是靠医术吃饭的。"他时常告诫年轻的后辈，要踏踏实实诊治每个病人，对得起自己的良心，对得起自己的病人。扎实提高临床水平，专心细致对待病人。"医生整天面对生命，稍有不慎就会犯大错。"他认为，熟能生巧，医生只有多参与临床，多上台做手术，从实战中总结经验教训，才能提高自身水平。

三、共享是医者的气度

不以规矩，不能成方圆。林仲秋在临床实践中特别强调"规范"二字。"我们在大力推广诊治规范，已有大量资料证明按照指南诊治比不按照指南诊治的治疗效果好得多。不规范就意味着风险。当你不知道如何处理一个病例时，就可以参照指南去做，而不是随心所欲。乱来是对病人的不负责。"

在妇癌领域，国际上有两个权威指南：一个是国际妇产科学联盟（FIGO）在2000年公布的《FIGO妇癌指南》（后来更名为《FIGO妇癌报告》），另一个是美国国立综合癌症网络（NCCN）发布的恶性肿瘤临床实践指南。从2000年开始，林仲秋带领团队翻译FIGO和NCCN妇科肿瘤的报告和指南。

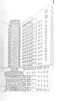

可以说，林仲秋为这两个指南在中国的推广付出了极大心血。首先，由于中外患者特点、医疗条件、技术和观念体制的不同，这些指南在中国的直接应用存在一定困难。为了克服直接翻译指南的"水土不服"，林仲秋坚持每年都为指南撰写解读。这些解读将指南的观点清晰地总结出来，指出它的更新之处和问题所在，并根据自己多年的临床经验，指出目前我国妇瘤学界在该项诊疗中存在的困难和需要注意避开的误区。

其次，林仲秋对翻译精确度的要求近乎苛刻。有一次，林仲秋认为NCCN指南中有一个英文单词的翻译不够准确。他先是自己翻查相关文献，后又咨询自己的博士生，但结果仍是不能令他满意。最后，为了这个小小的单词，林仲秋特意咨询了一位哈佛大学医学院的华人教授，最终才确定这个词的准确译文。

在他眼里，妇瘤指南是通行的临床实践规范，和手术一样，容不得一丝一毫的差错。目前，这两个指南已经成为中国许多医生的"口袋书籍"，是中国妇瘤临床实践中应用最为广泛的指南。

除了推介指南，为了让广大妇科医生更加清晰明了地看到规范的妇科肿瘤手术操作，林仲秋还精心制作了23个具有代表性的妇科手术视频并上传到中国妇产科网站。这些视频的网络总点击率超过300万次，成为该网站上播放量第一的专辑，同时被评为"最佳手术视频"。

在林仲秋的牵头下，妇瘤专科还办了一个名为"逸仙妇瘤"的微信公众号。在"逸仙妇瘤"公众号里，读者可以免费查阅到最新指南及指南解读的PPT。利用"号内搜"的功能，读者可以通过关键词来查找感兴趣的妇瘤知识。此外，林仲秋还将自己在各地讲学的PPT和讲课录音都上传到该公众号，以便不能参加讲座的医生学习。

最让人动容的是，"逸仙妇瘤"每天都会进行病例分享。不少来自全国各地的医生会将自己遇到的棘手病例上传到"逸仙妇瘤"，向林仲秋咨询。他每天都会不厌其烦地从中挑选出3个有代表性的病例，将自己的解答意见做成病例分享。在这些分享的留言板下，林仲秋也会一一为读者解答疑问。一位读者留言说："阅读林教授主办的'逸仙妇瘤'成了我每天的生活习惯，它就像是睡前读物。感谢林教授和团队老师的付出。"

林仲秋觉得光有公众号还不够，他还将公众号中的病例分享结集成一本书——《中山大学逸仙纪念医院逸仙妇瘤病例精解》，希望医学同道能举一反三，融会贯通。有人曾向林仲秋建议，不要将这么多"干货"无偿放到公众号上，免得"教会徒弟，饿死师傅"。对此，林仲秋不以为意。"单是宫颈癌，每年中国就约有13万新发患者，我一人不吃不喝不睡觉都做不完。我以前不限号的时候，一个下午要看七八十个病人，就算我看到晚上八九点，每个病人也就只能有三四分钟。"他坦言，很乐意看到有人通过学习他的手术视频和讲座，阅读他写的专业书和公众号文章，能够成为专家，一同解决医疗资源紧缺的问题。

有人看到别人照搬林仲秋的PPT举办讲座，替他感到不值，私信他让他不要将PPT放到网上供人随意下载。对此，林仲秋坦言"毫不担心"。他自信地说，自己每次讲座都会融入最新内容。只要有真才实学，紧跟进展，就会不断地产生新东西，根本不需要抱着一点点旧东西不放。

他表示，资料的共享能帮助广大妇瘤医生提高业务水平，他会坚持下去。这也是他督促自己不断探索新技术，解决新问题的动力。自身不断努力，就不用担心被超越。

谈及对逸仙妇科肿瘤专科的展望，林仲秋坦言，到他退休时，他希望能实现三个愿望：培养一支队伍、占据一个高地、留下一套规范。有了这三样东西，"逸仙妇瘤"团队就能一直健康持续发展。

林仲秋多次坦言，要让"逸仙妇瘤"团队的医疗、教学、科研齐驱并进，因为"科研是引擎，临床是根本，教学是良心，分享是气度"。这是他依据自己40年行医从教生涯总结出的真知灼见，也是他对后辈医生们的殷切寄语。

黄 健

大医精诚，医者仁心

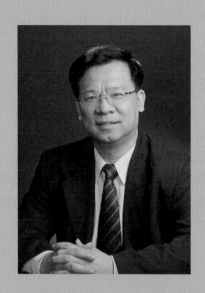

黄健（1960—　），男，中共党员，我国著名泌尿系肿瘤微创治疗专家。1983年毕业于广州医学院（今广州医科大学）医疗系，获医学学士学位。1990年毕业于中山医科大学（今中山大学中山医学院），获外科学博士学位。现为中山大学孙逸仙纪念医院二级教授、一级主任医师、博士生导师，中华医学会泌尿外科学分会主任委员，中国医师协会泌尿外科医师分会副会长。在我国泌尿外科腹腔镜技术应用、创新与推广上做出了卓越贡献，曾获"全国卫生计生系统先进工作者""吴阶平泌尿外科医学奖"等荣誉，荣立全国抗击"非典"二等功。

在熟悉黄健的人心目中，敢于挑战新难度、持续攀爬技术高峰，是他最突出的特质。这位著名泌尿外科专家是国内腹腔镜治疗泌尿系肿瘤的开路者、领路人，也是将腹腔镜用于肾脏手术、膀胱手术、前列腺手术等高难度手术的勇者。进入21世纪，在手术机器人在全球医学界掀起的"微创外科革命"中，他也是潮流的引领者之一。

他是医者，也是勇者，而促使他不断挑战自我并进行创新、不知疲倦地攻克技术难题的，正是病人的需要，以及"减轻病人创伤和痛苦"的初心。

一、敢为人先：国内腹腔镜治疗泌尿系肿瘤的开路者

20世纪90年代，欧美国家率先开展腹腔镜胆囊切除术，不用开腹就能切除胆囊，给当时的外科界带来很大震动。为了能"第一手"接触到腹腔镜技术，黄健于1994年、2000年两次到国外进修，学习腹腔镜技术。那时，泌尿外科腹腔镜手术在国外也刚刚起步，运用腹腔镜只能做一些简单的手术。黄健学习了腹腔镜技术的基本概念，回国后便自己开始研究探索，希望拓展这一技术的应用范围，造福更多患者。他请车床工人制作了一个带把子的铁筒，借助这样一个简易的设备，黄健开始了腹腔镜下切除肾上腺肿瘤的尝试。

"当时没有教科书，更没有老师，开展每一种手术，主要靠自己摸索，先在动物身上做实验，成功后再为病人做手术。"黄健回忆说，那时采用的手术器械也非常简陋，腹腔镜影像不清，不像现在有高清镜、3D立体镜。止血设备也只有电钩和钛夹，没有超声刀、能量平台等先进设备。

当时，完成一台腹腔镜手术的耗时较传统开放手术长很多，很多同行都对这种新技术持怀疑甚至反对态度，但黄健却用他的坚持和一个个成功的案例给予患者信心。他还在《中华泌尿外科杂志》发表了国内第一篇腹腔镜下肾上腺切除的文章，得到了国内外同行的认可。

回想起筚路蓝缕的起步历程，黄健平静地总结说："总的来说，过程很艰难，但也还是成功了，这给了我极大的信心。"

在国内腹腔镜治疗泌尿系肿瘤领域，黄健不仅是开路者，还是不断挑战新难度、攀爬技术高峰的勇者。他逐步探索将腹腔镜用于肾脏手术、膀胱手术、前列腺手术等难度更大的手术。

2002年，黄健与国外医生同步开展了泌尿外科难度最高的腹腔镜手术——"腹腔镜根治性膀胱切除+原位回肠新膀胱术"。此后，在十几年的实践中，黄健改进了国际上腹腔镜根治性膀胱切除术，形成标准的手术方法，多篇研究论文发表在泌尿外科领域影响因子最高的期刊上，并多次代表我国在国际重大学术会议上现场演示手术，得到国内外同行的广泛认可。

黄健还在国内首先开展单孔腹

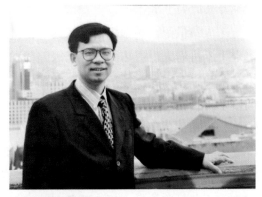

▲ 年轻时的黄健

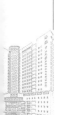

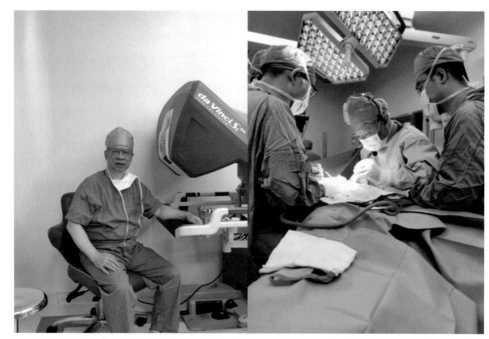

▲ 黄健利用手术机器人开展手术

腔镜手术、3D腹腔镜手术，并自主研制所需的手术器械。为了克服腹腔镜下新膀胱尿道吻合的难题，黄健独创设计了腹腔镜下膀胱尿道吻合器，并获得国家实用新型专利。单孔腹腔镜手术能进一步减少手术创伤及术后疼痛，但单孔器械存在价格昂贵、操纵不方便等缺点。于是，黄健自主研制出单孔腹腔镜套管装置，价格便宜且手术操作更加灵活，使用该套管能完成泌尿外科几乎所有类型的腹腔镜手术，打破了国外公司对我国腹腔镜手术套管的垄断。针对经皮肾镜取石术建立工作通道时由于盲目穿刺容易出现大出血等严重并发症，黄健独创性研制出可视经皮肾扩张器及封闭套管，并在临床应用，有利于基层医院安全地开展此类手术。

进入21世纪，手术机器人掀起了"微创外科革命"。从2015年开始，国内出现手术机器人引进热潮，多家医院都积极筹划引进手术机器人。在手术机器人"落户"中山大学孙逸仙纪念医院后，黄健又探索将手术机器人用于高难度的复杂膀胱癌切除手术。截至2023年7月，黄健已利用手术机器人主刀完成超过1500台手术，其中绝大部分是根治性膀胱切除、前列腺癌根治、保留肾单位肾肿瘤切除等高难度泌尿外科手术，而这一数据还在不断更新。

在40年的从医路上，黄健总是以领跑者的姿态出现在同行们的视野中，被誉为"不断攀爬技术高峰的勇者"。逢山开道，遇水架桥，或许是最初选择泌尿微创方向时的勇气和魄力还一直影响着黄健，让他在技术创新的道路上从不畏惧，永远脚踏实地，精益求精。

二、医者仁心：减轻病人痛苦是技术创新的动力

当被问及当年是如何精准把握了泌尿微创这一前沿方向时，黄健说他对实习轮科时接诊的一个小女孩记忆犹新。小女孩患有急性胰腺炎，术后切口反复破溃感染，甚至能见到腹腔内容物。每次给她换药，揭开纱布都是一阵恶臭。从那时起，黄健深深体会到大切口给患者身体和心理带来的痛苦。而在学生时代，老师和前辈们都教授"开放切口"为优的手术理念——做手术最重要的是充分地显露手术部位，因此切口往往很长。

难道就没有创伤小而效果相当的手术吗？当1990年腹腔镜技术率先在欧美国家开展时，黄健找到了探索的方向。尽管腹腔镜技术处于起步阶段，尽管要从零开始摸索，尽管耳边充斥着质疑甚至反对的声音，但黄健还是义无反顾地走上了这条路，并为国内腹腔镜治疗泌尿系肿瘤领域开辟了第一条路。

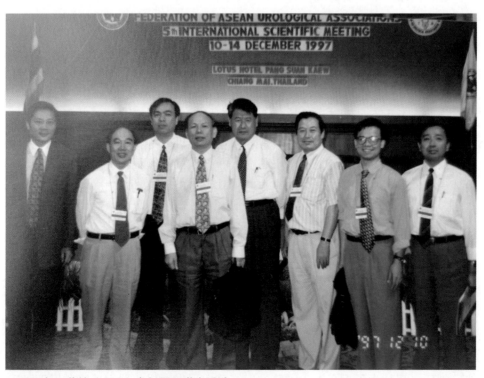

▲ 1997年，黄健（右二）参加国际学术活动

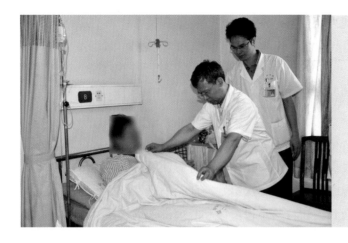

▲黄健（中）查看患者病情

　　"当肾移植技术在泌尿外科学界最热门的时候，他却选择了泌尿微创方向，这一份魄力和勇气不是每个医生都具备的。"黄健的第一个学生、中山大学孙逸仙纪念医院副院长林天歆十分佩服恩师。而这种魄力和勇气根植于黄健身为医者的仁爱之心。从成为医生的第一天起，黄健就把病人遭受的痛苦看在眼里、记在心里，因此，他将减轻病人的痛苦、减少病人的创伤作为自己的职责，这成了他在泌尿微创领域不断创新的动力。

　　斜仰卧位经皮肾镜手术的诞生，也是出于对手术安全性和病人舒适度的考虑。有一次，黄健按常规俯卧位为一位肾结石患者开展经皮肾镜手术，可就在快要开始穿刺的时候，病人突然感觉心脏不适，紧接着出现心脏骤停，情况紧急，需要立即翻身进行抢救。

　　虽然这个病人最终被成功抢救，但这个插曲却引起了黄健的思考：如果这个病人是在手术过程中出现突发情况，那他很有可能无法被抢救过来了，因为趴着根本没有办法做心肺复苏，心脏在下面，人按都按不到。能否换一个体位来进行手术，改进这种手术的不足呢？于是，黄健提出了斜仰卧位经皮肾镜手术，这在临床上得到了推广应用。

　　黄健坦言："病人的需要是医生创新的动力，但前提是你要有一双善于发现的眼睛和一颗严谨的心。"

　　黄健不是坐而论道的空谈家，而是善于立即行动的实干家。这位实干家的初心简单而直接，就是"设身处地地为病人考虑，尽量减少病人的痛苦"。不管是后来为了提高膀胱癌术后生活质量而研究出的"腹腔镜根治性膀胱切除+原位回肠新膀胱术"，还是从多孔腹腔镜到单孔腹腔镜再到机器人辅助腹腔镜的技术创新，都是为了提高手术的精准度，最大限度地保留器官功能和保障术后生活质量，减少患者的痛苦。

黄健认为，微创技术是外科治疗领域发展的重要趋势，而微创是一个整体的理念，目的是真正让病人减少创伤。这个创伤可能不仅是肉体的创伤，还包括病人精神上的创伤。在日常出诊中，黄健也会细心地考虑到病人的心理感受，跟病人谈话时字斟句酌，尽可能地减少对病人的刺激。"我们可以告诉病人'你的前列腺得了一个肿瘤。'肿瘤意味着它可能是恶性的，也有可能是良性的，病人会比较容易接受。而如果直接告诉病人'你得了癌'，那病人一听就害怕了。"

在手术前，黄健也总是宽慰病人，让病人放下对手术的恐惧："做手术，就是睡一觉，睡醒以后就见到你的家人了。"因此，在中山大学孙逸仙纪念医院，很多患者见到黄健，跟他聊几句，就感觉吃了一颗"定心丸"。

对于经手的每一个病人，黄健都仁爱以待、专业以待、细心以待，让现代医学的成果真正惠及患者和家属。

三、从教立训：立即行动，坚持到底

黄健不仅是一名优秀的医者，还是一名卓越的老师，更是杰出的团队"领路人"。

在教学中，黄健一直秉持的态度是对待病人要和蔼，对待学生要严格，同时要因材施教。在本科生教育中，黄健注重引起学生对泌尿外科的兴趣；在研究生教育中，黄健主张引导学生找好自己未来研究和发展的方向。人各不同，

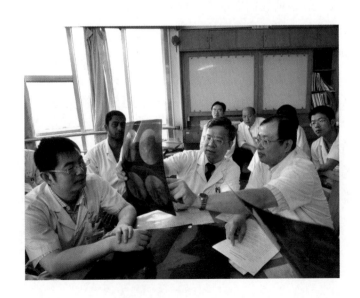

◂ 黄健（前排中）与
同事讨论患者病情

但老师最重要的是要能够激发学生最大的潜能。目前，黄健已经培养了硕士20名、博士28名，其中2名已成为医院领导，10多名学生已成为教授。

除了培养传统意义上的学生，黄健还亲力亲为创办微创技术培训班，为我国泌尿外科培养微创人才。2005年，黄健建立了中华医学会泌尿外科学分会授权的第一个泌尿外科腹腔镜技术培训中心——华南泌尿外科微创技术培训中心，它于其后成为卫生部内镜培训基地。2014年10月，该中心成为全国首批13个中华医学会泌尿外科学分会（CUA）继续教育培训基地之一、国际泌尿外科学会（SIU）认证培训中心。在黄健的主导下，一套包括理论授课、模拟箱训练、动物器官模型训练、模拟器训练、动物实验、录像演播和手术观摩的培训方法得以建立并在全国推广。此外，黄健还主编了《微创泌尿外科学》及《泌尿外科微创技术标准化教程》，参编10余本微创领域专著及由人民卫生出版社出版的第八版外科学五年制本科教材。

多年来，黄健不遗余力地推广微创技术，他希望能让更多的人掌握这门技术，从而更好地发展这门技术。同时，他也督促自己不断进取，不断地完善这门技术。

黄健这样总结自己的行医生涯："进入医学的领域，你就像是来到了一座风景秀丽、奇幻无比的山峰脚下。上山的路有很多条，总是改弦易辙是不可取的，你必须选择你自己的道路并且坚持走下去，才能最终登顶。我从一开始就专注于腹腔镜手术，专注于微创手术，并且一路做到了现在，才有了今天的成就。总的来说，就是'立即行动，坚持到底'八个字。除此之外，一个医生的成长，除了依靠科室，依靠学科发展，更重要的是要依靠病人。医生的成长离不开病人，从某种意义上说，病人请我们做手术，就是把性命交给了我们，这是莫大的信任，也是莫大的责任。因此作为医生，我们必须有良心，要对病人抱有感恩的心，这样才能成为一名好的医生。"

"立即行动，坚持到底"是黄健对自己医路选择的概括。将一门鲜有人问津的新技术掌握到炉火纯青的地步，从模仿、跟随到并行，再到带领相关领域领跑世界，黄健的坚持和精进得到了丰厚的回报。

感恩病人，良心以待，是黄健对自己医路成长的总结。他设身处地地为病人考虑，怀仁慈恻隐之心为病人减轻痛苦，并将病人的需求作为创新和进步的根本动力。而这些，都化作黄健对学生的殷殷期盼，融入传道授业的言传身教中。

严 励

永葆赤子之心的内分泌专家

严励（1961— ），女，中共党员，广东化州人。中山大学孙逸仙纪念医院内分泌内科主任、主任医师，教授、博士生导师，"中山大学名医"，中华医学会内分泌学分会副主任委员、中国医师协会内分泌代谢医师分会常委、广东省医师协会内分泌代谢医师分会主任委员。曾任中山大学孙逸仙纪念医院党委委员、工会主席、副院长。曾获广东省科技进步一等奖、教育部科技进步一等奖、叶任高-李幼姬夫妇临床医学优秀中青年教师奖-突出贡献奖、2018年度宝钢优秀教师奖、"南粤优秀教育工作者"称号、第五届"人民名医"称号、2022年广东医师奖等。

严励长期在临床、教学、科研工作一线，在诊治内分泌系统疾病上具有丰富经验和独特见解。开展对糖尿病高危足的筛查和干预、建立了系统的血管病变评估（无创和有创）和糖尿病足综合治疗体系（全身及创面局部、药物和介入治疗）、糖尿病足规范治疗体系（多学科合作为基础的分阶段个体化管理）。带领团队开展系列的糖尿病足临床、基础及转化医学系列研究，取得重大突破。

"千里之行，始于足下。"没有人比严励更理解这句话的含义。这位著名的内分泌专家从看似不起眼却又严重困扰糖尿病患者的糖尿病足入手，多年来探索并提出"预防为主、分层综合管理、全程跟踪"的糖尿病足防治理念，组建多学科糖尿病足临床防治团队，帮助了不少患者避免因糖尿病足而截肢的悲剧。

清醒的认知、豁达的态度、谦虚的品格，慎思笃行，严励最终在她的研究领域获得了不平凡的成就。

一、耳濡目染，踏入医学之门

1961年，严励出生于广东省化州市一个普通的干部家庭。20世纪60年代初，整个社会普遍处在物质匮乏的状态，她所在的小县城也不例外。然而父母还是尽可能地给予她较为良好的成长环境。在严励看来，尽管那时生活条件比较艰苦，但精神世界却是丰富的。父母及家人的陪伴、同学之间的友谊都给少年时期的她带来了许多温暖。

那时，她去乡下外婆家看到老百姓生病经常是自己摘草药应付，只有病情严重了，才会去医院看病。但由于工资不高，他们往往会有较大的经济压力，而且凭县城的医疗水平也无法解决疑难疾病。人们的"不敢生病"、医院的"无能为力"，给年幼的她带来很大的触动。在卫生局工作的母亲学过医，有许多医生朋友。这也增添她对医生这份职业的亲近之感，使她很早就意识到救死扶伤的伟大。

1978年，作为恢复高考后的第二批考生，17岁的严励参加了高考，并取得了相当优异的成绩。她最擅长也最喜爱的化学一科拿到了98分的高分。尽管严励也有过其他职业设想，比如当个工程师，但在父母的期许下，她还是选择了医学。"当时我对职业没有太多的想法，按照高考成绩，学医选择中山医学院（今中山大学中山医学院），是自然而然的事情。"

二、勤学笃行，终成方家

回忆起大学生活，严励印象最深的就是中山医学院浓厚的学习氛围。当时的医学院刚恢复高考招生，同学之间年龄跨度很大，既有她的同龄人，也有不少30多岁的大哥大姐。大家都分外珍惜这来之不易的学习机会，上课赶早占位置，做实验挤前排，争前恐后地向老师请教，如饥似渴地汲取知识。老师们也

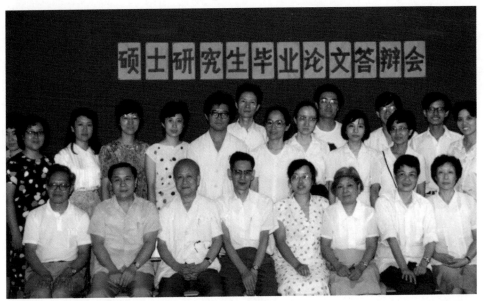

▲ **严励**（前排左五）**参加硕士研究生毕业论文答辩会，陈玉驹教授**（前排左三）、**严棠教授**（前排左四）**为导师**

恪尽职守，认真备课，勤勉教学。

大学生活对严励来说是紧张而愉快的，她非常享受那种获得知识的纯粹的快乐。在这样的氛围中，严励也继续践行着她的处事准则，那便是脚踏实地、顺其自然。根据规定，研究生必须在工作3年之后才能报考，严励便在毕业3年后考取了著名内分泌科专家严棠教授的研究生，继续深造。

选择什么方向深造，成为什么类型的医生，是每一个有进取心的医学生都要经历的心灵拷问。严励毫不讳言自己的缺憾与短板，比如基础理论以及外语水平的不足；动手能力不强，所以不适合做手术科医生；等等。她更喜欢内科系统，尤其是最讲究临床思维与逻辑分析的内分泌学科。严棠教授是受人敬佩的学者，也是她的学术偶像，考取严棠的研究生，让她欣喜不已。

1986年就读硕士研究生之后，严励正式进入了糖尿病防治这个专业领域。当时她的课题是研究糖尿病心血管并发症。1997年拿到副高职称之后，严励开始担任硕士研究生导师，带领学生们研究糖尿病的发病机制以及胰岛B细胞功能。

严励是国内最早建立完整的B细胞功能临床评估体系的人员之一，她带领团队系统评估和比较了不同的胰岛B细胞功能的检测方法，提出各种B细胞功能评估方法的适用人群，为临床合理应用提供了依据。她还探讨了B细胞功能异常在2型糖尿病发生发展中的作用，并证实对血糖及血脂的良好控制可以改善胰岛B细胞功能、延缓2型糖尿病的进程。当时，她带领学生们发表了相关研究论著20多篇，获教育部科学技术进步奖一等奖和广东省科技进步一等奖。

2003年，严励评上了正高职称，随后成为博士生导师。出于学科发展需要，时任内分泌科主任的程桦教授建议她开拓糖尿病足这一临床和研究领域。自此之后，严励与杨川教授等人一起，克服重重困难，组建了糖尿病足医护队伍，踏入了糖尿病足病防治这一新领域，并逐步从临床诊治过渡到基础研究和转化医学研究。

糖尿病足防治工作刚开始便遭遇了不少困难。困难一方面来自学科偏见，当时大家普遍认为既然是伤口的问题，应该归外科治疗；另一方面则受限于经验不足，工作无从入手。尽管这些困难如今被一笔带过，但其过程的艰辛自是不言而喻。

在医院的大力支持与团队成员的通力合作下，严励及其团队提出了"预防为主、分层综合管理、全程跟踪"的糖尿病足防治理念，并应用于指导临床实践；建立了糖尿病足的诊疗规范并在省内外推广应用；通过构建远程会诊平台帮扶基层医院，帮助各级医院建立规范化的糖尿病足防治体系；为国家培养了一批熟悉糖尿病足诊治的医生和护士。

针对糖尿病皮肤创面难愈的临床难题，严励带领团队围绕糖尿病创面难愈的分子机制、皮肤修复细胞、血管、神经之间构成的皮肤微环境调节机制以及影响创面愈合的关键因子开展研究，揭示影响创面愈合的核心机制，确立若干治疗新靶标。在此基础上与敷料研发相结合，研发针对伤口微环境的特异性功

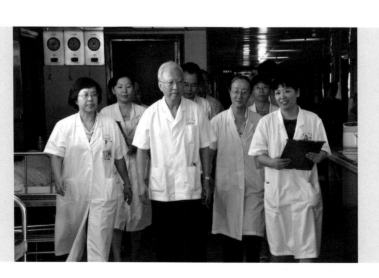

◀严励（前排左一）与傅祖植教授（前排左二）、程桦教授（前排左三）在病区查房

能糖尿病足溃疡敷料，为促进糖尿病足溃疡的愈合打下良好的基础。

时至今日，糖尿病足这个当年的陌生领域已经成为我院内分泌科独具特色与影响力的标志性品牌，而作为带头人的严励也成为这一领域举足轻重的专家。

三、防患未然，医者不为求名

史书曾记载神医扁鹊的这样一则趣闻：魏文侯问扁鹊兄弟三人中谁的医术最好。扁鹊认为大哥的医术最好，二哥的医术次之，他的医术最差。魏文侯不解，为什么医术最差的扁鹊闻名天下，而他的兄弟却默默无闻。扁鹊回答道：大哥总是能在发作前就发现病情，并将病根予以铲除，但其高明只有家人知道；二哥则是在疾病初起，症状表浅时施治，虽药到病除，但大家认为他只是会治小病的医生，故名声不大；自己往往是在病人情况危急、痛苦万分之时予以施治，故而看起来疗效显著，从而名闻天下。

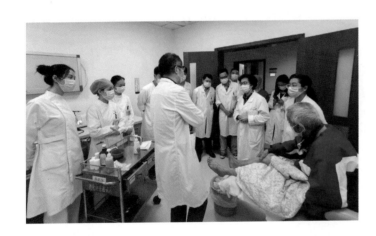

◂ 严励（右四）
进行糖尿病多学
科会诊（MDT）

这个道理对于属于慢性病的糖尿病的医治而言，同样适用。严励教授认为，作为一种慢性代谢性疾病，糖尿病的管理不同于对其他急症、重症的处理。与其在各种并发症出现之后再施加治疗，不如防患于未然，早期给予预防和干预，可以大大减少病人的痛苦与治疗费用。

糖尿病作为慢性代谢性疾病的重要代表，对其管理通常有"五驾马车"之说：教育、饮食、运动、药物治疗、监测。其中，教育一环在以前往往为人们所忽视，直到近年来人们才意识到糖尿病教育的重要性。医院设立的"糖尿病教育中心"和"糖尿病病友之家"便承担起了相应的职责。严励及其团队成员的工作不仅包括对已经发病的患者进行救治，还需要研究如何通过教育培养患者的预防意识，端正其态度，以及如何进行后续的监测。这些方面都在糖尿病的防治工作中起到了至关重要的作用。

"预防为主、分层综合管理、全程跟踪"的糖尿病足防治理念中的第二点则强调了这一并发症独特的跨学科属性。糖尿病足的诊治需要骨科、影像、介入、血管、营养、药学等多个科室的相互配合。因此，严励不断强调各学科之间的相互配合与支持的重要性。

同时，严励还参与了许多慢病综合防治公益活动、科普讲座、社会义诊等，还有诸如"糖人街神探"这样的公益节目，通过短视频的方式，为大众提供一些有关糖尿病防治的小常识，例如糖尿病人能不能吃米饭，应该如何选择主食、烹调方式等。通过真人与动画互动的有趣方式，让人们能够利用碎片时间便捷高效地获得知识。

在严励的行医生涯中，她不像其他科室的医生那样经常遇到生死攸关的危急时刻，也鲜少轰轰烈烈的高光时刻。然而，在这样看起来普通平凡的工作中，严励和团队做出了不平凡的成就。在她的带领下，中山大学孙逸仙纪念医院建设了华南地区最具影响力的糖尿病足诊治中心，近年来收治来自全国各地的糖尿病足患者数千例，其中Wagner分级4级（严重糖尿病足）以上占60%，带领团队将糖尿病足大截肢率降至5%以下，达国际先进水平。

"预防为主"的理念体现的是真正以人为本、顺应科学潮流的医学精神，是不为自己显达名利，但求减少患者病痛的医者仁心。

四、薪火相传，接棒育芳华

在行医的各个阶段，老师们对严励的人生产生了不可磨灭的影响。严棠教授、陈玉驹教授、傅祖植教授、余斌杰教授、刘泽生教授、程桦教授、钟光恕教授、陈敏衿教授……这些在医学星空中闪闪发亮的明星都曾指引她前进。严励的导师严棠教授是国内首屈一指、德高望重的内分泌专家，也是中山大学孙逸仙纪念医院内分泌科的创办者。

实事求是、爱护学生、主动关心帮助年轻人，严励从老师们身上看到的这些品质也无一不在她自己的身上呈现。她非常重视与学生的交流，在教学查房中，她会格外留意不同学生之间的区别，了解他们的问题并给予针对性的指导。她指出，对于实习生，要着重教导他们如何将理论与实践相结合，在询问病史、体格检查规范、书写病历、观察病人等各个方面给予指导，让他们打下扎实的临床基本功。而针对住院医生，则需要着重培养他们的临床思维，提高

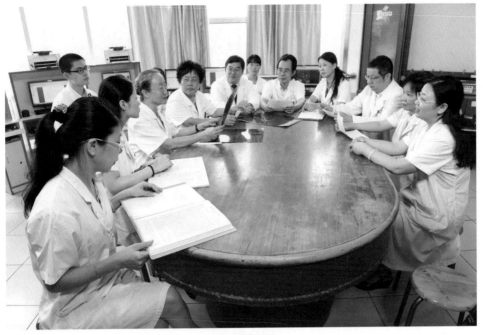

▲ 程桦教授（左三）、严励教授（左四）在病区带教

临床处理能力和技巧。对于主治医师，他们已经具备足够的专业知识，因此作为前辈则主要指导他们如何开展教学、管理治疗组的下级医生，保证医疗质量和安全。因材施教，是严励始终践行的指导方针。

　　正是由于其对教育教学的重视，严励获得了包括"宝钢优秀教师奖""叶任高–李幼姬夫妇临床医学优秀中青年教师–突出贡献奖""南粤优秀教育工作者"在内的多项荣誉。

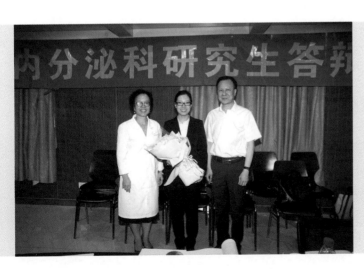

▲ ◀ 严励（左）带教的研究生参加毕业答辩，肖海鹏教授（右）为答辩评委

除日常医、教、研工作外，严励还负责了不少行政事务。任职副院长期间，她曾主管人事、护理、药事、教学4个领域。每一项工作都需要投入大量的时间学习，也需要积累经验。她谦虚地指出，管理是一门高深的学问，术业有专攻，"各位科长、科员都是我的老师"。

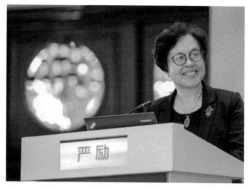

▲ 严励教授在学术论坛上发言

自严励担任科主任以来，中山大学孙逸仙纪念医院内分泌学科水涨船高，屡获佳绩：2007年获评为"国家重点学科"，2011年获评为"国家临床重点专科"，2018年获评为"广东省内分泌与代谢病转化医学创新平台"，2019年获评为"广东省代谢性疾病临床医学研究中心"和"国家代谢性疾病临床医学研究中心广东分中心"，2020年获评为"广州市代谢性疾病防治重点实验室"。学科取得跨越式发展，造福无数糖尿病患者。

从医40年，回顾往事，严励谈到最多的首先是感恩，感恩求学、工作中老师们的指导和帮助，医院提供的平台，同事之间的支持，还有学生的信任、病人与家属的理解。严励的谦逊，正呈现了糖尿病足防治领域的一个特点——合作。这个领域的临床诊治需要仰赖各科室之间的支持与协调、团队的倾力配合；同时，慢性病的防治工作也离不开病人和家属的支持。严励清楚地意识到这一点，她从来没有把自己放在最重要的位置，而是始终将各种成就归功于集体与他人。

其次是学无止境。她提到自己对基础研究的认识其实是逐步加深的过程。在漫长的行医生涯中，她从一开始的忽视，到后来深刻理解，再到开展基础研究、了解疾病病理生理改变的来龙去脉、阐明发病机制，这有助于其更好地理解临床现象，能使其诊治思维更加清晰。

再者是永葆初心。严励提到，医生这个职业的高尚之处在于能够为患者排忧解难，能够帮助他人。"病人把性命交给你，就是对你最大的信任。"不要辜负这份信任，就是严励最朴素的职业信条。

严励始终以一种谦逊平和的姿态面对所有的成就与赞美。她的人生选择充满一种单纯的"自然而然"，选择自己合适的路去走，认定了便脚踏实地地做下去。她的这颗赤子之心，从不曾改变！

郑亿庆

有声世界，大爱人生

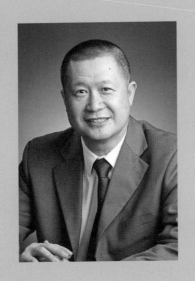

郑亿庆（1961—　），男，耳鼻喉科二级教授、一级主任医师、博士生导师，"中山大学名医"，广东医师奖获得者，国内听觉植入TOP10医生。现任中山大学孙逸仙纪念医院深汕中心医院执行院长，兼任中山大学新华学院听力与言语科学系主任、广东省医师协会耳鼻咽喉科学分会主任委员、广东省医学会耳鼻咽喉学分会前主任委员、广东省防聋治聋技术指导组组长、中国医促会听力学会副主任委员。从事耳鼻咽喉科医教研工作41年，曾到美国明尼苏达大学医学院进修学习，临床经验丰富。擅长耳鼻咽喉科疑难疾病的诊断和治疗，在听觉植入、咽鼓管相关疾病有较高经验和造诣，对耳鸣与中枢认知有较为深入研究，是国内最早开展人工耳蜗植入的术者之一，是目前华南地区完成人工耳蜗植入例数最多的术者。近10年主持包括国自然、省部级及市重大项目等基金12项，以第一作者或通讯作者身份发表论文150余篇，其中SCI论文90余篇，参编专著6部，其中主编4部，获得实用新型专利70项。曾获首届广东医师奖、广州最美医师奖、中国防聋事业杰出贡献奖、国之名医-卓越建树奖等荣誉。

何为大医？唐代医学家孙思邈在《千金要方》中用"精诚"二字概括大医风采。"精"，即医者要有精湛的医术，习医之人必须"博极医源，精勤不倦"；"诚"，即医者要有高尚的品德修养，以"见彼苦恼，若己有之"的同理心济世救人。

在耳鼻喉科辛勤耕耘40余载的郑亿庆用他精湛的医术、十年如一日的勤奋和行医助人的热心肠诠释着大医的"精诚"风采。与此同时，他敢为人先、教学有方的非凡魄力也为"大医"二字做出了新的诠释。

一、艺高胆大：侦探般的洞察力

在耳鼻喉科门诊，郑亿庆是出了名的"不出诊也会出现"的专家。刚刚送走一个病人，又一个病人被迎进了诊室，明明不是他的出诊时间，但仍有许多病人慕名而来。郑亿庆不忍心让病人失望，常常不得不为他们临时加诊。平均每天接诊几十个病人，每年完成600台手术，是他的工作常态。最多的时候，他一天做了9台手术。

有一次，他从早上7点半一直忙碌到中午快1点才吃午饭，其间除了给一个接一个的病人看病，还见缝插针地处理了数个工作电话，参加了两个院内的会议。高密度的工作并没有让他急躁匆忙，相反，他快速移动的步伐中透着沉着笃定，脸上一直挂着亲切温和的笑。

身材高大，笑容可掬，行事风风火火而有条不紊，是郑亿庆给人的第一印象。而最让他的同事和学生称道的，则是郑亿庆的专业和果断。

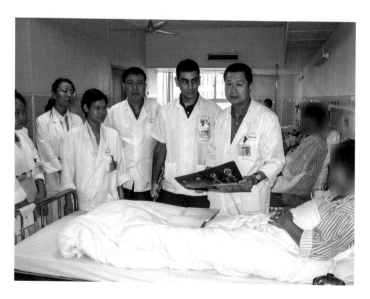

◀郑亿庆在查房

"他有艾滋病，我们跑了全国好多家医院，要不就说治不了，要不就不敢接，我都不知道怎么办好了……"这天，一位母亲带着自己失聪的儿子前来中山大学孙逸仙纪念医院求医。此前，因为孩子患有艾滋病，他们已被多家医院拒绝。此时，男孩的脸色凝重，心事重重，全无一个17岁少年该有的活力。

郑亿庆立刻为男孩做了检查，发现男孩患的是中耳炎，耳膜已经穿孔。对于这类疾病的治疗他有着丰富的经验，于是，他当下便决定用听力重建手术帮男孩恢复听力，同时还向这位母亲允诺说："这病能治！而且保证能治好！"男孩母亲一听便激动地跪在了地上。

"遇到疑难杂症，只要他在，我们就轻松很多，因为他总能一下子拍板。"他的学生这样形容他的果敢，而这种果敢，离不开精湛的专业能力。郑亿庆说："医生应该像个大侦探，不仅要有敏捷的思维，更重要的是懂得找'证据'。"所谓证据，就是从病人的病史、体检结果和其他检查结果中，发现与疾病相关的蛛丝马迹，然后去伪存真，抽丝剥茧，得出核心的病情。而这些判断的过程仰赖于全面专业的医疗知识，以及清晰缜密的思维。

"郑教授总会比我们提前两三步看到问题。"学生们提起恩师，总是被他的专业眼光、超前的判断力所折服。

不仅是在中山大学孙逸仙纪念医院，郑亿庆的专业、果敢在其他医院中也广受认可。一些医院的医生在手术中遇到突发状况，解决不了，手术进行不下去了，就会联系郑教授去"救驾"，而郑亿庆往往能凭他的专业与果断化险为夷。

最令人印象深刻的一次是他到花都抢救一个病人，到达的时候，当地的医生都说病人已经没希望了。他在看过病人的情况后却认为还有转机，于是力排众议，坚持把手术做了。最终，病人从鬼门关被救了回来。

正所谓艺高人胆大，郑亿庆的果敢来源于过硬的专业知识和长年累月的临床经验，正是这些储备让他拥有了侦探般细致入微的观察力和敏锐的判断力，从而让他在医疗救治中敢拍板、敢承诺、敢担风险。

二、仁心仁术：心系患者难处

郑亿庆的热心负责更是赢得了患者的信任和感激。

最广为传颂的是他与西藏女孩卓玛的故事。2005年6月，郑亿庆参加"健康直通车"项目，带领医疗队到西藏提供医疗服务。有一天，医疗队在当地开展义诊活动时，一个满脸愁容的年轻女孩在妈妈陪同下前来就诊，这个女孩就是

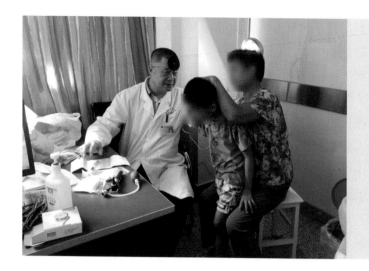

◄ 郑亿庆在看门诊

卓玛。经过了解，郑亿庆得知她的遭遇：两年前，卓玛在一次上山采药过程中劳累过度，回来后开始出现严重的头晕背痛，最终逐渐失聪。此时卓玛正处于19岁的花样年华，这样的晴天霹雳让她难以承受，整个人因此日渐忧郁，家人为了给她治病，变卖了家产，病情却没有丝毫起色。

郑亿庆在初步诊断之后，认定卓玛为永久性失聪，要恢复听力，必须通过植入人工耳蜗来实现。然而，人工耳蜗和手术费用高达20万元，根本不是经济本就困难的卓玛一家能够负担的，加上西藏没有相应的医疗设备，手术无法在当地进行，一向果断的郑亿庆这时也变得为难。

郑亿庆回忆说："知道能治好，那个女孩觉得看到了希望，就一直跟着我，我走到哪里，她就跟到哪里。"卓玛眼里的期盼让他动容，最终，他接受了卓玛家人和当地工作人员的恳求，将卓玛带回广州进行治疗，还四处奔波为她筹齐了医疗费用。经过治疗，卓玛重回有声世界，如今已经结婚生子，有了美满幸福的家庭。

"他是一个会主动帮病人解决困难的医生，在医患关系有些紧张的当下，很多人会有顾虑，但他一直都是非常热心地去帮助有需要的病人。"同科室的同事这样评价他。据他的同事透露，除了帮助经济困难的病人筹集医疗费用，有时遇到一些情况比较急的患者，走正常的程序需要两三天，为了能让他们尽快接受治疗，郑教授还会动用自己的私人关系来帮助他们。

"看到病人的难处，我常常觉得很痛心，所以只要力所能及，就会尽自己一份力量。"在郑亿庆看来，做这些事只是出于一个医者应有的爱心。除了日常帮助病人解决难题，他还经常带着学生和医务人员到残疾人联合会、聋哑学校为残疾人义诊，赠送助听器，并与很多公益机构长期保持联络，发现需要帮助的患者或群体，都会及时地伸出援手。

在与病人的沟通中，郑亿庆坚守自己的原则。他给病人讲解治疗方案时从来不会夸大风险或效用，也不会隐瞒不好的地方，而是会将治疗的好处和风险都给患者及其家属讲清楚，让他们可以自己去判断利弊，减少疑虑。"他会将心比心地去考虑我们的为难之处和顾虑，然后很负责地全程跟进整个治疗过程，及时解决我们的困惑或者烦恼。"一位患者家属如是说。

2015年7月，郑亿庆意外受伤，右脚跟腱断裂。然而，他却在术后仅仅休息了一天，就风风火火地坐着轮椅回到医院上班，手术一个都没有落下，出诊也照常进行，甚至对于病人的加号要求他也毫不犹豫地答应了。面对病人让他回家好好休息的劝说，他解释道："病人太多，而且有些病的看病周期是一周，要是停诊，你们就要白跑一趟了。"

时刻心系病人难处，设身处地地为病人着想，先人后己，负责到底，郑亿庆用他的一言一行将"仁心仁术"四字诠释得淋漓尽致。

三、敢为人先：他创办了一个专业院系

除了治病救人之外，郑亿庆作为耳鼻喉科的带头人，还需引领整个耳鼻喉科的发展。

据郑亿庆回忆，他刚刚来到中山大学孙逸仙纪念医院时，科室的设备技术十分落后，连显微镜都没有，只能依靠裸眼看。当时的手术成功率只有六成，这样的设备和专业水平即使在国内也只能排在中游偏上。而那时国外的手术成功率已经超过九成，差距非常大。

他接任耳鼻喉科主任时，正值国内医院开始引进人工耳蜗。在参与这项工作的过程中，他认识到自己所掌握的知识不足以适应人工耳蜗植入这个新技术的需要，于是毅然决定自费到美国进修，学习人工耳蜗植入的先进技术。

在美国明尼苏达大学医学院进修的短短一年里，他就发表了3篇SCI文章。访学结束后，他将国外的先进技术和好的管理教学方法都带回了中山大学孙逸仙纪念医院。"回来之后，以前医院里不敢做的手术，我都能完成了。耳蜗植入的年龄范围也显著扩大了，从很小的孩子，到80多岁的老人，我们都能做。"提起这些，郑亿庆的神情里充满了自豪。

随后，他又在新手术的开展上不断打破先例，寻求突破。给儿童做振动声桥听觉植入，国内医生都只敢从6岁以上的儿童开始，他却将手术年龄提前到了

2岁半；耳蜗植入手术，别人从1岁的孩子开始做，他却提早到了6个月。对此身边并不是没有质疑的声音，在一次北京的交流会议上，同行们对他汇报的案例纷纷表示不认同，然而他却坚持自己的观点——"听力要从小抓起"。

最终，国外类似案例的出现，证明了他的眼光与勇气。在他当科室主任时，耳鼻喉科飞速发展，逐渐从国内中游水平发展到国内一流水平，整体的设备、技术和科研水平均与国际接轨。

"一个好医生，总要做一些探索性、开创性的东西，做一些别人不敢尝试的东西。"这是他的理念。在他看来，凡事做到敢为人先，用一己之力可以完成很多事，而他也用自己的行动一次次地证明，这样的想法并非自负，更不是异想天开。

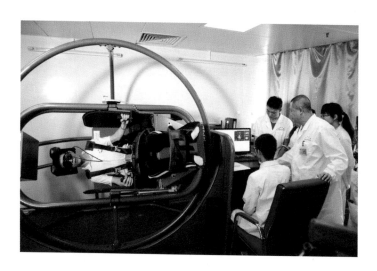

◂ 郑亿庆指导年轻医生

2001年，他率先开办颞骨解剖实验室，引进国外用尸体头颅练习的培训方法，培养了大批学生，大大降低了医疗事故发生的概率；2012年年初，他带领科室建立了听力检测和眩晕中心，使茫然无措的眩晕病人得以查清病情；2013年，他又开展了咽鼓管相关的手术治疗，首开国内先河，让饱受中耳疾病困扰的患者摆脱烦恼……

而其中让他最骄傲的，便是创办了中山大学新华学院（今广州新华学院）听力与言语科学系。

这个想法产生于他带领科室同事做耳蜗植入的病例研究时，发现耳蜗植入后效果的好坏因人而异，而其中的原因需要听力学和言语病理的知识去解答。正是在这一过程中，郑亿庆意识到国内在听力和言语科学方面的专业人才很少。"听力学专业在国外已有几十年历史，现已成为热门专业，而我国听力学专业正规化教育才刚刚开始起步，高层次的听力学人才仍然匮乏，无论数量和水平都远远落后于发达国家。"

他于是萌生了创办一个专业院系的想法。当时正值2013年，教育部新公布的学科目录里新增了听力与言语科学这个科目，于是他当机立断地申请创办了中山大学新华学院听力与言语科学系，学院从2014年开始正式招生。

学院创办起来后，难题也随之而来。首先是生源问题。为了尽快培养出能够走上工作岗位的人才，2014年学院招生时，从生物医学工程系转来了部分三年级的学生，2015年又转来了一些学生。到了2016年，学院有了第一届毕业生。

生源问题解决了，还有师资和教材的问题。师资上，他召集国内志同道合的医院医生参与教学。教材上，他组织了国内开设该专业的所有院校的第一次会议，共同探讨和制定教学大纲，并在会后组织编写了教材。

如今的耳鼻喉科里已经有不少来自听力与言语科学系的工作人员和实习生，这让郑亿庆教授感到十分欣慰和自豪。

"只要做出来了，别人就会认可。"多年来，凭着这样的信条，郑亿庆不停歇地探索突破，创造了无数奇迹。

四、教学有方："严"之有理，律人先律己

对于郑亿庆而言，自己除了是医生，是科室领导，更重要的还是一名老师。他带的学生有很多种，在临床实践中需要带进修的培训医生，在学校也有自己授课的本科生，同时，作为导师每年会带3个研究生。

无论是哪一类学生，郑亿庆都坚持十分严格的教学要求，对待错误坚决不容忍。他说："严是我们'中山医'的传统学风，我的老师当年对我很严格，我现在对我的学生也很严格。我经常狠狠批评学生，做错就应该挨训。"

但学生们对于他的责备并无怨言，因为郑亿庆在批评过后往往会耐心地告诉他们哪一步错了，教给他们方法，给他们机会改正。"教授的严厉批评都是对事不对人。前一秒，你做错了事情，他可能很严厉地教训你；后一秒，聊起其他事情，他又变得很亲切。"他的学生如是说。

郑亿庆的"严"不仅体现在临床实践上，还体现在很多细微之处。他对病历书写的要求很高。一般来讲，内科医生病历会写得比较细致，而外科医生因为要做手术，比较忙，所以病历会写得比较简单。但郑亿庆不认同这样的做法，而是要求他手下的每一个外科医生都要把病历书写做好、做细。在

他看来，外科医生应该是"会开刀的内科医生"，病历反映的是医生对疾病的认识分析，如果乱写，则说明医生对疾病的认知不够，这样的医生没有资格去给病人开刀。他常常对科室的医生强调："手术要做好，但对于疾病的诊疗思维、思路更要非常清楚。"

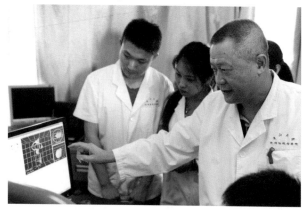

▲ 郑亿庆与学生

在平时的开会、讨论中，细到PPT每一页的行数和字号、每项任务完成和汇报的时间，他都会做清晰严格的规定。而他的这种严格之所以让人信服，除了他对事不对人的态度以及细致入微的作风外，还有最重要的一点，那就是他从来都是律人先律己，用自己的行动给科室的医生和学生们做榜样。

科室每周有两到三次早会，都是在早上8点交班之前进行，内容包括病例报告、读书报告等。这是郑亿庆为了培养医生们的科研能力和展示报告能力而设立的制度。医生的上班时间很早，而开早会意味着他们必须比上班时间再提前半个小时到达医院。这样的制度听起来很容易招来怨言，似乎难以长期落实，但是郑亿庆自有他服众的方法。

他的学生兼同事介绍，从早会设立时起，郑亿庆每周一到周五都是7点半准时到医院，雷打不动。不久之后，即使没有早会，科室里的很多同事也会在7点半来到医院。"他都7点半到，还有谁好意思晚到呢？"这就是榜样的力量。

"严"之有理，律人先律己。郑亿庆用他的人格魅力获得了学生们的信服和敬佩，也培养出了很多优秀的临床医生。

大医精诚，仁心仁术；大医奋进，敢为人先；大医重教，育才有方。这就是郑亿庆，他用一言一行为我们诠释了新时代的大医风采。

五、心系老区：矢志奋斗，馈之以民

2017年年初，为贯彻落实国家关于优质医疗资源下沉基层要求，实现健康广东建设目标，广东省委、省政府决定在汕尾规划建设一所三级医院，由深圳市对口援建，规划床位800床，医院命名为深汕中心医院，并由孙逸仙纪念医院全面托管运营。

作为从汕尾走出去的医疗专家，在接到建设任务后，郑亿庆就毅然投身于中山大学孙逸仙纪念医院深汕中心医院（深汕院区）的建设与发展之中。任务初期，医院所在地几乎是一片荒地，基础设施设计还未完成，各项工作均处于筹备阶段。他积极发挥主人翁精神，以顾问角色参与设计、建设、规划、运营等工作，本着"适用能用"的原则，在原有资源上给了很多合理性建议与优化。

2018年7月16日，深汕院区筹建办公室正式成立。作为筹建办公室副主任，在医院的领导下，郑亿庆顶着时间紧、工程量大、资源紧张、后勤保障难等重重困难，带领筹备组成员统筹制订施工计划，参加大小会议300多场，参与现场巡查、设备调试活动近百余次。

"院区的发展与汕尾的成长是关系密切的，我们也希望能够贡献自己的一份力量，减少老区患者异地就医的辛苦。"郑亿庆与深汕院区的建设者一起，经常早上在广州出门诊，中午带上食堂打包的简餐在去汕尾的高铁上匆匆用餐，下午在汕尾参与院区建设规划，晚上赶回广州准备第二天的出诊。在一次次往返广州与汕尾的奔波下，在他大胆创新、率先垂范的实践下，2021年5月，深汕院区门诊开业试运营，同年10月，住院部正式启用，一所三甲化标准的高水平医院在汕尾革命老区落地。

新院建成后，他没有丝毫松懈，本着整体"平移"和同质化管理的先进理念，实现深汕院区与院本部人才、技术、物资、文化等全方位统一，为医院未来发展打下了坚实的基础。同时，沿着边开业边完善的运营思路，在他的大力推动下，仅用了短短一年时间，深汕院区就先后获批广东省高水平医院，国家区域医疗中心，并建立了汕尾首个医学"广东省博士工作站""广东省博士后创新实践基地"。

"结合汕尾市的具体情况，需要将目光放在急危重症及多发病的看病问题。"他不断强调，院区未来发展需要考量到急危重症的紧迫性和多发疾病的特殊性，才能真正造福当地百姓。在他的积极推动下，院区不仅完善了胸痛、卒中、创伤、危重孕产妇、危重新生儿中心五大中心建设，更开创了急性消化道出血救治中心，极大地保证了患者治疗的及时性与成功率。

对于未来的发展，郑亿庆说道："要以高水平医院建设为起点，以学科建设为龙头，以精细化管理为支撑，以二期、三期项目建设为推进器，努力打造医教研全面发展的国家区域医疗中心，打造区域体量最大、技术实力最雄厚、服务能力最强的医院，全力保障汕尾乃至粤东地区人民群众的健康安全。"

方建培

为血液病患儿照亮一条生路

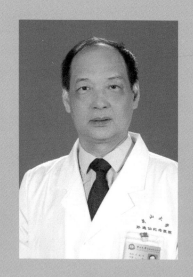

方建培（1962—　），男，主任医师，教授，博士研究生导师，中山大学孙逸仙纪念医院儿童医学中心学术带头人。在造血干细胞移植、儿童白血病、淋巴瘤、地中海贫血、再生障碍性贫血等疾病诊治方面经验丰富。曾获教育部科技进步一等奖、广东省科技进步二等奖、广东省科技进步三等奖等。2019年荣获中华医学会儿科学分会评选的"第七届中国儿科卓越贡献医师"称号。

国家卫生健康委员会儿童血液病专家委员会副主任委员、国家卫生健康委员会能力建设和继续教育儿科学专业委员会常务委员兼血液学组组长、国家卫生健康委员会儿童白血病专家组副组长。中华医学会儿科学分会第16、第17届委员会常务委员兼血液学组副组长，第15、第18届委员会委员，第18届委员会肿瘤筹备组副组长。中国妇幼保健协会脐带血应用专业委员会副主任委员、中国妇幼保健协会地中海贫血防治专业委员会副主任委员；世界华人医师协会儿科医师分会常务委员兼血液与肿瘤专委会副主任委员。广东省妇幼保健协会脐带血应用专委会主任委员、广东省抗癌协会小儿肿瘤专业委员会第2届委员会主任委员、广东省医学会儿科学分会前任主任委员。

著名儿童血液病专家方建培的办公室简单得一览无遗，没有高挂铭牌，只有几张拼接的桌椅、一台办公电脑，成摞的医嘱和医学书籍、刊物，最显眼的当属桌后的书柜，除了满满当当的病人资料外，还放着不少早已泛黄的老相册，摊开来，一张张载满旧时光的相片刻画着他从医40年的印记。

从当年一腔热血的青年医生，到现在我国儿童血液病领域赫赫有名的大咖，他的青春芳华都挥洒在了血液病尤其是攻克地中海贫血治疗的难题上，直至今日，仍旧一刻都不曾松懈。他说，耐得住诱惑，守得住信仰，方能挽救生命。医生这个平凡的职业让自己的人生变得不再平凡……

一、高考前的一场病，让他决定学医

在生活物资和医疗资源都匮乏的年代，一场小病就可能致命。

1978年，拨乱反正之后，高考得以恢复。作为应届生的方建培正在积极备考，却在大考来临前突发肚子痛。家人连忙带着他去卫生站，在接下来的两三天里，对于肚痛的原因，卫生站的医生却迟迟无法给出明确的诊断。随着病情的加重，他们赶紧开出转诊单，让方建培去"大医院"中山医学院附属第二医院（今中山大学孙逸仙纪念医院）治病。

"大医院"的医生果然医术不凡，结合抽血检查指标，合并发烧、腹泻等不适症状，一眼就看出方建培是得了急性阑尾炎，必须开刀手术。但由于病情已被拖延，手术过程并不顺利。"有大量的脓液形成，最后造成阑尾穿孔，在医院足足待了一个多月。"方建培说，这件事对他刺激很大。他第一次意识到当医生的重要性，意识到医生这个和生命打交道的职业水平的参差不齐可能会影响患者的一生。于是，他下定决心学医。

顺利考上广州医学院（今广州医科大学）后，成绩优异的他没有选择男医生都愿意去的外科，而是转投内科。方建培对自己有清晰的认知："实习后就会发现，外科和内科是两个截然不同的培训体系，外科系统要求医生体力好、动手强，有处理应急事件的能力，而我则在逻辑思维以及疾病诊断上更具优势，更适合内科系统。"

毕业后，方建培当了一名儿科医生。那时的儿科可不是一个理想选择，"在医疗领域，儿科任务重、效益差、风险高，几乎无人问津，大家都不愿意去。加上当时以多孩家庭为主，孩子一多，即使出现头痛脑热的毛病，家长往往也顾不上，更别提专门带孩子到医院去看儿科了。"方建培心中早有盘算：国家正在推行计划生育，未来独生子女不但要身体健康，还要身体素质好，儿

精诚 大医
JINGCHENG DAYI

科一定会有好的发展。

二、攻坚克难，为地中海贫血患儿开生路

儿科医生的工作忙碌且劳累，但人的精力总是有限的。经过几年的摸索酝酿，方建培决定选择儿童血液疾病，尤其是两广地区最为常见的地中海贫血为主攻方向。

临床上时常能看到家长带着重度地中海贫血的患儿前来救治，但当时除了对症治疗，基本上也没有什么好的办法。所谓的对症治疗，就是对这类患者进行输血，可即便是输血，也远远谈不上标准规范。方建培介绍，由于治疗手段的局限性，再加上不少临床医生对地中海贫血根本不了解，很多地中海贫血的患儿得不到有效的救治。

"当时重型地贫的孩子基本上都活不过5岁。"方建培清楚地记得，有一次，一个家长带着一个八九岁的孩子来看病，孩子处于奄奄一息的状态，一验血，发现血红蛋白已经掉到12 g/L，连正常人的十分之一都不到。这是因为长期贫血，引发了严重的心衰。他了解到，这个患儿的家庭经济条件非常好，但从来没有带孩子进行过正规的输血治疗。后来问及原因，家长说是当地的医生一直劝告他们尽量不要输血，因为一旦输血，就会产生依赖性，以后就要一直输血。他们自己也看到过一些长期输血的孩子状况非常不好，所以一直不敢给孩子进行输血治疗。

长期输血的患儿状况不好的很大一部分原因在于人体没有有效的"排铁系统"。在反复大量输血纠正贫血的同时，将会导致"铁中毒"，因此，输血需要配合祛（排）铁治疗。否则，铁蛋白将沉积到肝脏、心脏等器官，导致肝硬化、心衰。方建培表示，20世纪90年代，70%～80%的医生都不知道长期输血的病人需要排铁。"对于这个家庭来说，经济根本不是问题，知识的匮乏才是。"方建培惋惜道。

后来，这个孩子在方建培门诊随访诊治了将近一年，其间并发肺炎五六次，最终还是因为心衰去世了。"孩子走的时候才不到10岁，孩子的眼距已经变形，整个鼻梁都塌了。"这个患儿家庭的悲剧让方建培非常痛心，他至今还保存着那个孩子的照片，既是怀念，又是鞭策。

"当了儿科医生后，才切身了解到，这群患儿太痛苦了，我们有责任来帮他们。"方建培暗自下定决心。

20世纪90年代，随着排铁药物进入中国内地，重型地中海贫血患者长期生

存的梦想在理论上得以实现。

但现实生活往往并不容易，"那时排铁针一针就要500~600元，一个月需要打20针，每月1万元的医疗费用对于当时人均月工资才几十元的普通家庭来说，简直是天文数字。就算经济上勉强可以负担，但排铁治疗一年需要225天，患儿每天需要花费8个小时住院接受排铁治疗，很多小孩到最后都坚持不下去，实在太苦了。"方建培说。

没有关怀的医学是冰冷的，而没有技术的关怀往往也很无力。只有技术进步、医学突破才能帮助更多的孩子破除死亡魔咒，找到生的希望。

如何让患者能够治愈，减少输血甚至不输血，一直牵动着方建培的心，而彼时国外的一项新技术——造血干细胞移植正在悄然改变重型地中海贫血治疗的格局。方建培抓住了这次机会，在香港中文大学威尔斯亲王医院接受短期培训期间，他第一次看到了国际上最先进的治疗儿童血液病的办法，特意跟了六七例脐血移植术，包括脐血的采集及移植全过程。

回院后，在时任科室主任李文益教授的支持下，在学术带头人黄绍良教授的领导下，国内首例脐带血移植工作小组成立，方建培作为主要骨干开展了临床工作，并成功开展了国内第一例地贫患者的脐带血移植术。患者是个四五岁的男孩，家住在离广州170千米的恩平。1997年，交通不如如今顺畅，从恩平到广州的车程要花4个小时，男孩到医院进行输血和排铁，治疗完后再乘坐长途大巴回去。可就在移植前两个月，回去的路上，患儿发生了自身免疫性溶血。这是长期输血带来的并发症之一。当时没有手机，家长只能用BB机呼叫方建培回电话。在和家长联系上后，方建培感觉情况不容乐观，叫家长立即带孩子回广州。

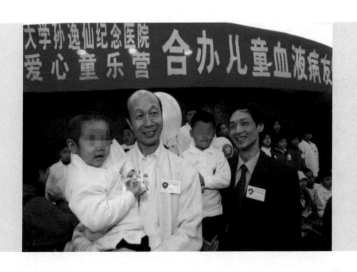

◂ 方建培参与完成国内第一例地贫患者的脐带血移植术

据方建培回忆，患儿从医院输血后离开的时候血红蛋白是120 g/L，等到半夜回到医院时已经只剩下49 g/L。在严重溶血的过程中，为了给患儿输血，几乎把广州市血液中心的库存血都配完了，共配了88份才最终配到一份是不溶血的。经过多番抢救，命总算保住了。"但这也提醒我们医生，这个患儿不能再等了。"方建培说，两个月后的1998年1月8日，患儿植入了其初生胞弟的脐带血，成为国内第一例地贫患者脐血移植术成功的病人。目前，患者已经造血重建20多年了，像正常人一样生活着。

脐血干细胞移植手术的成功迅速引起了国内同行的关注，方建培在业界名声大噪。1999年，儿科血液团队又成功实施了国内首例外周血造血干细胞移植术。"造血干细胞的来源除了脐带血，还有骨髓。以前配型成功后，要从供者的脊骨中抽取骨髓，流程极为复杂，对供者和医生都是极大的身心考验。为此，我们通过查阅文献，举一反三地利用药物'动员'骨髓中的造血干细胞大量进入外周血，再使用血细胞采集机收集这些细胞（即外周血造血干细胞），并输入地贫患儿体内即可。"

2000年，经反复论证，在黄绍良教授的指导下，他开展了国内外都未有过的非血缘脐血干细胞移植手术。相比于亲属脐血移植来说，前者带来的并发症、排异反应可能会更严重，移植风险也更高，但对方建培来说则有非做不可的理由。"当时没有第三代试管技术，谁也不能保证家长生下的第二个孩子可以配型成功。非血缘脐血移植的适应人群更大，如果不做这个移植，那么这些患病小孩的生活质量永远得不到改善。"他回忆说："事后想想自己胆子还是挺大的。移植后，病人可以说死里逃生了好几回，先后出现败血症、间质性肺

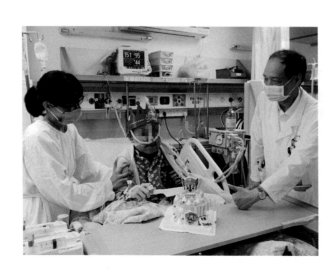

◀ 方建培（右）在儿科病区为接受移植后的患儿庆祝生日

炎、严重移植物抗宿主病和肝静脉阻塞综合征等状况，经千辛万苦才抢救了回来。现在他已经27岁了，恢复得很好！"

此后，方建培在血液疾病治疗的路上一路向前。2000年成功完成国内首例（世界第二例）新生儿未"动员"外周血混合脐血移植，2004年又成功完成了国际首例无关供体脐血移植治疗假肥大型肌营养不良症。截至2022年，方建培已带领团队完成各类造血干细胞移植400多例。自2018年以来，他以每年80例左右的移植量在广东乃至国内享有盛名，帮助一大批地贫患儿开辟了一条生路。

方建培带领的团队于2011年获得国家临床重点专科（地方病专科）项目资助，并于2018年顺利通过验收。

三、提出创新模式，让白血病治愈率大大提高

白血病是儿童最常见的恶性肿瘤之一，也是儿童血液科医生最常打交道的疾病。据方建培回忆，在自己刚当医生的时候，得了白血病几乎意味着绝症，能活过5年的患儿不到三成，与国外治疗水平差距巨大。

怎么做才能提高白血病患儿的治愈率呢？1997年，方建培在香港中文大学威尔斯亲王医院培训时获得了灵感。香港地区内的多家不同医院会联合起来成立疾病协作组，针对该疾病一起分享交流，一起合作进行实验研究，出现问题时也能及时反馈，组员可以马上进行修改调整，疾病的治疗效果得到大幅度提升。

回到中山大学孙逸仙纪念医院后，方建培继续开展小儿白血病的临床和实验研究，考虑组建针对白血病的协作组。2002年，由黄绍良教授牵头，方建培作为项目执行人的"广州地区小儿白血病化疗协作组"正式成立，由7家当年主要开展该病诊治的大医院联合组成。

时至今日，方建培任组长，协作组已经先后扩大并易名为"广东地区急性淋巴细胞白血病协作组（GD-2008-ALL方案协作组）""华南地区儿童急性淋巴细胞白血病治疗协作组（SCCLG-ALL-2016方案协作组）"，成员医院已达25家，成为国内三大儿童白血病协作组之一。

协作组成立21年来，取得了优良的成绩。例如，联合调查的数据被当时的卫生部拿来做参考依据，以出台相关政策；制订并推广规范的白血病治疗方案，使得广东地区儿童急性淋巴细胞白血病患儿5年生存率提高至85%；优化了儿童白血病的化疗方案，并有了很好的支持治疗手段，使白血病治疗方式得以精准化。

四、守护患儿生命健康，从未止步

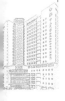

精诚 大医 JINGCHENG DAYI

经过几代人的努力，中山大学孙逸仙纪念医院儿科血液（地方病专科）作为国家临床重点专科，收治的小儿患者越来越多，在业内的影响力也越来越大。方建培决定进行血液病亚专科建设。

目前，该科人马一分为三：一组以治疗白血病为主，二组以儿童实体肿瘤特别是神经母细胞瘤为主攻方向，三组着力打造造血干细胞移植的技术平台。三个团队各自发力，而方建培对他们全力支持，给予方向性指引，帮助解决疑难问题。他认为优秀的年轻人是学科发展的新鲜血液与中坚力量，一定要给年轻人更多展现能力的机会。

目前，地中海贫血的治疗方法不断发展，从配型全相合到半相合，从脐带血移植到外周血混合骨髓移植，再到近两年才出现的脱离输血或减少输血频率的药物，治疗手段已经有了长足的进步。但方建培表示，地中海贫血的治疗探索仍在进行。对于错过了造血干细胞移植时机或者各种原因不具备移植条件的儿童／成人，可用的手段依然不多。"我们正在与其他机构合作进行基因治疗，希望能够治愈更多的地中海贫血患者。"

因为热爱，所以几十年如一日地坚持；因为热爱，所以永不停止探索的脚步。正是因为有了像方建培这样志在攻克儿童血液病的医生，才让越来越多的孩子重获新生，拥抱健康，也让更多的家庭迎来生活的希望和幸福！

王景峰

大医精诚，卓尔不群

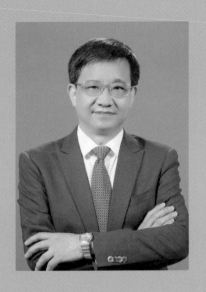

　　王景峰（1963—　），男，安徽界首人。中共党员，心血管内科教授、主任医师、医学博士、博士生导师，首届"中山大学名医"，享受国务院政府特殊津贴专家。2002年至2016年任中山大学孙逸仙纪念医院副院长。2008年至2021年任中山大学孙逸仙纪念医院党委书记。担任中山大学孙逸仙纪念医院心血管内科主任，中华医学会心电生理和起搏分会候任主任委员、国家卫生健康委员会脑卒中防治专家委员会房颤卒中防治专业委员会副主任委员、中国房颤中心联盟副主席、广东省医学会心血管病学分会主任委员、广东省医师协会副会长、广东省医院管理协会副会长、国家心血管病专家委员会委员、美国心律学学会委员（FHRS）、《中华心律失常学杂志》副总编辑等。王景峰从事心血管系统疾病的医疗、教学、科研工作近40年，擅长治疗疑难复杂的心血管疾病，在心电生理和起搏领域创下多个重磅纪录。

　　在我国心电生理和起搏领域，王景峰在40余年如一日的躬耕中创下了一座座高峰，以仁心妙术诠释了大医精诚。

　　从医40年，他践行着为医学和人民服务的使命和宗旨：精研医术，为心血管内科开疆扩土；立德树人，指引后辈勇猛精进；以人为本，创新医院管理。在他的带领下，心血管内科的发展取得丰硕成果，中国第一间西医医院在21世纪焕发全新风采。

以人民利益为导向，以守护生命为己任，王景峰如今正踏上新的征途。

精诚大医
JINGCHENG DAYI

一、"无心插柳"，与医结缘

与很多同行的学医之路不同，王景峰与医学结缘的开端可谓"无心插柳"。

1963年，王景峰出生在一个教师家庭，父亲是小学数学老师。20世纪60、70年代，渴求新知的王景峰没有受动荡的大环境影响，学习成绩一直名列前茅，并以中考第一名的成绩升入高中。

1977年10月，高考制度重新恢复，由于当年没有应届毕业生，国家允许从高一学生里挑选千分之五的优秀学生参加高考，这个政策延续到1978年高考。15岁的王景峰尽管刚上高一，但由于成绩出色，也被学校推荐参加当年的高考。

受父亲的影响和出于对数学的喜欢，王景峰报的志愿都是数学系。但高考成绩出来以后，他却被安徽医科大学临床医学专业录取了。由于对医学没有兴趣，王景峰一度不想去大学报到。但省、县教委回复说如果当年不去上大学的话，要在两年后才能参加高考。于是，他想先去大学报到，然后再办理退学，退学后再参加1979年的高考。但到大学报到以后，王景峰被告知，如果现在退学，同样也是两年后才能参加高考，没有办法，他只好很不情愿地开始了大学学习。

1978年，王景峰正式走上学医之路。虽然医学并不是自己最初的爱好，但为了圆上大学的梦想，他只能坚持下来。大学期间，他的成绩一直位居年级前列：上"内、外、妇、儿"（即内科学、外科学、妇科学、儿科学）临床专业课的时候，王景峰突然感受到医学的奇妙。大学三年级学期结束时，王景峰的"内、外、妇、儿"等临床专业课程成绩都名列前茅。大学五年级，王景峰一边在医院实习，一边准备全国医学高等学校统一考试。最终，他以全校第一名的成绩选择毕业后留在安徽医科大学附属第一医院心血管内科工作。

在安徽医科大学附属第一医院工作两年后，为进一步提升知识和技能，王景峰决心攻读硕士研究生学位。经综合考虑，他选择了报考广州的中山医科大学（今中山大学中山医学院）。1987年，王景峰参加了研究生考试并以中山医科大学87级考研总分第一名的成绩通过初试。

攻读硕士学位期间，王景峰师从我国著名的心血管内科专家朱纯石教授。"朱教授是个非常严谨认真的人，手术操作能力非常强。对待病人，他宅心仁厚；对待医生，他谆谆教导，严格要求。"王景峰说道。

1990年硕士毕业后，王景峰留在中山医科大学孙逸仙纪念医院（今中山大学孙逸仙纪念医院）。其实，安徽医科大学附属第一医院曾三番五次要求王景峰毕业后回原工作单位，并写信到卫生部"告状"，要求把人分配回原单位。卫生部把函转到中山医科大学孙逸仙纪念医院。就这样反反复复好几次来函，最终，王景峰还是留在了孙逸仙纪念医院。

之后，王景峰又攻读在职博士学位，师从著名的内分泌专家严棠教授和心血管内科专家朱纯石教授。经过3年奋斗，王景峰顺利通过博士学位论文答辩，全身心投入医疗事业。

二、仁心仁术，"医"路攻坚

得益于扎实的临床底子、科研基础和开创性工作，王景峰的医学之路走得扎实稳健，又常在关键时刻"快人一步"。

1991年，他晋升为主治医生和讲师；1996年，中山医科大学调整晋升制度，第一次设置"破格晋升"通道，王景峰成为当年唯一破格晋升的副主任医师和副教授；1997年，王景峰与朱纯石教授一起，为孙逸仙纪念医院拿到了第一个卫生部直属医疗机构临床学科重点项目基金；同年，他担任大内科副主任；1999年，他担任心内科副主任；2000年，他再次破格晋升为主任医师和教

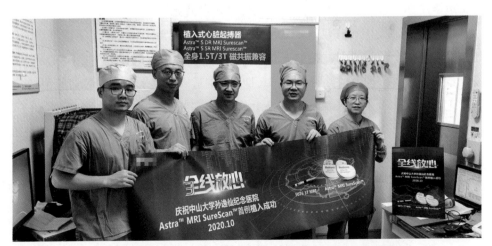

▲ 王景峰（中）带领团队完成华南地区首例3.0T&1.5T MRI全身兼容起搏器植入

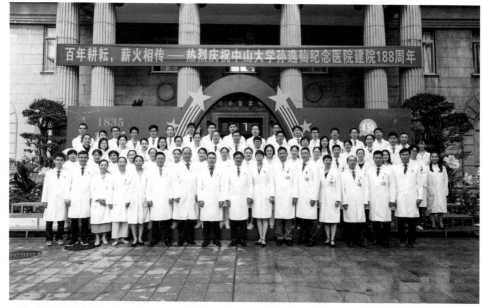

▲ 中山大学孙逸仙纪念医院心血管内科合影

授；2002年6月，担任副院长，分管行政和后勤；2005年10月，王景峰同时兼任心血管内科主任、大内科主任。

王景峰十分注重培养医生的临床基本功，要求他们多为病人着想。他说："虽然现在我们可以借助先进的仪器和设备进行诊疗，但在边远贫困地区行医，或者是在紧急情况下来不及检查，还是要靠自己过硬的临床基本功解决问题。"对于一些经济能力较差的患者，他要求医生首先学会优化药物治疗手段，有时也能达到良好的效果。做手术之前要反复确认是否符合适应证，不能为了追求手术数量而忽视手术质量，既要"仰望星空"，又要"脚踏实地"。

他带领心血管内科在ICD（植入型心律转复除颤器）植入一级预防心脏猝死方面走在了全国的前列，在中华医学会电生理起搏分会的排名中，CRTD（心室同步化治疗并自动复律除颤器）/ICD的手术量以及效果在全国名列前茅。

艺高人胆大，王景峰在从业道路上总是不畏挑战，一路攻坚。2005年，有一个病情非常严重的患者需要立刻进行手术。手术由王景峰主刀。在植入CRTD的手术过程中，患者反复出现3次高除颤阈值，情况非常危险。由于事先做好了充分的预案，加上手术过程中及时调整，患者被顺利抢救过来。"像这种病人，一般5年生存率不到50%，但他到现在还活着。"王景峰说道。

王景峰还开创了孙逸仙纪念医院冠脉介入治疗的先河，一直到现在的Mirca植入、希蒲系统起搏、皮下ICD植入、射频消融与房颤冷冻球囊消融及脉冲电场消融（PFA）、左心耳封堵术、主动脉腔内隔绝术、经皮主动脉瓣植入术、二尖瓣钳夹术……现在的心血管内科已经能独立开展所有心脏介入手术，解决复杂疑难的心血管疾病。

在王景峰的带领下，心血管内科于2007年获得了科室历史上第一项国家自然科学基金。之后，王景峰利用个人的学术影响力，积极邀请全国、省内和学校的转化医学、信息技术工程、公共卫生等领域的知名专家，出谋划策，跨学科、跨专业分工合作，共同设计课题，并强化基础科研培训，对基金和论文写作对口帮扶，提高项目的中标率。

经过几代心血管内科人的共同努力，孙逸仙纪念医院心血管内科在医疗科研学科建设水平上逐年提高，取得了跨越式发展。自2008年以来，心血管内科相继获批成为首批国家卫生健康委员会心律失常介入和冠心病介入诊疗培训基地及国家卫生计生委心血管专科医师培训基地。从2018年开始，科室先后通过了中国心衰中心、中国房颤中心、中国心源性卒中防治基地、中国胸痛中心、中国心律失常介入诊疗技术工程人员培训基地、广东省心血管内科专科护士培训基地等的认证。2021年，心血管内科获评国家临床重点专科。

三、服务医院，敢于担当

伴随着专业上的成就，王景峰逐渐走上了医院的领导岗位。

从2008年开始，他担任医院党委书记兼副院长，成为带飞的"头雁"，直到2015年年底才卸任副院长。在此期间，他遇到了两次重大的公共事件，与全院医护人员一道，经历了严峻的考验。

一次是2003年的SARS。为应对疫情，医院成立了领导小组和专家组，可专家组组长不到10天也得了SARS。关键时刻，王景峰作为内科专业的副院长，当仁不让地"顶"了上去，一直坚持到疫情得到控制的3月底，才由其他人接手。

在担任专家组组长的40个日日夜夜里，王景峰面对的情况十分严峻：医院总共有93位医务人员感染"非典"，加上病人，总共有200人需要救治。他每天开完班子会就组织专家组查房、拟订治疗方案，承受着巨大的压力与风险。有一天深夜1点，一位住在ICU的护士病情加重，生命危在旦夕，需要立即上呼吸机。他和呼吸科江山平教授当即赶到现场，冒着被感染的风险在床边开始抢救工作。最后，这位护士转危为安。2003年3月中旬，在王景峰和医护人员的共同努力下，基本全部患者都顺利出院。

另一次重大的公共事件发生在2020年年初，即新冠疫情的暴发。这次疫情传播更快更广，紧急程度甚于2003年的SARS。医院党委接到国家卫生健康委员会的征调通知后，立即派出两批医疗队共151人驰援"疫情风暴眼"——武汉市。医疗队员在华中科技大学附属协和医院西院区的重症病区建立起"逸仙ICU"病房，组建多学科专家组开展远程会诊。坐镇后方大本营的王景峰带领医院党委成员提出"一切为了前线，为了前线一切"的口号，连夜出台保障前线抗疫工作的一揽子方案，全力支援一线。

就任医院党委书记期间，王景峰如带飞的头雁，引导各项工作的开展，为提升医院的整体品质交出了一份具有标志性意义的成绩单。

医学人才熠熠闪光。2018年，院长宋尔卫教授当选为第十三届全国人大代表。2019年11月，院长宋尔卫教授当选为中国科学院院士；党委副书记、副院长许可慰成为党的十九大代表，荣获"全国抗击新冠肺炎疫情先进个人"，并荣获"广东省优秀党务工作者"称号。此外，我院还新增"国家杰青"5人。

医疗"国家队"彰显担当。医院对口支援新疆、西藏、陕西富平等地14家医院，以派驻帮扶干部、"院包科"、专家柔性支援的形式，帮助受援医院提升医疗水平。例如，深入生命禁区，在海拔4800米的西藏仲巴救治多位孕产妇，创下在世界海拔最高处进行剖腹产的纪录，开创了当地多项技术先河，还帮助仲巴县卫生服务中心通过了二乙医院的评审，改变了仲巴县没有医院的历史。

王景峰在推动医院发展的同时，也把自己的名字刻在了这段可圈可点的历史记忆中。

四、回归专业，大医精诚

卸任党务及行政等职务之后，58岁的王景峰有了更多的时间回归自己的专业岗位，着眼于更深奥、更复杂的学科和研究领域，向新的目标迈进。

他将更多的精力投向了心血管疑难疾病MDT（Multi-Disciplinary Treatment，即多学科会诊）。MDT是近年来备受医学界追捧的诊疗管理"新潮流"，然而早在20世纪70年代后期，当时的中山医学院附属第二医院便已开始了这项探索：以心内科梅伯英教授、张旭明教授、朱纯石教授、谷小鸣教授、刘泽生教授，心胸外科缪振潮教授、黄洪铮教授，放射科郭仰明教授、傅加平教授为代表的专家们共同创立了多学科参与的"胸科会诊制度"，即心血管疾病MDT的雏形，一直延续至今。

为了进一步规范多学科会诊和病例讨论的流程及模式，王景峰将其命名

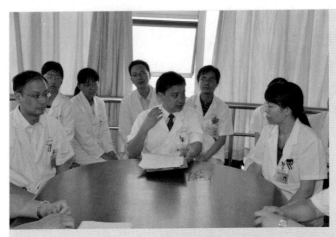

学科带头人王景峰教授（前排中）、周淑娴教授（前排右）、聂如琼教授（前排左）组织病理讨论

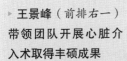

王景峰（前排右一）带领团队开展心脏介入术取得丰硕成果

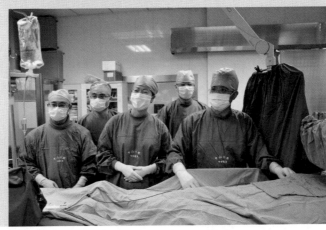

为中山大学孙逸仙纪念医院心血管疾病MDT，并提出于每周三上午举行。MDT针对某一心血管疾病进行临床讨论，从而有计划地制订规范化、个性化的治疗方案。

心血管疾病MDT在疑难复杂病例的救治工作中屡建奇功：曾成功地为左冠状动脉起源肺动脉（ALCAPA）综合征患者进行血管重建术，为二尖瓣脱垂伴重度关闭不全的患者进行经皮二尖瓣钳夹术等，挽救了致死率极高的反复"电风暴"（又称"室性心律失常风暴"，指24小时内发生两次以上室性心动过速或心室颤动）的患者和口腔巨大恶性肿瘤合并严重主动脉狭窄患者的生命等。

2006年，一位年龄较大的中国科学院院士因"反复左背疼痛13年，再发1月余"，在外院长期住院仍反复发作，向王景峰团队求助。外院行冠脉造影提示三支血管病变。同时，患者有冠心病、糖尿病、高血压等多种疾病，外科手术风险较大。王景峰组织中山大学孙逸仙纪念医院心血管疾病MDT详细讨论后，

精诚大医
JINGCHENG DAYI

专家组认为只要做好周密的术前计划和准备，可以进行冠脉搭桥术。医院心血管外科杨艳旗教授为其行冠脉搭桥术（无停跳）后，该院士顺利出院。

由王景峰领衔的心血管疾病MDT可谓阵容强大：包括心血管内科专家、心血管外科专家、心脏彩超专家、放射科专家、儿科专家等。根据病人病情的具体情况，还会邀请内外科及其他专科的专家，参与的人员覆盖全院所有临床及医技科室。

五、守护生命，奋斗不止

救治心血管病患者，仅靠一家医院之力还不够。近年来，心脏性猝死（SCD）因频频发生，已经成为危及公众健康的重大公共卫生问题之一。以人民对健康的需求为导向，解决人民关注的健康问题，这正是王景峰一直思考和奋斗的方向。针对SCD问题，他希望以预防为先，救治为重，集同道之力，打破门户之见，共同构筑一道"拦截网"，且要唤起公众对心脏健康、心脏问题的高度重视，未雨绸缪，避免悲剧一再发生。

2022年8月，为了降低心脏性猝死发生率，提高心脏骤停救治成功率，规范心脏病患者SCD的危险分层，做到早预警、早干预，王景峰与同道联合提议成立广东省心脏性猝死防治中心联盟。经广东省胸痛中心协会第三届理事会通过，联盟成立，王景峰担纲主席一职。

"我国每年心脏性猝死（SCD）猝死的总人数约为54.4万，平均每分钟死亡1人，每天死亡1490人，位居全球各国之首。相当一部分猝死患者正值壮年，给家庭带来了灾难性后果。由此可见，SCD的防治任重道远。"在联盟成立后，王景峰在接受各大媒体采访时坦承，联盟成立的宗旨在于规范心脏病患者SCD

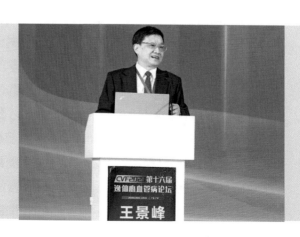

▶ 王景峰在第十六届逸仙心血管病论坛上致辞

的防治，减少SCD发生率，提高SCA的救治成功率。

他将工作重点放在管理冠心病、心力衰竭、心律失常这三大类具有猝死风险的患者上，做到"事件发生前危险预警，事件发生时现场救治，事件发生后科学决策"。

完成这项工作，非一日之功。"雄关漫道真如铁，而今迈步从头越。"这位不畏挑战、百折不挠的心血管疾病名医以人民利益为先，以守护生命为重，又踏上了新的奋斗之路。

参考文献

［1］王景峰，宋尔卫．中山大学孙逸仙纪念医院院史［M］．广州：中山大学出版社，2020．

［2］王景峰，沈慧勇．往事流韵：中山大学孙逸仙纪念医院建院180周年纪念文集［M］，广州：广东教育出版社，2015．

［3］朱素颖．学问精处是苍生：岭南医学院与它的大师们［M］．广州：南方日报出版社，2019．

［4］陈培熹，殷广基．"播火者"的足迹：记医学生理学家林树模［M］//王秀柔，周新宇．星光灿烂．广州：科学普及出版社广州分社，1990．

［5］陈小卡，王斌．中山医科史鉴录［M］．广州：中山大学出版社，2016．

［6］林树模．对于生理学教授法之我见［J］．医育，1937，2（9）．

［7］林树模．如何认识事实上已经存在之问题［J］．私立岭南大学校报，1940（65）．

［8］卢光启，詹澄扬，陈培熹．怀念林树模教授［M］//陈孟勤．中国生理学史．北京：北京医科大学、中国协和医科大学联合出版社，2001．

［9］姚愈忠，詹澄扬．生理学家林树模教授［G］//广东省政协文史资料委员会，中山医科大学．广东文史资料：第77辑医林群英广东著名医学家传．广州：广东人民出版社，1996．

［10］中山医科大学生理学教研室．怀念林树模教授［M］．中国生理学会编辑小组．中国近代生理学六十年　1926—1986．长沙：湖南教育出版社，1986．

［11］中山大学档案馆．关于林树模教授复职的报告［A］．1980-4-21，2-1980.1-XZ1100-014-0090．

［12］中山大学档案馆．林树模的入党材料［A］．2-MR21-0001-0027．

［13］中山大学档案馆．林树模简况［A］．2-MR21-0001-0023．

［14］中山大学档案馆．林树模教授事迹和成就［A］.2-1952～1966.1-XZ1100-0032．

［15］林树模篇［M］//陈小卡，王斌，徐劲．大医宗师中山医八大教授．

广州：中山大学出版社，2018.

［16］中山大学档案馆．林树模小传［A］.2-1983.1-XZ1100-005-0004.

［17］炎黄学者［M］//金钦俊．山高水长：中山大学八十周年诗记事．广州：中山大学出版社，2004.

［18］广东省侨联宣传文化中心．"光明使者"陈耀真［EB/OL］.（2021-05-27）.http：//www.chinaql.org/n1/2021/0527/c437203-32115024.html.

［19］吴乐正，陈又昭．中国现代眼科学史上的学者夫妻：陈耀真、毛文书［EB/OL］.（2018-12-10）.https：zhuanlan.zhihu.com/p/33732426.

［20］中山大学校友会．图说|笃行致知博爱济世医道精诚志存高远：中山大学中山眼科中心50年发展史［EB/OL］（2015-12-08）.https：//mp.weixin.qq.com/s/wdHsNMt6BSJwr0a1Hsam-w.

［21］彭建楠，彭楚裔．桐花万里丹山路：眼科世家与中山大学眼科学发展的不解之缘［N］．中山大学报，2013-10-30（3）.

［22］余婷，陈枫．他们临终还惦记着病人［N］．南方日报，2011-04-08（A20）.

［23］陈燕华．我国现代眼科学奠基人之一陈耀真［J］．广东史志，1998（3）.

［24］陈耀真：耀眼星眸［DB/OL］.《大医精诚》纪录片，广东广播电视台，2016-12-26.

［25］袁灵，金征宇．保罗·霍奇斯与中国放射学的早期发展［J］．协和医学杂志，2019，10（1）.

［26］胡念飞，闫昆仑，李永杰．著名放射学专家、原中山医学院第一附属医院院长肖官惠回忆谢志光：最困难的情况下他也美动摇医者信念［N］．南方日报，2012-12-12（A12）.

［27］胡念飞，闫昆仑，李永杰．中国临床放射学的奠基人谢志光：医志所至，光亮岭南［N］．南方日报，2012-12-12（A12）.

［28］谢创志．中国临床放射学的奠基人——谢志光［N］．东莞日报，2013-11-14（A13）.

［29］钟世藩．儿科疾病鉴别诊断［M］．北京：人民卫生出版社，1979.

［30］张贵平．钟世藩与钟南山的家学传承［J］．炎黄春秋，2020（3）.

［31］吴承学.山高水长：中山大学文化研究［M］．北京：高等教育出版社，2011.

［32］朱素颖．中国著名病理学家、医学教育家秦光煜［J］．中华医史杂

志，2017（5）．

［33］宋尔卫. 中山大学中山医学院&孙逸仙纪念医院专辑简介［J］. 中国科学（生命科学），2020（10）．

［34］曹斯. 席地破屋鼠为伴呕心沥血驱"瘟神"［N］. 南方日报，2010-08-18.

［35］郭辉玉，青利塘. 白喉征服者中有他的名字：记微生物学家白施恩［J］. 星光璀璨：广东科技人物，1980.

［36］青宁生. "白氏培养基"的故事主角：白施恩［J］. 微生物学报，2010（6）．

［37］顾华. 璀灿夺目的医学界双星：许天禄和许汉光夫妇［J］. 岭南文史，1998.

［38］朱素颖. 一半是诗人　一半是匠人：许天禄［J］. 中国医学人文，2017（9）．

［39］朱素颖. 许天禄：我国医学美学教育的先行者［J］. 自然辩证法通讯，2019，41（8）．

［40］悼念许天禄教授［J］. 广东解剖学通报，1990（1）．

［41］朱素颖. 许天禄：我国医学美学教育的先行者［J］. 自然辩证法通讯，2019，41（8）．

［42］叶丹丹，崔军锋. 政权更迭年代的广州博济医院［J］. 唐山师范学院学报，2017（3）．

［43］刘品明. 洗尽铅华始见真：回忆刘泽生教授［J］. 中华心血管病杂志，2014，42（12）．

［44］王景峰，沈慧勇. 刘泽生教授纪念文集［M］. 广州：中山大学出版社，2014.

［45］戴斌武. 中国红十字会救护总队与抗战救护研究［M］. 合肥：合肥工业大学出版社，2012.

［46］广东省政协文史资料委员会，中山医科大学. 医林群英［M］. 广州：广东人民出版社，1996.

［47］黄菊艳. 近代广东教育与岭南大学［M］. 香港：商务印书馆，1995.

［48］李景文，马小泉. 民国教育史料丛刊：981卷［M］. 郑州：大象出版社，2015.

［49］汤泽光，黎德章，苏自权. 用自身血清混合抗脑膜炎血清治疗：流

行性脑脊髓膜炎病者之经过［J］. 中华医学杂志，1935，21（11）.

［50］汤泽光. 广州市之出血性黄疸病［J］. 中华医学杂志，1935，21（11）.

［51］汤泽光. 医学院及博济医院最近各种措施［J］. 岭南大学校报（康乐再版号），1949（107）.

［52］汤泽光. 在输血输液条件未备时延长失血性休克动物生存时间一些办法的研究［J］. 中华医学杂志，1958（7）.

［53］汤泽光. 黄精治疗癣菌病初次试用的效果［J］. 中华医学杂志，1958（5）.

［54］汤泽光. 黄精抑制细菌及真菌的有效成份的初步研究及其分离方法［J］. 中华医学杂志，1958（5）.

［55］袁天义. 中国红十字会历史资料选编：1904—1949［M］. 南京：南京大学出版社，1993.

［56］沉痛悼念严棠［J］. 中华内分泌代谢杂志，2000（1）.

［57］俞陶然. 严东生：无机材料大师的有情人生［EB/OL］. https：//news.sciencenet. cn/sbhtmlnews/2014/9/292113. shtm.

［58］中国最早的西医院170年足迹［EB/OL］. https：//www.med66.com/html/ziliao/yixue/1/708ef1a4c04499033e8b789d480f6762.htm.

［59］吴忠道，王斌，陈小卡. 中山医学院院史［M］. 广州：中山大学出版社，2020.

［60］宗永生、陈镁锵教授：夫妻共创病理辉煌［EB］. "病理人的足迹"微信公众号，2016-08-06.

［61］百年树长青：记中山医科大学孙逸仙纪念医院（百家名院巡礼）［N］. 人民日报，2000-03-21（5）.

［62］孙继文. 挺起中国的脊梁：专访著名骨科专家刘尚礼教授［J］. 科学中国人，2008（9）.

［63］杨德胜，谭琼华，蒋佳加. 大医精诚：记中山大学孙逸仙纪念医院博士后导师刘尚礼二三事［J］. 国际医药卫生导报，2004（Z1）.

［64］任珊珊. 女童脊柱扭麻花，医生爷爷义扶直［N］. 广州日报，2016-12-27（A15）.

［65］黄宙辉. 8年前他救男孩一命，男孩感恩年年送番薯［N］. 羊城晚报，2016-03-11（A6）.

精诚 大医
JINGCHENG DAYI

后记
AFTERWORD

　　2018年，中山大学孙逸仙纪念医院党政领导班子提出为医院的名医大家"树碑立传"，让他们的故事载入史册，使他们所秉承的逸仙情怀传之久远。5年来，医院党委办公室工作人员在繁忙的业务工作之余，组织中山大学研究生以及年轻的记者朋友参与文稿的撰写，众人拾柴，多人出力，陆续成稿，并先后在医院官方微信公众号上刊布。除了医院党委办公室工作人员外，参与本书文稿写作及修改工作的还有中山大学研究生及媒体青年朋友：何思萌、王可、王扬扬、王浩、王慧明、卢真、叶芳、巩文淼、朱迪、刘若彤、刘菲、汤晴昀、李冰心、李育桐、李彦兮、李凌莉、李雯璐、杨王颖、杨柳青、邱华茜、张子瑾、张吉、陈思行、陈思陶、陈胤泽、陈慧婷、林琳、姚乐琪、夏漫漫、徐云璐、郭东颖、黄钲善、梁中明、蒋莎莎、谢潇、詹淑真、宋菲等（排名不分先后）。本书还得到了南方日报社、南方+曹斯和广州日报社任珊珊等媒体朋友的大力支持和指导，在此一并致谢。

　　本书写作过程中，撰稿人采访了许多教授及其家属、学生。在此感谢各位采访对象给予积极配合和大力支持。因个别采访对象年事已高，或因故事年代久远，个别回忆在细节上难免有所错漏，敬请读者朋友们指正。同时也感谢中山大学出版社编辑团队不辞辛苦，细心校对，给予了许多宝贵的修改意见。

　　"世纪中大，山高水长"，在中山大学校园文化建设经费支持下，这些文稿得以结集出版。谨以此书向中山大学百年校庆献礼。

编委会
2023年12月